全国中等职业教育数字化课程建设规划教材

供护理、助产及其他医学相关类专业使用

妇产科护理

FUCHANKE HULI

主　编　李民华

副主编　朱　英　姜思艳

编　者　（按姓氏汉语拼音排序）

韩桂芬　（黑河市卫生学校）

姜思艳　（吉林职工医科大学、吉林卫生学校）

李民华　（首都医科大学附属卫生学校）

潘孟贤　（广西融水民族卫生学校）

杨　洋　（桐乡市卫生学校）

张建红　（首都医科大学附属卫生学校）

张佩勉　（来宾市卫生学校）

朱　英　（新疆巴音郭楞蒙古自治州卫生学校）

U0210074

科　学　出　版　社

北　京

内 容 简 介

　　本教材主要内容包括女性生殖系统解剖与生理、孕产妇及早期新生儿的护理、妇产科常见疾病患者的护理、计划生育指导及妇女保健。教材内容翔实、具体，实用性强，更加贴近临床。本教材以护理程序为框架，在强化妇产科专科护理知识的同时，突出护理能力的培养。充分考虑到中等职业学校学生的学习特点，以案例导入作为学习的引领，在内容阐述上以适度、够用为原则，并力求紧跟学科发展，以链接的方式进行内容拓展与延伸。本教材与护士执业资格考试紧密结合，列出考点及试题举例，并在章后配有目标检测。为了化解学生学习中难以理解的抽象问题，引入数字化资源，帮助学生理解和掌握。

　　本教材适合中等职业学校护理、助产及其他医学相关类专业学生和教师使用。

图书在版编目（CIP）数据

妇产科护理 / 李民华主编 . —北京：科学出版社，2018.6
全国中等职业教育数字化课程建设规划教材
ISBN 978-7-03-055355-3

Ⅰ.妇…　Ⅱ.李…　Ⅲ.妇产科学 – 护理学 – 中等专业学校 – 教材
Ⅳ. R473.71

中国版本图书馆 CIP 数据核字（2017）第280790号

责任编辑：孙岩岩　丁海燕 / 责任校对：张凤琴
责任印制：徐晓晨 / 封面设计：铭轩堂

科 学 出 版 社 出版
北京东黄城根北街 16 号
邮政编码：100717
http://www.sciencep.com

北京虎彩文化传播有限公司 印刷
科学出版社发行　　各地新华书店经销

*

2018年6月第 一 版　　开本：787×1092　1/16
2020年7月第三次印刷　　印张：18 1/2
字数：439 000
定价：44.80元
（如有印装质量问题，我社负责调换）

全国中等职业教育数字化课程建设规划教材

编 审 委 员 会

全国中等职业教育数字化课程建设规划教材

教材目录

党的十九大对优先发展教育事业，加快教育现代化，办好人民满意的教育作出了重要部署，对发展职业教育提出了新的要求——完善职业教育和培训体系，加快实现职业教育的现代化，深化体制机制改革，加强师德建设，深化产教融合、校企合作，提升职业教育开放水平和影响力。为我国新时代职业教育和继续教育指明了方向，明确了任务。

科学出版社深入贯彻党的十九大精神，积极落实教育部最新《中等职业学校专业教学标准（试行）》要求，并结合我国医药职业院校当前的教学需求，组织全国多家医药职业院校编写了全国中等职业教育数字化课程建设规划教材。本套教材具有以下特点。

1. 新形态教材　本套教材是以纸质教材为核心，通过互联网尤其是移动互联网，将各类教学资源与纸质教材相融合的一种教材建设的新形态。读者可通过"爱一课"互动教学平台，用手机扫描书页，快速实现图片、音频、视频、3D模型、课件等多种形式教学资源的共享，并可在线浏览重点、考点及对应习题，促进教学活动的高效开展。

2. 对接岗位需求　本套教材中依据科目的需要，增设了大量的案例和实训、实验及护理操作视频，以期让学生尽早了解护理工作内容，培养学生学习兴趣和岗位适应能力。教材中知识链接的设置，旨在扩大学生知识面，鼓励学生探索钻研专业知识，不断进步，更好地对接岗位需求。

3. 切合护考大纲　本套教材紧扣最新《护士执业资格考试大纲（试行）》的相关标准，清晰标注考点，并针对每个考点配以试题及相应解析，便于学生巩固所学知识，及早与护士执业资格考试接轨，适应护理职业岗位需求。

《妇产科护理》是本套教材中的一本，研究妇女一生中不同时期生殖系统的生理和病理变化，并提供相应身体护理和心理护理，是临床护理的主干课程之一。其内容包括女性生殖系统解剖与生理、孕产妇及早期新生儿的护理、妇产科常见疾病患者的护理、计划生育指导和妇女保健，目的是确保妇女在整个生命周期的不同生理阶段的健康、安全和幸福，保证胎儿、新生儿的生存及健康成长。

在教材的编写上我们充分考虑了学生的学习特点和临床工作的需要，语言精练，内容深度适宜；在内容设计上，充分考虑了护理专业特点，增加了概述内容，以系统阐述病因、病理、疾病转归等。在此基础上，以护理程序为主线，进行护理评估，提出护理问题，制订护理措施，并强调健康指导和心理护理；在优质教育资源和信息化学习环境建设的基础上，充分发挥教育信息化支撑发展与引领创新的重要作用，与参编院校合作，共建共享数字化资源。

本教材按照80学时编写，其中理论72学时，实践8学时。在学习过程中强调理论联系实际，注重职业素质、实践能力和执业行为规范的培养，使学生的知识结构与临床工作要求相适应。

　　本教材在编写过程中，参阅了同行的经验和成果，在参编学校的大力支持下，全体参编人员共同努力完成了编写任务，在此一并表示诚挚的感谢。由于编者水平有限，本教材内容与编排上的疏漏及不当之处，敬请专家和读者批评指正。

编　者

2017 年 9 月

绪　　论

一、妇产科护理的发展简史及发展趋势

我国古代医学强调"三分治，七分养"，养即护理。公元前 1300～前 1200 年，在以甲骨文撰写的卜辞中就有王妃分娩时染疾的记载，这是我国关于妇产科疾病的最早记录。现存最早的一部中医医书《黄帝内经·素问》就记载了对女子成长、发育、月经疾病、妊娠的诊断及相关疾病治疗的认识和解释。从宋朝到清朝的一千多年间，以宋代陈子明的《妇人大全良方》及清代吴谦等编的《医宗金鉴·妇科心法要诀》内容最为系统、详尽，反映了我国当时中医妇产科学的发展水平。

国外妇产科最早追溯至公元前 1500 年，古埃及古书中记载了对缓解分娩阵痛的处理、胎儿性别的判断及妊娠诊断方法。公元 500 年印度外科学家首次报告产褥感染，并分析感染原因，强调助产人员接生前必须修剪指甲并洗净双手。20 世纪初，德国学者证明了孕妇尿液中含有促性腺激素。1809 年，美国医生成功切除了巨大卵巢囊肿。

近代妇产科护理学的发展迅速，专业技术人才的数量、学历层次、专业知识与技术的不断提升，对保证孕产妇的护理质量发挥了重要作用。《中国实施千年发展目标报告（2000—2015 年）》显示：至 2013 年，中国孕产妇死亡率从 1990 年的 88.8/10 万下降为 23.2/10 万，降低了 73.9%；孕产妇住院分娩率由 1990 年的 50.6% 提高到 99.5%，新法接生率由 1990 年的 94% 提高到 99.9%。1978 年诞生的世界第一例试管婴儿，标志着人类生殖医学技术的重大进展。产前筛查与产前诊断的开展为预防出生缺陷儿及降低出生缺陷儿率发挥了重要作用。妇科肿瘤及内分泌疾病的研究进入分子水平；微创理念与技术的引入，特别是内镜技术及机器人的应用给妇产科诊疗带来了诊疗技术突破性的进步；信息科学、电子通信、计算机技术与临床医学及护理学的结合，使远程医疗护理服务得以覆盖偏远或医疗欠发达地区，让更多的患者享受到高水平的医疗卫生服务。

二、妇产科护理学发展的前沿动态

随着医学科学的发展和社会的进步，人们对健康、疾病、生育及保健的认知和需求都在发生改变，我国人口年龄结构的变化、《中华人民共和国人口与计划生育法》的修订、妇产科诊疗技术的进步、国际妇产科护理的经验都对我国妇产科护理的发展和未来产生了重要影响。"以疾病为中心的护理"向"以患者为中心的护理"变革，开展"以人的健康为中心的整体护理"已成为当代护理的发展趋势。

1. 以预防为主的健康教育与妇女保健　通过加强健康教育和妇女保健，预防或早发现妇产科常见病和肿瘤。例如，艾滋病等性传播疾病预防的健康教育，提高老年妇女保健群体的比例，乳腺癌、宫颈癌筛查。

2．以循证护理和价值医学为指导的护理实践　以科学、客观及经过论证的最佳证据指导护理实践，制订有效的护理计划；以最少的费用使患者获得最大利益。

3．以家庭为中心的产科护理　鼓励家庭成员积极参与孕妇生育过程；设立舒适的分娩环境，降低产妇与家庭成员的焦虑；根据个体及实际情况，对既往待产期间的活动限制、分娩时的固定体位等均可按产妇需求进行调整并予以满足；强调父母及新生儿的早期接触和产后"母婴同室"；护士在产妇出院前向产妇提供高质量的产科照顾和有效的健康教育。

4．以人为核心的整体护理　2016 年 1 月起，修订后的《中华人民共和国人口与计划生育法》开始实施，提倡一对夫妻生育两个孩子，带来了许多希望要第二个孩子的家庭群体、部分"失独家庭"对生育的渴望的群体、一批年龄超过 35 岁的妇女面临再生育问题的群体。对于这些群体的生育咨询、孕产期保健、产后护理、新生儿喂养等问题，护士既要面临诊疗配合的挑战，也要注重人文关怀和心理护理。

三、妇产科护理学的内容、学习目的及方法

学习妇产科护理的目的在于掌握现代化妇产科护理理论和技能，为患者提供减轻痛苦、促进康复的护理活动，帮助护理对象尽快获得生活自理能力；为健康女性提供自我保健知识，预防疾病并维持健康状态。

学习妇产科护理除需具备扎实的医学基础和掌握社会人文学科知识外，还需要具有护理学基础、内科护理、外科护理、儿科护理、社区预防保健等综合知识。妇产科护理课程分系统理论学习和毕业实习两个阶段，在学习的过程中强调理论联系实际，注重综合素质和创新能力的培养，加强实践能力和职业行为规范的培养，使学生的知识结构与临床患者护理需求相适应。毕业实习是学生在医院临床护理带教老师的指导下，针对服务对象提供个体化的整体护理。通过临床护理实践，进一步培养和提高学生的实际工作能力，使其正确运用护理程序，科学管理患者，为生命各阶段不同健康状况的妇女提供优质、全方位的护理服务。因此，培养有理想、有道德、有纪律、有文化、能适应未来社会快速发展、具备良好职业素质及科学文化、品德高尚、全面发展的复合型护理人才是我们的重要任务。

（朱　英）

第 1 章

女性生殖系统解剖与生理

第1节 女性生殖系统解剖

一、外生殖器

女性外生殖器是指女性生殖器官的外露部分，又称外阴，位于两股内侧，前为耻骨联合，后为会阴。女性外生殖器包括阴阜、大阴唇、小阴唇、阴蒂、阴道前庭（图 1-1）。

（一）阴阜

阴阜指耻骨联合前方隆起的脂肪垫，青春期开始生长阴毛，阴毛分布形态呈尖端向下的三角形。

（二）大阴唇

大阴唇为两股内侧一对纵行隆起的皮肤皱襞，前起阴阜，后连会阴。外侧面为皮肤，青春期开始有阴毛生长，皮层内有皮脂腺和汗腺，内侧面湿润似黏膜。皮下含多量脂肪组织和丰富的静脉丛，损伤后易形成血肿。

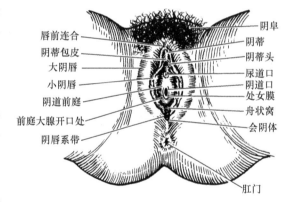

图 1-1　女性外生殖器

（三）小阴唇

小阴唇为位于大阴唇内侧的一对皮肤皱襞，神经末梢丰富，故极为敏感。两侧小阴唇前端相互融合包绕阴蒂，后端与大阴唇后端汇合形成阴唇系带，可因分娩损伤而消失。

（四）阴蒂

阴蒂位于两侧小阴唇顶端，为海绵体组织，具有勃起性。阴蒂有丰富的神经末梢，最为敏感。

（五）阴道前庭

1. 尿道口　位于阴蒂的下方、前庭的前部，略呈圆形，其后壁的两侧为一对尿道旁腺的开口，常为细菌潜伏处。

2．阴道口及处女膜　阴道口位于尿道口的下方、前庭的后部。阴道口覆盖一层较薄的黏膜，称为处女膜，处女膜多在中央有一小孔。处女膜可因性交或剧烈运动而破裂，产后阴道口仅留有处女膜痕。

3．前庭大腺　又称巴氏腺，如黄豆大小，左右各一，位于大阴唇深部，腺管细长，开口于小阴唇与处女膜间的沟内。性兴奋时分泌的黏液起润滑阴道口的作用。正常情况下不能触及此腺体，如感染或腺管闭塞，可形成前庭大腺脓肿或囊肿。

知识链接

前庭大腺炎及前庭大腺囊肿

前庭大腺炎为多种病原体感染而发生的炎症。急性炎症发作时，病原体首先侵犯腺管，引起前庭大腺导管炎，表现为局部肿胀、疼痛、灼热感，行走不便。检查见局部皮肤红肿、发热、压痛明显。脓肿形成时，可触及波动感，脓肿直径可达5～6cm，患者出现发热等全身症状。

前庭大腺囊肿是指慢性炎症使腺管堵塞或狭窄，导致分泌物不能排出或排出不畅而形成囊肿。患者外阴部有坠胀感，检查时局部可触及囊性肿物，常为单侧，大小不等，无压痛。

治疗要点：去除病因，保持外阴清洁，急性炎症发作时卧床休息。根据病原体选用口服或肌内注射抗生素，局部用1：5000高锰酸钾坐浴，每日2次。脓肿形成后可切开引流并作造口术，放引流条。术后患者取半卧位，每日用1：40聚维酮碘棉球擦洗外阴2次，并更换引流条，直至伤口愈合。

二、内生殖器

女性的内生殖器包括阴道、子宫、输卵管及卵巢（图1-2）。

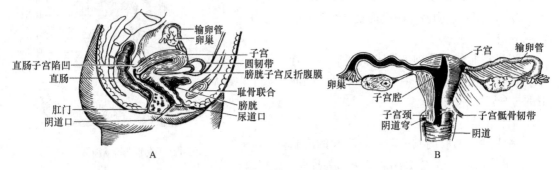

图1-2　女性内生殖器
A．矢状断面观；B．后面观

（一）阴道

阴道为性交器官，也是经血排出及胎儿娩出的通道。

1．位置和形态　阴道位于真骨盆下部的中央，膀胱、尿道和直肠之间，呈上宽下窄的管道，前壁长7～9cm，后壁长10～12cm。上端环绕子宫颈形成阴道穹前部、后部、侧部，下端开口于阴道前庭。阴道穹后部最深，其顶端为直肠子宫陷凹，是盆腔最低部位，临床上可经此处穿刺或引流，用于疾病的诊断与治疗。

2．组织结构　阴道壁由黏膜、肌层和纤维组织构成，有很多横纹皱襞，故伸展性较大。阴道黏膜呈淡红色，由复层扁平上皮覆盖，无腺体。青春期后，阴道黏膜受性激素影响有周期性变化。阴道壁富含静脉丛，故局部损伤易出血或形成血肿。

（二）子宫

子宫为内生殖器最重要的器官。青春期后受性激素影响，子宫内膜可发生周期性改变并产生月经；性交后，子宫为精子到达输卵管的通道；妊娠期为胎儿生长发育的场所；分娩时子宫收缩有利于胎儿及其附属物娩出。

1. 位置和形态 子宫位于骨盆腔中央，妇女站立时子宫底位于骨盆入口平面以下，子宫颈外口在坐骨棘水平之上，呈前倾前屈位。成人的子宫为前后略扁的倒置梨形，重约50g，长7～8cm，宽4～5cm，厚2～3cm，宫腔容积为5ml，分为子宫体和子宫颈两部分。子宫上2/3称子宫体；子宫体顶端隆起的部分称子宫底；两侧与输卵管相通处为子宫角；子宫下1/3呈圆柱状，称子宫颈；子宫颈下端伸入阴道内的部分称子宫颈阴道部；在阴道以上的部分称宫颈阴道上部。

子宫内腔呈上宽下窄的三角形。子宫体与子宫颈之间最狭窄的部分称子宫峡部，非妊娠期长约1cm，其上端因解剖上狭窄称为解剖学内口，下端因黏膜组织在此处移行，称组织学内口。宫颈管呈梭形，成年妇女长2.5～3.0cm，上端称宫颈内口，下端称宫颈外口。未产妇的宫颈外口呈圆形，已产妇的宫颈外口受分娩影响而形成横裂或呈"一"字形。

（考点：子宫峡部上端为解剖学内口，下端为组织学内口）

2. 组织结构

（1）子宫体：由内向外分为黏膜层、肌层及浆膜层。

1）黏膜层：表面的2/3为功能层（包括致密层、海绵层），受卵巢激素的影响而发生周期性变化。下1/3为基底层，无周期性变化。

2）肌层：最厚，非孕时约0.8cm，由平滑肌束及弹力纤维构成，肌纤维的排列为外纵形、内环形、中层纵横交错，其间有血管穿过，当子宫收缩时血管被压迫而止血。分娩时子宫肌收缩是分娩的主要力量。

3）浆膜层：为覆盖子宫底及子宫体前后壁的腹膜。在子宫前面近子宫峡部处向前方反折并覆盖膀胱，形成膀胱子宫陷凹。在子宫后面，腹膜沿子宫壁向下，覆盖子宫颈后方及阴道穹后部顶端，再折向直肠前方，形成直肠子宫陷凹。

（2）子宫颈：主要由结缔组织构成，含有平滑肌纤维、血管及弹力纤维。宫颈管黏膜上皮细胞为单层高柱状上皮，受卵巢激素影响可发生周期性变化。黏膜腺体分泌碱性黏液，形成黏液栓可阻止细菌上行感染。子宫颈阴道部为复层扁平上皮覆盖，表面光滑。在宫颈外口柱状上皮与鳞状上皮交界处是宫颈癌的好发部位（图1-3）。

（考点：在宫颈外口柱状上皮与鳞状上皮交界处是宫颈癌的好发部位）

3. 子宫韧带 共有4对，具有维持子宫正常位置的作用。

（1）圆韧带：起于两侧子宫角前面、输卵管起始部的下方，向前下斜行，穿过腹股沟管终止于大阴唇上端，维持子宫前倾位。

（2）阔韧带：覆盖子宫前后壁的腹膜自子宫侧缘向两侧延伸达骨盆壁，形成双层腹膜皱襞即阔韧带，其作用是维持子宫于盆腔正中位置。子宫动静脉和输尿管均从阔韧带基底部穿过。

（3）主韧带：又称宫颈横韧带，位于阔韧带下部，横行于宫颈两侧和骨盆侧壁之间，是固定子宫颈位置的重要结构。

（4）子宫骶韧带：左右各一，起于子宫颈后侧壁（相当于子宫峡部水平），绕过直肠终

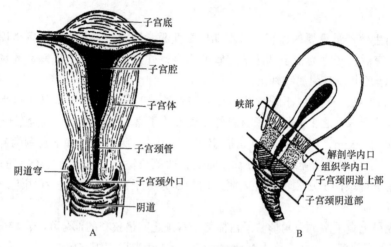

图 1-3　子宫各部
A. 子宫冠状断面；B. 子宫矢状断面

止于第 2、3 骶椎前面，将子宫颈向后上方牵引，间接保持子宫前倾位。

（考点：4 对子宫韧带的具体作用）

（三）输卵管

输卵管为卵子与精子相遇并结合的场所，有输送受精卵的功能。输卵管长 8～14cm，内侧与子宫角相连，外侧端游离，开口于腹腔，由内向外分为间质部、峡部、壶腹部、伞部四部分。壶腹部是精子与卵子结合的场所；伞部有"拾卵"作用。

输卵管壁由 3 层组织构成：①外层为浆膜层，为腹膜的一部分，即阔韧带的上缘；②中层为肌层，由内环、外纵的肌纤维组成，当平滑肌收缩时，输卵管自伞端向子宫腔方向蠕动，有助于受精卵运送；③内层为黏膜层，由单层纤毛柱状上皮组成，通过纤毛摆动可协助孕卵运送。

（四）卵巢

卵巢为一对扁椭圆形的性腺，具有生殖和内分泌功能，即产生卵子和分泌性激素。青春期前，卵巢表面光滑；青春期开始排卵后，表面逐渐凹凸不平；成年妇女的卵巢约 4cm×3cm×1cm，重 5～6g，呈灰白色；绝经后卵巢萎缩变小变硬。卵巢位于输卵管的后下方，外侧以骨盆漏斗韧带连于骨盆壁，内侧以卵巢固有韧带与子宫连接。

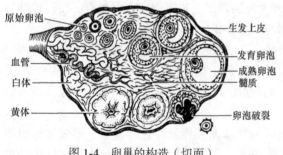

图 1-4　卵巢的构造（切面）

卵巢表面无腹膜，由生发上皮、白膜、皮质与髓质组成。皮质在外层，其中有数以万计的原始卵泡（又称始基卵泡）及致密结缔组织；髓质在中心，含疏松结缔组织及丰富的血管、神经、淋巴管（图 1-4）。

三、血管、淋巴及神经

（一）血管

女性生殖器的血液供应，除卵巢动脉可直接来自腹主动脉外，其余动脉均来自髂内动脉的分支。各部位静脉均与同名动脉伴行，但数量较多，在相应器官及周围形成静脉丛且互相吻合，所以盆腔感染易于蔓延。

（二）淋巴

女性生殖器官有丰富的淋巴管及淋巴结，均伴随相应的血管而行，当生殖器发生炎症或癌肿时，沿着回流的淋巴管传播，可引起相应的淋巴结肿大。

（三）神经

内生殖器直接受交感和副交感神经的控制，而外生殖器则由阴部神经所支配。阴部神经由第 Ⅱ、Ⅲ、Ⅳ 骶神经前支的分支所组成，临床上常用阴部神经阻滞麻醉进行阴道及外阴手术。

四、内生殖器的邻近器官

女性生殖器官与盆腔其他器官不仅在位置上互相邻接，而且血管、淋巴及神经也密切联系。当某一器官有病变时，如创伤、感染、肿瘤等，易累及邻近器官。

（一）尿道

尿道位于耻骨联合和阴道前壁之间，长 4～5cm，直径约 0.6cm，尿道内括约肌为不随意肌，尿道外括约肌为随意肌。由于女性尿道短而直，又接近阴道，易引起泌尿系统感染。

（二）膀胱

膀胱为一囊状肌性器官，位于耻骨联合之后、子宫之前。当膀胱充盈时可影响子宫位置，故妇科检查及手术前必须排空膀胱。

（三）输尿管

输尿管为一对肌性圆索状长管，起自肾盂，终于膀胱，全长约 30cm，粗细不一。女性输尿管在腹膜后，于阔韧带基底部向前内方行走，在宫颈外侧约 2cm 处，与子宫动脉交叉，故在施行子宫切除结扎子宫动脉时，切忌损伤输尿管。

（四）直肠

直肠位于盆腔后部，全长 15～20cm。前为子宫及阴道，后为骶骨。肛管长 2～3cm，在其周围有肛门内外括约肌及肛提肌，肛门外括约肌为骨盆底浅层肌的一部分。因此，妇科手术及分娩处理时均应注意避免损伤肛管、直肠，以免发生粪瘘。

（五）阑尾

阑尾根部连于盲肠的后内侧壁，远端游离，长 7～9cm，通常位于右髂窝内。但其位置、长短、粗细变化颇大，有的下端可达右侧输卵管及卵巢部位，因此，妇女患阑尾炎时可能累及右侧输卵管和卵巢。妊娠期阑尾位置可随妊娠月份增大而逐渐向外上方移位。

五、骨　盆

（一）骨盆的组成

1. 骨盆的骨骼　骨盆由骶骨、尾骨及左右两块髋骨组成。每块髋骨又由髂骨、坐骨及耻骨融合而成；骶骨由 5～6 块骶椎合成；尾骨由 4～5 块尾椎合成（图 1-5）。

2. 骨盆的关节与韧带　骨盆的关节包括耻骨联合、骶髂关节和骶尾关节。骨

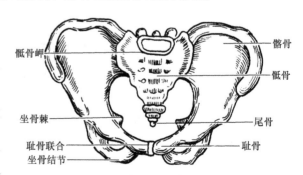

图 1-5　正常女性骨盆（前上观）

盆有两对重要的韧带，一对是骶、尾骨与坐骨结节之间的韧带，称为骶结节韧带；另一对是骶、尾骨与坐骨棘之间的韧带，称为骶棘韧带。妊娠期韧带较松弛，各关节的活动亦有所增加，有利于胎儿通过。

（二）骨盆的分界

以耻骨联合上缘、两侧髂耻线及骶岬上缘的连线为界，将骨盆分为假骨盆（又称大骨盆）和真骨盆（又称小骨盆）。假骨盆位于骨盆分界线上方，与产道无直接关系，但某些径线的长短关系到真骨盆的大小，故测量假骨盆某些径线可间接了解真骨盆的大小。真骨盆位于骨盆分界线下方，又称骨产道，是胎儿娩出的通道。

（三）骨盆的骨性标志

1. 骶骨岬　由第 1 骶椎向前突出形成，是女性骨盆内测量的重要标志。

2. 坐骨棘　是坐骨后缘中点突出的部分，可通过肛查或阴道检查触到，它可反映中骨盆横径的长短，也是衡量胎头下降程度的重要标志。

3. 耻骨弓　即耻骨两降支前部相连的部分，正常女性耻骨弓角度＞90°。

（四）骨盆的平面和径线

为了便于理解分娩时胎儿通过产道的过程，将骨盆分为三个假想平面。

1. 入口平面　即真假骨盆的分界面，呈横椭圆形，共有四条径线（图 1-6）。

（1）前后径：又称真结合径，指骶骨岬上缘中点至耻骨联合上缘中点的距离，平均长约 11cm。

（2）横径：为两侧髂耻线之间的最大距离，平均长约 13cm。

（3）斜径：左右各一，自左或右侧骶髂关节至对侧髂耻隆突间的距离，分别称为左斜径或右斜径，平均值为 12.75cm。

2. 中骨盆平面　为骨盆腔最狭窄的平面，在产科临床上具有重要意义，呈纵椭圆形（图 1-7）。

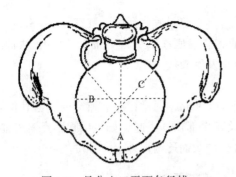

图 1-6　骨盆入口平面各径线
A. 前后径（11cm）；B. 横径（13cm）；C. 斜径（12.75cm）

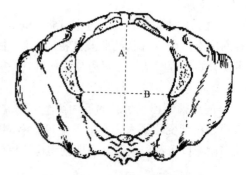

图 1-7　骨盆最小平面各径线
A. 前后径（11.5cm）；B. 横径（10cm）

（1）前后径：耻骨联合下缘中点通过两侧坐骨棘连线中点至骶骨下端间的距离，平均长约 11.5cm。

（2）横径：也称坐骨棘间径，为两侧坐骨棘之间的距离，平均长约 10cm。该径线是测定胎头下降程度的重要标志，与分娩有重要关系。

3. 出口平面　由两个不在同一平面的三角形组成，有四条经线（图 1-8）。

（1）前后径：耻骨联合下缘至骶尾关节间的距离，平均长约 11.5cm。

（2）横径：也称坐骨结节间径。为两坐骨结节内缘之间的距离，平均长约9cm。

（3）前矢状径：耻骨联合下缘中点至坐骨结节间径中点间的距离，平均长约6cm。

（4）后矢状径：骶尾关节至坐骨结节间径中点间的距离，平均长为8.5cm。若出口横径稍短但出口后矢状径长，两者之和>15cm时，正常大小的胎头可通过后三角区娩出。

（考点：临床上以入口平面前后径最短、最为重要，因其长短与分娩关系最为密切）

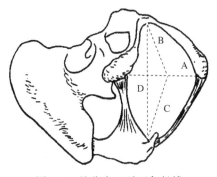

图1-8　骨盆出口平面各径线
A.横径（9cm）；B.前矢状径（6cm）；
C.后矢状径（8.5cm）；D.前后径（11.5cm）

（五）骨盆轴与骨盆倾斜度

1. 骨盆轴　连接骨盆各个假想平面中点的曲线称为骨盆轴（即产轴）。此轴方向为上段向下向后，中段向下，下段向下向前，分娩时胎儿沿此轴娩出。

2. 骨盆倾斜度　女性直立时，骨盆入口平面与地平面所形成的角度称为骨盆倾斜度，一般为60°。若骨盆倾斜度过大，将影响胎头入盆。

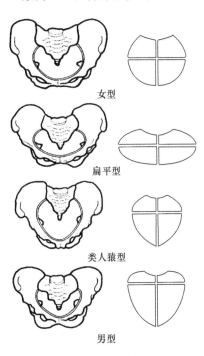

图1-9　骨盆的四种基本类型

（六）骨盆的类型

依据骨盆的形状将骨盆分为女型、扁平型、类人猿型、男型四种类型（图1-9）。其中女型骨盆在我国女性骨盆中多见，占52.0%～58.9%。此型骨盆宽，盆腔浅，盆壁薄且平滑，有利于胎儿娩出，为女性正常骨盆。

（七）骨盆底

骨盆底由三层肌肉和筋膜组成，是封闭骨盆出口，承载和保持盆腔内脏器于正常位置的软组织。

1. 外层　由会阴浅筋膜及其深面的3对肌肉（会阴浅横肌、球海绵体肌、坐骨海绵体肌）与肛门外括约肌组成，肌腱汇合于阴道口与肛门之间，形成会阴中心腱。

2. 中层　即尿生殖膈，位于骨盆出口前三角，由上下两层坚韧的筋膜及其间的尿道括约肌、会阴深横肌组成。

3. 内层　即盆膈，由肛提肌及其筋膜组成，为骨盆底最内层的坚韧层，从前往后由尿道、阴道、直肠贯穿。

4. 会阴　广义的会阴是指封闭骨盆出口的所有软组织，前为耻骨联合下缘，后为尾骨尖，两侧为耻骨下支、坐骨支、坐骨结节和骶结节韧带。狭义的会阴是指阴道口与肛门之间的软组织，厚3～4cm，由外向内逐渐变窄呈楔状，表面为皮肤及皮下脂肪，内层为会阴中心腱。妊娠期会阴组织变软有利于分娩，分娩时要保护此区，以免造成会阴裂伤。

第 2 节　女性生殖系统生理

一、女性一生各阶段的生理特点

女性一生按年龄可划分为6个阶段，它是一个渐进的生理过程，各阶段之间并无截然的界限，在各阶段有不同的生理和心理特点，可因遗传、营养、环境和气候等影响而出现个体差异。

（一）新生儿期

出生后 4 周内称为新生儿期。女性胎儿因受母体性腺及胎盘所产生的性激素的影响，出生后乳房可略隆起或分泌少量乳汁。另外，出生后新生儿血中女性激素水平迅速下降，可有少量阴道出血，属生理现象，短期内会自然消失。

（二）儿童期

儿童期是指从出生 4 周至 12 岁左右。此期儿童体格生长发育很快，但生殖器官发育仍不成熟。其中 8 岁以前为儿童早期，性腺轴功能处于抑制状态，生殖器官为幼稚型，子宫、卵巢、输卵管均位于腹腔内。8 岁以后为儿童后期，下丘脑促性腺激素释放激素抑制状态解除，卵巢有少量卵泡发育并分泌少量雌激素，但不排卵；子宫、卵巢、输卵管降至盆腔；乳房及内生殖器官开始发育，女性性征开始显现。

（三）青春期

从月经来潮至生殖器官逐渐发育成熟的时期为青春期，世界卫生组织（WHO）规定青春期为 10～19 岁。月经初潮是青春期开始的一个重要标志。此期卵巢内的卵泡开始发育成熟并排卵，性激素分泌增加，女性第二性征出现，生殖器官由幼稚型变为成熟型。此时的女性，虽已初步具有生育能力，但整个生殖系统尚未完全发育成熟。青春期女性生理变化很大，思想情绪和心理状态往往不稳定，周围的人应广泛注意和关心。

（四）性成熟期

性成熟期一般自 18 岁开始，历时约 30 年。表现为周期性排卵和性激素分泌，乳房和生殖器官都有不同程度的周期性变化，此阶段是女性生育功能最旺盛的时期，也称生育期。

（五）围绝经期

围绝经期是指从卵巢功能开始逐渐衰退至绝经后 1 年内的一段过渡期又称绝经过渡期。可始于 40 岁以后，历时短则 1～2 年，长则 10 余年。此期卵巢逐渐失去周期性排卵的能力，月经开始不规则，直至绝经。我国女性平均绝经年龄为 50 岁左右。由于卵巢功能减退，雌激素水平降低，生殖器官开始萎缩，并出现一系列临床症状，称为围绝经期综合征。

（六）绝经后期

绝经后期指绝经后的生命时期。此期卵巢进一步衰退，内分泌功能消失，生殖器官逐渐萎缩。由于雌激素水平明显下降，往往出现低雌激素相关症状及疾病。女性 60 岁以后机体逐渐老化，进入老年期，整个机体发生衰老改变，此期卵巢功能已完全衰退，骨质疏松，易发生骨折。

二、卵巢的周期性变化及其功能

（一）卵巢的周期性变化

卵巢的周期性变化包括卵泡的发育与成熟、排卵、黄体形成及退化。

1. 卵泡的发育与成熟　新生儿出生时卵巢内约有 200 万个卵泡，生育期仅有 400～500 个卵泡发育成熟并排卵。女性自青春期开始，在丘脑下部、垂体前叶促卵泡素的作用下，卵巢内的始基卵泡开始发育，并在发育过程中产生雌激素。每一月经周期中，一般只有 1 个卵泡发育达成熟，其余的卵泡发育到不同阶段均萎缩闭锁。

2. 排卵　成熟的卵泡破裂，其中的卵母细胞及颗粒细胞一起被排入腹腔称为排卵。排卵常发生在下次月经来潮前 14 天左右。卵子可由两侧卵巢轮流排出，也可由一侧卵巢连续排出。

（考点：排卵常发生在下次月经来潮前 14 天左右）

3. 黄体形成及退化　排卵后残存的卵泡壁发育形成黄体，黄体分泌孕激素和雌激素。一般在排卵后 7～8 天，黄体发育达到高峰。如果排出的卵子未受精，黄体在排卵后 9～10 天开始退化而形成白体（黄体平均寿命为 14 天）；如果排出的卵子受精，黄体继续发育成为妊娠黄体。

（二）卵巢功能

卵巢是女性的性腺，其主要功能：①产生卵子并排卵（生殖功能）；②分泌女性激素（内分泌功能）。

（三）卵巢激素的功能

卵巢能分泌雌激素、孕激素和少量雄激素，均为甾体激素。

1. 雌激素的生理作用

（1）子宫：促使子宫发育，使子宫内膜增生和肌层增厚，增加子宫平滑肌对缩宫素的敏感性；使宫颈口松弛，宫颈黏液的分泌量增加，质变稀薄，拉丝度变长，以利精子通过。

（2）卵巢：促进卵泡发育。

（3）输卵管：促进输卵管肌层发育，加强输卵管节律性收缩的振幅。

（4）阴道：使阴道上皮细胞增生和角化，细胞内糖原含量增加，使阴道维持酸性环境。

（5）乳房：促使乳腺腺管增生，乳头、乳晕着色，大剂量可抑制乳汁分泌。

（6）下丘脑和垂体：雌激素通过对下丘脑的正、负反馈调节，控制垂体促性腺激素的分泌。

（7）代谢：促进水钠潴留；降低胆固醇与磷脂的比例，减少胆固醇在动脉管壁的沉积，有利于防止冠状动脉粥样硬化；促进钙盐在骨中的沉积，可加速骨骺的闭合。

2. 孕激素的生理作用

（1）子宫：降低子宫平滑肌对缩宫素的敏感性；使增生期内膜转化为分泌期内膜，有利于孕卵的着床和发育；使宫颈黏液减少、变稠，不利于精子穿过。

（2）输卵管：抑制输卵管节律性蠕动。

（3）阴道：使上皮细胞脱落加快，角化现象消失。

（4）乳房：在雌激素作用的基础上，促进乳腺腺泡的发育。

（5）下丘脑和垂体：对下丘脑和垂体具有负反馈作用，抑制垂体黄体生成素（LH）和促卵泡素（FSH）的分泌。

（6）体温调节：孕激素能兴奋下丘脑体温调节中枢，使体温升高。正常女性在排卵前基础体温低，排卵后基础体温可升高 0.3～0.5℃。

（7）代谢：促进水钠排泄。

3. 雄激素的生理作用　雄激素可促进阴毛、腋毛的生长；促进蛋白质合成；促进肌细胞生长和骨骼的发育。雄激素过多或长期使用时可引起女性男性化。

（考点：雌、孕激素的生理功能）

三、子宫内膜的周期性变化及月经

（一）子宫内膜的周期性变化

随着卵巢激素的周期性变化，女性生殖器官相应发生一系列周期性变化，尤以子宫内膜的周期性变化最显著。以 28 天为 1 个月经周期为例，子宫内膜的周期性变化可分为 3 期。

1. 增生期　月经周期的第 5～14 天。相当于卵泡发育成熟阶段，子宫内膜在雌激素的作用下增生变厚，腺体增多、增长变弯曲，血管增生、延长、呈螺旋形。

2. 分泌期　月经周期的第 15～28 天。子宫内膜在孕激素和雌激素的共同作用下，进一步增厚，并有高度分泌活动，腺体增大弯曲，血管管腔扩张，间质水肿、疏松，使子宫内膜变得更加柔软，似海绵状，适于受精卵的植入和发育。月经周期的第 25～28 天，为分泌晚期，也是月经临来前期，子宫内膜厚达 10mm，呈海绵状，间质疏松、水肿更为明显。

3. 月经期　月经周期的第 1～4 天。由于卵子未受精，黄体衰退，雌、孕激素水平骤降，子宫内膜发生变性、坏死、脱落，内膜与血液相混而排出，形成月经。

（二）月经

1. 月经　指伴随卵巢周期性变化而出现的子宫内膜周期性脱落及出血。有规律的月经是生殖功能成熟的重要标志。

2. 初潮　第一次月经来潮称为初潮，初潮年龄为 11～18 岁，多数为 13～15 岁，月经初潮的迟早受遗传、营养、气候、环境等因素的影响。

3. 月经周期　两次月经第 1 天间隔的天数为月经周期，一般为 21～35 天，平均 28 天。周期的长短因人而异，但每个女性的月经周期都有自己的规律性。

4. 月经持续时间及出血量　每次月经持续的时间称月经期，一般为 2～8 天。经量为 30～50ml，若每次出血量超过 80ml 为月经过多。

5. 经血的特征　经血为暗红色，碱性、黏稠而不凝固，除血液成分外，还含有子宫内膜碎片、宫颈黏液及脱落的阴道上皮细胞等。

知识链接

为什么经血不凝？

目前认为月经血在刚离开血液循环后是可以凝固的，但因为初剥离的子宫内膜中，含有能使血液中纤溶酶原成为纤溶酶的激活因子，纤溶酶导致经血中纤维蛋白裂解，故经血不凝。

6. 经期症状　经期一般无特殊症状，有时可出现下腹坠胀、腰痛、头痛、疲倦、精神不振、乳房胀痛、腹泻或便秘、皮肤痤疮等，但一般并不严重，不影响女性的正常工作和学习。

7. 经期卫生指导　①如年满 18 岁月经尚未来潮应到医院检查。②月经属生理现象，不必紧张、恐惧。③要注意经期卫生以免感染。④经期不要受惊吓、受凉，禁止性交。⑤经期可参加正常的工作和学习，但避免过劳。

四、性周期的调节

性周期的调节是一个非常复杂的过程，是在中枢神经系统的控制下，主要通过下丘脑—垂体—卵巢三者之间相互作用（图 1-10），使女性生殖系统发生周期性变化。青春期开始，下丘脑神经细胞分泌促性腺激素释放激素（GnRH），经垂体门脉系统进入腺垂体，促使腺垂体合成并释放 FSH 和 LH。FSH 和 LH 作用于卵巢，促使卵泡发育并分泌雌激素，雌激素使子

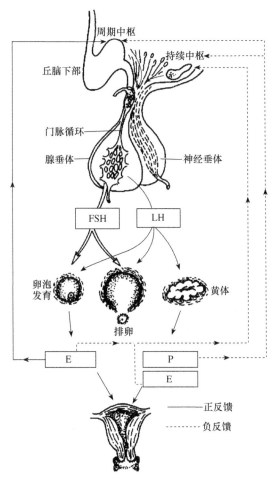

图 1-10 下丘脑—垂体—卵巢轴之间的相互关系

宫内膜发生增生期变化。当卵泡发育成熟，雌激素分泌达高峰时，对下丘脑和腺垂体产生正负反馈，使 FSH、LH 大量释放并形成排卵前高峰，使成熟卵泡排卵。排卵后在 LH 和少量 FSH 的作用下，黄体形成并分泌孕激素和雌激素，孕激素使子宫内膜由增生期变为分泌期。黄体发育成熟，雌、孕激素分泌达高峰，对下丘脑和腺垂体产生负反馈，使 FSH 和 LH 分泌减少；黄体萎缩，卵巢分泌的雌、孕激素水平下降，子宫内膜失去雌、孕激素支持，发生坏死、脱落、出血；同时雌、孕激素减少也解除了对下丘脑的抑制，促性腺激素释放激素的分泌又开始增多，下一个新的周期重新开始。

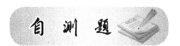

自 测 题

A₁/A₂ 型题

1. 中骨盆平面横径长平均是（ ）

   A. 9cm B. 10cm

   C. 11.5cm D. 11cm

E. 13cm

2. 以下有关骨盆的描述，错误的是（ ）

   A. 骨盆入口平面即真假骨盆分界面

   B. 骨盆入口平面呈横椭圆形

C. 真结合径平均为 11cm

D. 中骨盆平面横径平均为 11.5cm

E. 出口平面，由两个不同平面三角形组成

3. 以下关于会阴的描述，错误的是（　　）

　A. 分娩时会阴伸展性很小

　B. 指阴道口与肛门之间的软组织

　C. 内层为中心腱

　D. 会阴厚 3～4cm

　E. 由外向内逐渐变窄呈楔状

4. 以下有关阴道的描述，错误的是（　　）

　A. 阴道介于膀胱、尿道和直肠之间

　B. 阴道开口于前庭

　C. 环宫颈的阴道上段形成阴道穹

　D. 阴道前壁比后壁稍长

　E. 阴道穹后部顶端为直肠子宫陷凹底部

5. 以下有关子宫的解剖的描述，错误的是（　　）

　A. 子宫内膜受激素影响发生周期性变化

　B. 子宫位于盆腔中央，坐骨棘水平之上

　C. 成人子宫长 7～8cm

　D. 成人子宫腔容积非妊娠期为 50ml

　E. 子宫体与子宫颈相接的狭窄部分为子宫峡部

6. 保持子宫前倾位置的主要韧带是

　A. 主韧带　　　　B. 阔韧带

　C. 子宫骶骨韧带　D. 骨盆漏斗韧带

　E. 圆韧带

7. 以下有关卵巢的叙述正确的是（　　）

　A. 正常如鸡蛋大小

　B. 产生卵子，分泌性激素

　C. 绝经后卵巢代偿性增大

　D. 分为两部分，内为皮质，外为髓质

　E. 位于阔韧带前方

8. 以下有关外阴的叙述，错误的是（　　）

　A. 大阴唇局部受伤而形成血肿

　B. 尿道口位于阴蒂与阴道口之间

　C. 阴蒂富于神经末梢

　D. 前庭大腺位于小阴唇上侧

　E. 两侧小阴唇之间的区域为阴道前庭

9. 以下有关阴道的叙述，错误的是（　　）

　A. 阴道上端包绕宫颈，下接阴道前庭

　B. 阴道上窄下宽

　C. 阴道穹前部浅，后部深

D. 阴道表面由鳞状上皮覆盖

E. 阴道穹后部顶端紧贴直肠子宫陷凹

10. 卵巢功能最稳定、生育最旺盛的时期为（　　）

　A. 幼年期　　　　B. 青春期

　C. 性成熟期　　　D. 老年期

　E. 更年期

11. 初中生理卫生健康教育，老师提问 13～18 岁应属于（　　）

　A. 青春期　　　　B. 老年期

　C. 更年期　　　　D. 性成熟期

　E. 幼女期

12. 初中生，女生的生理变化明显，从儿童期进入青春期开始的分界标志是（　　）

　A. 音调变高　　　B. 乳房丰满

　C. 皮下脂肪丰满　D. 月经初潮

　E. 阴毛出现

13. 初中女生进入青春期，以下对于青春期认识不正确的描述是（　　）

　A. 每次月经量均约 80ml

　B. 初潮的早、迟受多因素的影响

　C. 月经血不凝固

　D. 第一次月经来潮称初潮

　E. 经期一般为 3～7 天

14. 患者，女性，14 岁。月经不规律，医生讲解激素对子宫内膜的周期性变化影响，使子宫内膜出现增生期变化的激素是（　　）

　A. 绒毛膜促性腺激素

　B. 雄激素　　　　C. 生乳素

　D. 孕激素　　　　E. 雌激素

15. 患者，女性，34 岁。结婚 1 年，今年备孕，平时月经规律，来咨询正常情况下排卵发生在（　　）

　A. 月经来潮 10 天左右

　B. 月经来潮 12 天左右

　C. 月经来潮 14 天左右

　D. 月经来潮 28 天左右

　E. 月经来潮 26 天左右

16. 青春期卫生健康课，对青春期女性的宣教的内容错误的是（　　）

　A. 月经是生理现象

　B. 经期不宜干重活

C．防寒保暖

D．禁止性生活

E．每日清洁外阴并坐浴

17．雌激素的生理功能是（　　）

A．使宫颈黏液分泌增多并稀薄

B．使阴道上皮角化现象消失

C．抑制输卵管的蠕动

D．对下丘脑和垂体只有负反馈调节

E．促进水钠排泄及腺泡增生

18．以下有关性周期调节，错误的是（　　）

A．黄体萎缩雌孕激素急剧下降

B．雌激素使子宫内膜呈增生期变化

C．排卵前雌激素水平达高峰

D．排卵多在两次月经中间

E．排卵后体内雌激素水平开始下降直到月经来潮

（杨　洋）

第2章 正常妊娠期妇女的护理

第1节 妊娠生理

 案例 2-1　患者，女性，26岁，已婚。平时月经周期规律，现停经60天，在妇产科检查确诊为早期妊娠。该女士向护士咨询妊娠相关知识。

问题：1. 妊娠全过程共计多少周？

2. 胎儿有哪些附属物？

3. 胎儿附属物有哪些功能？

妊娠是胚胎和胎儿在母体内发育成长的过程。精子与卵子结合受精是妊娠的开始，胎儿及其附属物从母体内排出是妊娠的终止。由于不能准确地判断受精日期，因此临床上以末次月经的第1天作为妊娠的开始。妊娠全过程共10个月（每4周为1个妊娠月），一般为280天左右，即40孕周。

一、胚胎的形成

（一）受精

已获能的精子和成熟卵子结合的过程称为受精。受精通常发生在排卵后的12小时内，约24小时完成。卵子从卵巢排出后，被输卵管伞部拾取并运送到壶腹部与精子会合，精子穿过卵子的放射冠、透明带是受精的开始，精原核和卵原核融合是受精的结束，已受精的卵子称为受精卵或孕卵，受精卵的形成，标志着新生命的诞生。

（二）受精卵的输送与发育

受精卵借助输卵管平滑肌的蠕动和纤毛摆动，一边向宫腔方向移动一边进行有丝分裂，大约在受精后第3天分裂为由16个细胞组成的实心细胞团，称桑葚胚，也称早期囊胚。受精后第4天进入宫腔，在宫腔内继续发育成晚期囊胚。

（三）植入

晚期囊胚侵入子宫内膜的过程，称着床或植入（图2-1）。植入在受精后第6～7天开始，第11～12天完成。植入的部位通常在子宫体的前壁或后壁，多位于子宫后壁。囊胚植入后细胞继续分裂，经两胚层、三胚层最终发育分化成胎儿的各个器官、系统及其附属物。

（四）蜕膜

受精卵植入后子宫内膜迅速发生蜕膜样改变，此时子宫内膜的血液循环更加丰富，腺体分泌旺盛，此时的子宫内膜称蜕膜（图2-2）。按囊胚与蜕膜的位置关系，将蜕膜分为三部分。

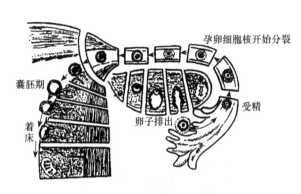

图 2-1　卵子受精及受精卵的植入

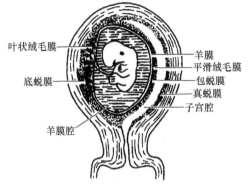

图 2-2　子宫蜕膜、绒毛膜、羊膜

1. 底蜕膜　即与囊胚内细胞团滋养层接触的蜕膜，将来发育成胎盘的母体部分，分娩时胎盘由此剥离。

2. 包蜕膜　覆盖在囊胚表面的蜕膜，随囊胚发育逐渐突向宫腔，约在妊娠 12 周与壁蜕膜贴近并融合，子宫腔消失，包蜕膜与真蜕膜逐渐融合。

3. 真蜕膜　指除底蜕膜、包蜕膜以外覆盖在子宫腔表面的蜕膜。

（五）绒毛膜

受精后约 12 天，滋养层表面长出许多毛状突起称绒毛膜。与底蜕膜接触的绒毛因血液供应丰富发育良好，绒毛呈树枝样分支，称叶状绒毛膜，是构成胎盘的主要部分。与包蜕膜接触的绒毛因血供不足，缺乏营养逐渐退化而变得光滑，形成平滑绒毛膜，它是构成胎膜的一部分。

（六）羊膜

羊膜附着在绒毛膜板的表面，是一层光滑，无血管、神经及淋巴的具有一定弹性的半透明薄膜，是胎盘与胎膜的最内层。

二、胎儿附属物的形成及其功能

胎儿附属物是指胎儿以外的妊娠产物，包括胎盘、胎膜、脐带和羊水，对维持胎儿在宫腔内生长发育起着重要的作用。

（一）胎盘

1. 胎盘的构成　胎盘由底蜕膜、叶状绒毛膜和羊膜构成。

2. 胎盘的结构　胎盘于妊娠 6～7 周开始形成，妊娠 12 周末胎盘完全形成。足月妊娠时胎盘呈盘状（图 2-3），多为圆形或椭圆形，中间厚边缘薄，直径 16～20cm，厚约 2.5cm，重 450～650g。胎盘分为母体面与胎儿面，母体面呈暗红色、粗糙，由 18～20 个胎盘小叶组成。胎儿面呈灰白色、光滑、半透明，表面为羊膜，脐带附着在中央或稍偏处，脐带动静脉从附着处向四周呈放射状分布直达胎盘边缘。

3. 胎盘的血液循环　约在受精后第 3 周，在绒毛膜内长出随绒毛分支的血管，在绒毛末端形成毛细血管，建立起母体—胎盘、胎盘—胎儿血液循环。绒毛之间的空隙称绒毛间隙，其间充满母血，绒毛浸润在母血之中，母儿间的物质交换在绒毛间隙进行。母血经底蜕膜螺旋小动脉流入绒毛间隙，再经螺旋小静脉返回母体。胎儿血经脐动脉至绒毛毛细血管，与绒毛间隙中的母血进行物质交换后经脐静脉返回胎儿体内。胎儿血液循环与母体血液循环不直接相通，而是通过绒毛毛细血管壁、绒毛间隙及绒毛表面细胞层，靠渗透、扩散及细胞的选择力进行物质交换（图2-4）。

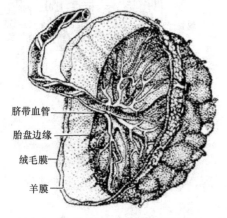

脐带血管
胎盘边缘
绒毛膜
羊膜

图2-3　足月胎盘

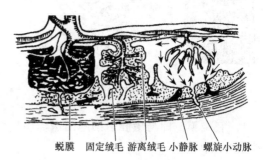

蜕膜　固定绒毛　游离绒毛　小静脉　螺旋小动脉

图2-4　胎盘模式

4. 胎盘的功能

（1）气体交换：替代胎儿呼吸系统的功能。维持胎儿生命最重要的物质是氧气。在母体与胎儿之间，氧气和二氧化碳在胎盘中以简单扩散方式进行交换。任何原因使胎盘血液循环受阻，均可导致胎儿因缺氧而发生宫内窘迫甚至死亡。

（2）供给营养：胎儿生长发育所需要的营养物质，如葡萄糖、水、电解质、氨基酸、脂肪酸、水溶性维生素等，都由母体经胎盘供给。这些物质主要是以简单扩散、易化扩散及主动转运的方式供给胎儿。

（3）排出废物：胎儿的代谢产物如尿酸、肌酐、肌酸、尿素等，经胎盘进入母体血液循环，由母体排出体外。

（4）防御功能：胎盘有一定的屏障功能，但是胎盘的防御功能是有限的，可防止一般细菌及病原体的通过。各种病毒（如风疹病毒、巨细胞病毒等）、分子量小对胎儿有害的药物可通过胎盘侵袭胎儿，导致胎儿畸形、流产甚至死亡。细菌、衣原体、支原体、螺旋体、弓形虫等可在胎盘部位形成病灶，破坏胎盘结构后进入胎体感染胎儿。母体中的免疫抗体IgG能通过胎盘，使胎儿得到抗体，在生后短时间内获得被动免疫力。

（5）合成功能：主要合成激素和酶，如人绒毛膜促性腺激素（hCG）、人胎盘生乳素（HPL）、雌激素和孕激素、酶等。hCG在受精后的第6天开始分泌，在受精后10天左右，孕妇血清和尿中可检测出hCG，是诊断早孕最敏感的方法之一。hCG的主要功能是促使月经黄体发育为妊娠黄体，促进雌激素和孕激素的分泌，维持妊娠。于妊娠5～6周用放射免疫法可在母体血浆中测出HPL，主要功能是促进母体乳腺腺泡发育，为产后泌乳做准备。妊娠早期雌激素和孕激素由卵巢妊娠黄体产生，自妊娠8～10周起，由胎盘合成。主要生理功能是共同参与妊娠期母体各系统的生理变化。酶包括缩宫素酶、耐热性碱性磷酸酶。

（考点：胎盘的功能）

（二）胎膜

胎膜由平滑绒毛膜和羊膜组成。外层为绒毛膜，在发育过程中因缺乏营养供应逐渐退化萎缩变为平滑绒毛膜，至妊娠晚期与羊膜紧贴，但能与羊膜分开。内层为羊膜，与覆盖胎盘、脐带的羊膜层相连。

（三）脐带

　　脐带是连接胎儿与胎盘的条索状组织，一端连于胎儿腹壁脐轮，另一端附着于胎盘的胎儿面。妊娠足月脐带长 30～100cm，平均 55cm，表面被羊膜覆盖呈灰白色。脐带中有一条管腔较大、管壁较薄的脐静脉和两条管腔较小、管壁较厚的脐动脉，周围有华通胶保护。脐带是胎儿与母体进行气体交换、营养物质供应和代谢产物排出的通道。一旦脐带受压，就会导致胎儿缺氧甚至危及胎儿生命。

（考点：脐带的结构及数量）

（四）羊水

　　充满在羊膜腔内的液体称羊水。妊娠早期羊水的主要来源是母体血清经胎膜进入羊膜腔的透析液。妊娠中期以后，羊水主要来源于胎儿的尿液。妊娠足月时羊水量 800～1000ml，呈弱碱性，pH 约为 7.20，内含胎儿脱落的毳毛、胎脂、毛发、上皮细胞而略显混浊，不透明。

　　羊水的功能：①保护胎儿，使胎儿在宫腔内有一定活动度，防止胎儿受到挤压和粘连；保持羊膜腔内恒温；临产时羊水能缓解宫缩压力，避免胎儿局部受压。此外，通过羊水检查可检测胎儿的成熟度、性别及某些遗传性疾病。②保护母体，羊水能减轻胎动所致的不适感；临产后，羊水囊可扩张宫口及阴道；胎膜破裂后羊水可润滑和冲洗产道，减少感染的机会。

三、胎 儿 发 育

　　胚胎和胎儿发育是以 4 周为 1 个孕龄单位，受精后 8 周是胎体的主要器官分化发育形成的时期，称胚胎；从受精第 9 周起称胎儿，是各个器官进一步发育成熟的时期。妊娠各周胎儿的发育特征如下：

　　8 周末：胚胎初具人形，头约占整个胎体的一半，能够分辨出眼、耳、鼻、口，四肢已具雏形，通过 B 型超声检查可见早期心脏形成并有搏动。

　　12 周末：外生殖器已发育，部分可辨别出性别，胎儿四肢可活动。

　　16 周末：从外生殖器可确定胎儿性别，头皮已长出毛发，皮肤菲薄呈深红色，部分孕妇已能自觉胎动。

　　20 周末：在孕妇腹壁可听到胎心音并自觉胎动。皮肤暗红色，出现胎脂，全身覆盖毳毛，开始出现吞咽和排尿功能。

　　24 周末：各脏器均已发育，皮下脂肪开始沉积，皮肤呈皱缩状。

　　28 周末：皮下脂肪沉积不多，皮肤呈粉红色，身长约 35cm，体重约 1000g。此时出生后能啼哭及吞咽，可呼吸，生后易患特发性呼吸窘迫综合征，若加强护理可存活。

　　32 周末：面部毳毛已脱落，长出指（趾）甲，身长约 40cm，体重约 1700g。生活能力尚可，出生后注意护理，可以存活。

　　36 周末：皮下脂肪发育好，毳毛明显减少，面部皱褶消失，指（趾）甲已超出指（趾）端。身长约 45cm，体重约 2500g。出生后能啼哭及吮吸，生活能力良好，此时出生基本可存活。

　　40 周末：胎儿发育成熟，身长约 50cm，体重约 3400g。外观体型丰满，皮肤呈粉红色，男性睾丸已下降，女性大、小阴唇发育良好，足底皮肤有纹理，出生后哭声响亮，吸吮能力强，能很好存活。

第2节 妇娠期母体的变化

案例 2-2　　某孕妇，28岁，已婚。现停经34周，妊娠期间无异常发现，近1周感觉心率快，胃部有胀满感。检查：血压130/80mmHg，心率90次/分。实验室检查：红细胞 3.8×10^{12}/L，白细胞 0.6×10^9/L，血红蛋白115g/L。

问题：1. 该孕妇妊娠期间有哪些系统发生了变化？
　　　2. 变化最大的是哪个系统？具体有哪些变化？

妊娠期间，为满足胎儿生长发育和分娩的需要，在胎盘产生激素的参与及神经内分泌的影响下，孕妇全身各系统均发生了一系列适应性生理和心理变化。

一、妊娠期母体的生理变化

（一）生殖系统

1. 子宫

（1）子宫体：妊娠早期子宫增大、变软，呈球形，妊娠12周时，增大的子宫超出盆腔，在耻骨联合上方可触及。妊娠晚期子宫多呈不同程度的右旋，与乙状结肠占据盆腔左侧有关。宫腔容量由非妊娠期的5ml增加至足月妊娠时的5000ml，子宫大小由非妊娠期的7cm×5cm×3cm增大至足月妊娠时的35cm×25cm×22cm，子宫重量由非妊娠时的50g增至足月妊娠时的1100g左右。子宫体积及重量的增加，为临产后子宫收缩提供了物质基础。

（2）子宫峡部：是子宫体和子宫颈之间最狭窄的部分。非妊娠期长约1cm，随着妊娠进展，子宫峡部逐渐被拉长变薄，成为子宫腔的一部分，临产时长7~10cm，形成子宫下段，成为软产道的一部分。

（3）子宫颈：妊娠早期宫颈因充血、水肿致使子宫颈外观肥大、着色，呈现紫蓝色，子宫颈变软。子宫颈管内腺体增生肥大，子宫颈黏液分泌量增多，形成黏液栓，堵塞子宫颈口，保护宫腔不受感染。

2. 卵巢　妊娠期卵巢略增大，排卵侧卵巢可见妊娠黄体，分泌雌激素及孕激素以维持妊娠，妊娠10周以后，黄体功能由胎盘取代，妊娠黄体开始萎缩。妊娠期卵巢中的卵泡不再活动而停止排卵。

3. 输卵管　妊娠期输卵管伸长，管壁充血，黏膜可见到蜕膜样变，但肌层无明显肥厚。

4. 外阴和阴道　外阴局部充血，皮肤增厚，大、小阴唇有色素沉着。阴道黏膜变软、水肿、呈紫蓝色，皱襞增多、分泌物增多，阴道上皮细胞含糖原增加，使阴道酸度增高，不利于致病菌生长，有助于防止感染。

（二）乳房

妊娠早期乳房开始增大，充血明显，孕妇自觉乳房发胀。乳头、乳晕着色，乳晕周围皮脂腺肥大形成散在的结节状隆起，称为蒙氏结节。妊娠末期乳头可挤出少许稀薄淡黄色乳汁，在分娩后乳汁的正式分泌。

（三）血液循环系统

1. 心脏及排血量　妊娠期由于子宫增大，使膈肌上升，心脏向左前上方移位并使大血管扭曲，血容量增加，血流加速，心尖部左移，浊音界稍大，在心尖区可听到柔和的吹风样收缩期杂音。由于血容量和新陈代谢增加，心排血量增加，使心率增快，心率每分钟可增加 10～15 次。

2. 血容量　于妊娠 6～8 周开始增加，至妊娠 32～34 周达高峰，此时心脏负荷重，心脏病孕妇易发生心力衰竭。血容量增加 40%～45%，平均增加约 1500ml。其中血浆增加多于红细胞，血液被稀释，因此孕妇可出现生理性贫血。若孕妇合并心脏病，在妊娠 32～34 周、分娩期、产后最初 3 天，因心脏负荷较重，易发生心力衰竭。

3. 血液成分　红细胞计数约为 3.6×10^{12}/L（非妊娠期妇女约为 4.2×10^{12}/L），血红蛋白约为 110g/L（非妊娠期妇女约为 130g/L），血细胞比容为 0.31～0.34。妊娠后期血白细胞可增至 15×10^9/L，主要是中性粒细胞增加。妊娠期纤维蛋白原和各种凝血因子增加，血液黏稠度增加，孕妇血液呈高凝状态。红细胞沉降率加快，达 100mm/h。

4. 血流动力学　妊娠期舒张压因外周血管扩张稍下降，收缩压不变，脉压稍增大。随着血容量的增加，盆腔及下肢回流至下腔静脉的血量增加，再加上右旋增大的子宫压迫下腔静脉使血液回流受阻，导致孕妇下肢、外阴及直肠静脉压增高，容易发生痔及外阴和下肢静脉曲张。如果孕妇长时间取仰卧位，可引起回心血量减少，心排血量降低，血压下降，称仰卧位低血压综合征，侧卧位可以解除，因此妊娠期间孕妇应以侧卧位休息，尤以左侧卧位为宜。

（考点：妊娠期母体血液循环系统的变化）

（四）泌尿系统

妊娠期因孕妇和胎儿代谢产物增多，肾脏负担加重，肾血流量及肾小球滤过率均增加，而肾小管对葡萄糖的再吸收能力不能相应增加，约 15% 的孕妇饭后可出现生理性糖尿。妊娠早期，增大的子宫压迫膀胱，可出现尿频；妊娠 12 周以后，子宫体高出盆腔，压迫症状消失；妊娠末期，胎儿先露部进入盆腔，孕妇再次出现尿频。妊娠中晚期肾盂、输尿管轻度扩张，蠕动减弱，尿流缓慢，加之子宫的压迫，尿液的潴留，孕妇易发生肾盂肾炎，以右侧多见。

（五）呼吸系统

妊娠中期孕妇肺通气量增加大于耗氧量，有过度通气现象，有利于给母儿提供所需的氧气。妊娠期孕妇需氧量增加，呼吸稍加快，使孕妇以胸式呼吸为主。另外，妊娠期呼吸道黏膜充血、水肿，局部抵抗力下降，易发生呼吸道感染。

（六）消化系统

妊娠早期约 50% 孕妇出现不同程度的恶心、呕吐，食欲减退，厌油腻，偏食等，尤其在清晨起床时更为明显，称为早孕反应。一般于妊娠 12 周左右消失。妊娠中晚期肠道平滑肌张力降低，肠蠕动减弱，容易发生上腹部饱满、肠胀气和便秘。

（七）内分泌系统

妊娠期大量雌激素、孕激素对下丘脑和垂体起负反馈作用，致促性腺激素分泌减少，卵巢无卵泡发育成熟及排卵。妊娠期脑垂体、肾上腺、甲状腺等均有不同程度增大，分泌量增多，但无功能亢进表现。

（八）其他

1. 体重　在 12 周以前体重无明显变化，以后平均每周增加 350g，正常不应超过 500g。至妊娠足月时，体重平均增加 12.5kg。

2. 皮肤　妊娠期因黑色素和雌激素的明显增加，孕妇面部、乳头、乳晕、腹白线、外阴等处出现色素沉着，面部出现蝴蝶状褐色斑，称妊娠斑，于产后逐渐消退。随着妊娠子宫增大，孕妇腹壁、大腿内侧的皮肤弹性纤维因过度伸展而断裂，出现紫色或淡红色不规则平行裂纹，称妊娠纹。妊娠纹产后变为银白色，持久不退。

3. 骨骼、关节及韧带　妊娠期骨质一般无改变，仅在妊娠次数过多、过密又不及时补充维生素 D 及钙时，可引起骨质疏松症。部分孕妇自觉腰骶部不适或肢体疼痛，可能与关节、韧带松弛有关。妊娠晚期孕妇重心前移，为保持身体平衡，孕妇头部与肩部向后仰，腰部向前挺，形成孕妇特有的姿势。

二、妊娠期母体的心理变化

妊娠期孕妇及家庭成员的心理会随妊娠的进展而有不同的变化。对孕妇来说，虽然妊娠是一种生理现象，但它是女性一生中重要的事情，是家庭生活的转折点，因而孕妇会产生不同的心理反应。

1. 惊讶和震惊　妊娠初期绝大部分孕妇会产生惊讶和震惊反应，特别是对于没有计划怀孕的女性更明显。

2. 矛盾心理　在惊讶和震惊的同时，孕妇又享受妊娠带来的喜悦，但可能会因工作、学习、经济等原因感到目前妊娠不是时候，出现矛盾心理，持续下去会导致孕妇情绪低落。

3. 接受　随着妊娠的进展，特别是胎动的出现，让孕妇真正感觉到胎儿的存在，孕妇开始逐渐接受孩子，出现"筑巢反应"，并开始关注孩子，计划为孩子购买衣服、睡床等用物，关心孩子喂养和生活护理的知识。

4. 情绪波动　妊娠期由于体内激素的作用，多数孕妇的心理反应都不稳定，情绪波动较大，往往表现出激动或抑郁。这种情况常常使家人不知所措，严重者影响夫妻感情。妊娠晚期，随着子宫越来越大，孕妇感觉身体越来越沉重，行动不便，出现腰酸背痛等症状，大多数孕妇渴望妊娠赶快结束。随着预产期的临近，孕妇常因担心分娩是否顺利、分娩中母儿的安危、胎儿有无畸形等，而产生焦虑。

5. 内省　妊娠期孕妇往往表现为以自我为中心，专注自己的饮食、休息、身体等，这种专注有利于孕妇调节和适应新生儿的降生。而内省可使家庭成员受冷落而影响关系。

第 3 节　妊　娠　诊　断

 2-3　　　孙女士，25 岁，已婚。平时月经周期规律，现停经 46 天，恶心、呕吐 1 周。
　　　　　　　妇科检查：子宫较正常稍大，质软，子宫颈呈紫蓝色，有黑加征。
　问题： 1. 该女士最可能的诊断是什么？为什么？
　　　　　 2. 若确诊是否妊娠需做哪些检查？

妊娠全过程平均为 40 周，临床上根据妊娠不同时期的特点，将妊娠分为 3 个时期：妊娠 13 周末以前称早期妊娠；第 14～27 周末称中期妊娠；第 28 周及以后称晚期妊娠。

一、早期妊娠诊断

（一）临床表现

1. 停经　停经是早期妊娠最早、最重要的症状。平时月经周期规律，有性生活史的育龄妇女，一旦出现月经过期，应考虑妊娠，停经 10 天以上，妊娠的可能性更大。但是停经不一定都是妊娠，应注意鉴别。

2. 早孕反应　约有半数的妇女在停经 6 周左右出现头晕、畏寒、嗜睡、乏力、晨起恶心、呕吐，食欲减退、厌油腻及偏食等症状，称早孕反应。多数于妊娠 12 周左右自然消失。

3. 尿频　妊娠早期由于增大的子宫压迫膀胱而引起，妊娠 12 周后，当增大的子宫进入腹腔，尿频症状自然消失。

4. 乳房　自妊娠 8 周起，在雌孕激素的作用下，乳房逐渐增大，乳头及乳晕着色，乳晕周围有深褐色蒙氏结节出现。孕妇自觉乳房轻度胀痛。

5. 妇科检查　在妊娠 6～8 周时，阴道黏膜和子宫颈充血呈紫蓝色，子宫增大变软，子宫颈更软，双合诊检查时子宫峡部极软，感觉子宫体与子宫颈似不相连，称"黑加征"，是妊娠早期特有的变化。妊娠 8 周时，子宫约为非妊娠时的 2 倍，妊娠 12 周时，子宫约为非妊娠时的 3 倍，可在耻骨联合上方触及子宫底。

（二）辅助检查

1. 妊娠试验　孕卵着床后滋养细胞分泌人绒毛膜促性腺激素（hCG），孕妇尿液及血清中含有 hCG，可用放射免疫法检测受检者其含量，协助诊断早期妊娠。

2. 超声检查　B 型超声是诊断早期妊娠快速准确的方法，最早在妊娠 4～5 周时子宫内可见圆形或椭圆形的妊娠囊，停经 6 周可见胚芽和原始的胎心搏动；彩色多普勒超声可见胎儿心脏区彩色血流，可以确诊为早期妊娠、活胎。

（考点：早期妊娠诊断）

二、中、晚期妊娠诊断

（一）临床表现

1. 子宫增大　随着妊娠进展，子宫逐渐增大，检查腹部时，手测子宫底高度或尺测耻上子宫长度，可判断子宫大小与妊娠周数是否相符（表 2-1，图 2-5）。

表 2-1　不同妊娠周数子宫底高度及子宫长度

妊娠周数（妊娠月份）	手测子宫底高度	尺测耻骨联合上子宫长度（cm）
满 12 周（3 个月末）	耻骨联合上 2～3 横指	
满 16 周（4 个月末）	脐耻之间	
满 20 周（5 个月末）	脐下 1 横指	18（15.3～21.4）
满 24 周（6 个月末）	脐上 1 横指	24（22.0～25.1）
满 28 周（7 个月末）	脐上 3 横指	26（22.4～29.0）
满 32 周（8 个月末）	脐与剑突之间	29（25.3～32.0）
满 36 周（9 个月末）	剑突下 2 横指	32（29.8～34.5）
满 40 周（10 个月末）	脐与剑突之间或略高	33（30.0～35.3）

2. 胎动　胎儿在子宫内的活动简称胎动。妊娠 18～20 周孕妇可感觉到胎动，每小时 3～5 次。随妊娠周数的增加，胎动越来越活跃，妊娠 32～34 周达高峰，至妊娠 38 周后胎动逐渐减少，但仍在正常范围内。

3. 胎心音　妊娠 18～20 周，用普通听诊器在孕妇腹壁可听到胎心音，似钟表的"嘀

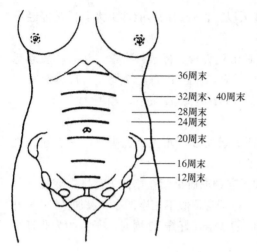

图 2-5 妊娠周数与宫底高度

36 周末
32 周末、40 周末
28 周末
24 周末
20 周末
16 周末
12 周末

嗒"声,每分钟 110～160 次。胎心音应注意与子宫杂音、腹主动脉音及脐带杂音相鉴别。脐带杂音与胎心率一致,呈吹风样,子宫动脉音与孕妇脉搏一致。

4. 胎体 妊娠 20 周后经孕妇腹壁可触到子宫内的胎体。妊娠 24 周以后,通过四步触诊法可区分胎头、胎背、胎臀和胎儿肢体,从而判断胎产式、胎先露和胎方位。

（二）辅助检查

B 型超声检查不仅能显示胎儿数目、胎方位、有无胎心搏动和胎盘位置及分级,还能测量胎头双顶径、股骨长度,了解胎儿生长发育情况,并观察胎儿有无畸形。

（考点：中晚期妊娠诊断）

三、胎产式、胎先露、胎方位

1. 胎产式 胎儿身体纵轴与母体身体纵轴之间的关系称胎产式。两轴平行称纵产式,两轴垂直称横产式,两轴交叉称斜产式。斜产式属于暂时的,在分娩过程中,多转为纵产式,偶尔转为横产式（图 2-6）。

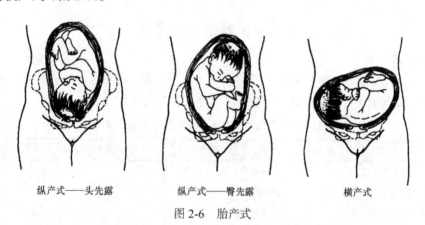

纵产式——头先露　　纵产式——臀先露　　横产式

图 2-6 胎产式

2. 胎先露 最先进入母体骨盆入口的胎儿部分称胎先露。纵产式有头先露及臀先露,横产式有肩先露。头先露因胎头俯屈或仰伸的程度不同,又可分为枕先露、前囟先露、额先露、面先露（图 2-7）,临床上最多见的是枕先露。臀先露又分为混合臀先露（完全臀先露）、单臀先露和足先露（图 2-8）。偶见胎儿头先露或臀先露与胎手或胎足同时入盆,称为复合先露。

3. 胎方位 胎先露的指示点与母体骨盆的位置关系称胎方位,简称胎位。枕先露以枕骨为指示点；面先露以颏骨为指示点；臀先露以骶骨为指示点；肩先露以肩胛骨为指示点。依指示点与母体骨盆入口前、后、左、右、横的关系而有不同的胎位。如枕先露时,枕骨位于母体骨盆左前方,为枕左前位。其中枕左前（LOA）、枕右前（ROA）为正常胎方位（表 2-2）。

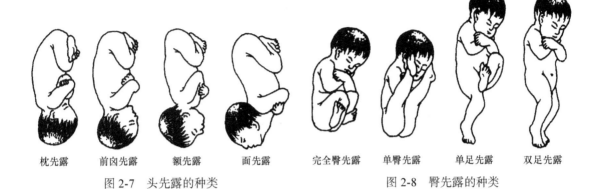

枕先露　　前囟先露　　额先露　　面先露　　完全臀先露　单臀先露　　单足先露　　双足先露

图 2-7　头先露的种类　　　　　　　　　　　图 2-8　臀先露的种类

表 2-2　胎产式、胎先露和胎方位的关系及种类

胎产式	胎先露		胎方位
纵产式（99.75%）	头先露 （95.75%~97.75%）	枕先露 （95.55%~97.55%）	枕左前（LOA）、枕左横（LOT）、枕左后（LOP）
			枕右前（ROA）、枕右横（ROT）、枕右后（ROP）
		面先露（0.2%）	颏左前（LMA）、颏左横（LMT）、颏左后（LMP）
			颏右前（RMA）、颏右横（RMT）、颏右后（RMP）
	臀先露（2%~4%）		骶左前（LSA）、骶左横（LST）、骶左后（LSP）
			骶右前（RSA）、骶右横（RST）、骶右后（RSP）
横产式（0.25%）	肩先露（0.25%）		肩左前（LScA）、肩左后（LScP） 肩右前（RScA）、肩右后（RScP）

（考点：胎产式、胎先露、胎方位的概念）

第 4 节　产前检查及护理评估

案例 2-4　　某孕妇停经 32 周。产前检查结果：血压 120/86mmHg，宫底高度：耻上 30cm。腹部四步触诊，在宫底部触及圆而硬的胎儿部分、有浮球感；腹部右侧平坦饱满，左侧大小不等易变形，耻骨联合上方的先露部软而宽、不规则，胎心音在脐右上方最清楚，心率 142 次 / 分。骨盆测量：髂棘间径 25cm，髂嵴间径 27cm，骶耻外径 18cm，坐骨结节间径 8cm，坐骨棘间径 9cm。实验室检查：血红蛋白 100g/L，尿蛋白阴性。

　　问题：1. 根据四步触诊结果判定该孕妇的胎产式、胎先露和胎方位是什么？

　　　　　2. 该孕妇的骨盆测量值是否都正常？哪些异常？

　　　　　3. 应指导该孕妇何时再来检查？

　　通过定期产前检查，可以了解母儿的健康状况和需求，并及早发现、治疗和护理异常情况。产前检查从确诊早孕开始。2011 年中华医学会妇产科分会发布了《孕前和孕期保健指南》推荐的产前检查时间为：妊娠 6~13^{+6} 周、妊娠 14~19^{+6} 周、妊娠 20~23^{+6} 周、妊娠 24~27^{+6} 周、妊娠 28~31^{+6} 周、妊娠 32~36^{+6} 周各 1 次，妊娠 37~41 周则每周检查 1 次。凡属高危妊娠者，应酌情增加产前检查次数。

一、健　康　史

（一）个人资料

首次产前检查应询问孕妇的姓名、年龄、婚龄、职业、籍贯、地址及联系方式等。

1. 年龄　过小容易发生难产；年龄大于 35 岁的高龄初产妇，容易并发妊娠期高血压疾病、产力异常、产道异常等，先天缺陷儿的发生率也明显增高，应予以重视。

2. 职业　了解是否接触过可导致流产或胎儿畸形的放射线或毒性物质（如铅、汞、苯、有机磷农药及一氧化碳中毒等）。

（二）月经史及婚育史

询问月经初潮年龄、月经周期、经期。婚育史包括初婚年龄，丈夫健康状况，有无烟酒嗜好及遗传性疾病等。既往妊娠、分娩次数，了解有无流产、早产、死胎、死产、难产史，有无产后出血史等。

（三）既往史及家族史

重点了解有无高血压，糖尿病，心脏病，肝、肾疾病，血液病，传染病等病史；有无手术及药物过敏史，了解家族中有无遗传性疾病史和精神病史。

（四）本次妊娠经过

了解本次妊娠早孕反应出现的时间、严重程度，有无病毒感染史及用药情况，胎动开始时间，妊娠过程中有无头痛、头晕、心悸、气短、阴道流血及下肢水肿等症状。

（五）推算预产期

问清末次月经日期，按末次月经第 1 天算起，公历月份减 3 或加 9，日期加 7 即为预产期（EDC）。如为农历，月份减 3 或加 9，日期加 15，或者先换算成公历再推算预产期。实际分娩日期与推算的预产期相差 1～2 周。如记不清末次月经的日期或平时月经不规则，可根据早孕反应出现的时间、初感胎动时间以及子宫底高度和胎儿大小等加以估计。

（考点：预产期的推算）

二、身　心　评　估

（一）全身检查

观察发育、营养、精神状态、身高及步态；检查心、肺等重要脏器有无异常；检查乳房发育情况及乳头有无平坦、凹陷；注意检查脊柱及下肢有无畸形；腹壁及下肢有无水肿；每次产前检查均应测量孕妇的体重和血压并记录。正常孕妇血压不应超过 140/90mmHg。妊娠晚期孕妇每周体重增加不超过 500g，超过者应注意有无隐性水肿。

（二）产科检查

产科检查包括腹部检查、骨盆测量、阴道检查、肛门检查及绘制妊娠图。

1. 腹部检查　孕妇排尿后，仰卧于检查床上，头部稍抬高露出腹部，双腿略屈曲外展，腹肌放松。检查者站在孕妇右侧。

（1）视诊：观察腹形及大小，腹壁有无妊娠纹、手术瘢痕和水肿。若有羊水过多、巨大儿、双胎等可致腹部过大。腹部过小、子宫底过低者，应考虑胎儿生长受限、孕周是否推算错误。若有骨盆狭窄时孕妇腹形为尖腹，多见于初产妇，或为悬垂腹，多见于经产妇。

（2）触诊：注意腹壁肌肉的紧张度、羊水量的多少及子宫肌的敏感度。

1）测量宫底高度和腹围：用手测子宫底高度，也可用软尺测耻骨联合上方至子宫底的弧形长度；腹围测量是用软尺过脐或腹部最膨隆处绕腹 1 周的长度。

2）四步触诊法（图 2-9）：通过四步触诊检查了解子宫大小、胎产式、胎先露、胎方位及胎先露是否衔接。前 3 步检查者面向孕妇，第 4 步检查者应面向孕妇足端。

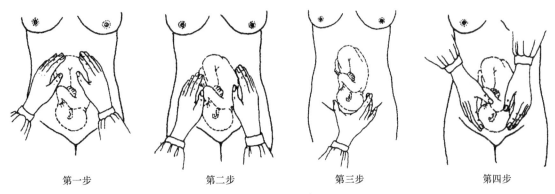

| 第一步 | 第二步 | 第三步 | 第四步 |

图 2-9　产科四步触诊法

第一步：判断宫底的高度及宫底部的胎儿部分。检查者双手置于孕妇的子宫底部，了解子宫外形，手测宫底高度，估计宫底高度与孕周是否相符，再以双手指腹交替轻推，分辨宫底处的胎儿部分，圆而硬有浮球感的为胎头，宽而软且形状不规则为胎臀。

第二步：分辨胎背及四肢的位置。检查者两手分别置于孕妇的腹部左右两侧，一手固定，另一手轻轻深按检查，两手交替进行触诊，若触及平坦饱满的部分为胎背，高低不平的部分为胎儿的肢体。

第三步：了解胎先露及先露是否衔接。检查者右手拇指与其余四指分开，置于孕妇的耻骨联合上方握住胎先露部，进一步查清是胎头或胎臀，并左右推动确定胎先露是否衔接，若胎先露部仍可以左右移动，表示尚未衔接入盆；若已衔接，则胎先露部不能被推动。

第四步：核对先露部及其入盆程度。检查者面向孕妇的足端，两手分别置于胎先露部的两侧，向骨盆入口方向轻轻摇晃并向下深按，复核先露部的诊断是否正确，并确定先露部入盆的程度。

（3）听诊：妊娠 18～20 周可在孕妇腹壁听到胎心音，胎心音在靠近胎背侧上方的孕妇腹壁听得最清楚。妊娠 24 周前胎心音多在脐下正中或略偏左（右）处听到，24 周后根据胎方位选择不同部位听取：枕先露时胎心音听诊部位在脐下左或右侧；臀先露时胎心音听诊部位在脐上方左或右侧；肩先露时在脐下方听诊最清晰（图 2-10）。

（考点：胎心音听诊的部位）

2. 骨盆测量　包括外测量和内测量，了解骨产道情况，以判断胎儿能否经阴道分娩。

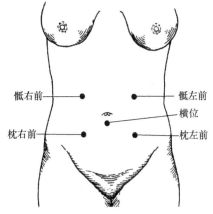

图 2-10　胎心音听诊的位置

（1）骨盆外测量

1）髂棘间径：孕妇取伸腿仰卧位，测量两侧髂前上棘外缘间的距离（图2-11），正常值为23～26cm。

2）髂嵴间径：孕妇取伸腿仰卧位，测量两侧髂嵴外缘间最宽的距离（图2-12），正常值为25～28cm。

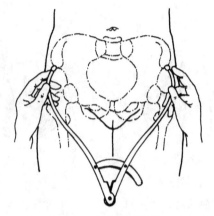
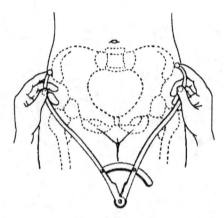

图2-11　测量髂棘间径　　　　　　　　图2-12　测量髂嵴间径

以上两径线可以间接推测骨盆入口横径的长度。

3）骶耻外径：孕妇取左侧卧位，右腿伸直，左腿屈曲，测量耻骨联合上缘中点至第5腰椎棘突下（相当于腰骶部米氏菱形窝的上角或髂嵴最高点与脊柱交点下1.5cm处）的距离（图2-13），正常值为18～20cm。此径线可间接推测骨盆入口前后径长度，是骨盆外测量中最重要的径线。

4）坐骨结节间径：又称出口横径。孕妇取仰卧位，两腿屈曲，双手抱膝，测量两侧坐骨结节内侧缘间的距离（图2-14），正常值为8.5～9.5cm，平均值为9cm。

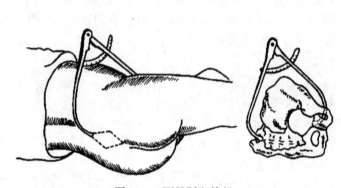
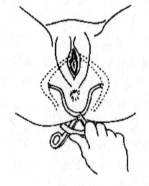

图2-13　测量骶耻外径　　　　　　　图2-14　测量坐骨结节间径

5）出口后矢状径：如坐骨结节间径小于8cm时，应测量出口后矢状径，指坐骨结节间径中点至骶尾关节的距离，正常值是8～9cm，出口横径与出口后矢状径之和大于15cm，一般足月胎儿可以娩出。

6）耻骨弓角度：用两手拇指尖斜着对拢，放于耻骨联合下缘，左、右两手拇指平放在耻骨降支的上面，测量两拇指之间的角度即为耻骨弓角度。正常为 90°，<80° 为异常（图 2-15）。耻骨弓角度可反映骨盆出口横径的宽度。

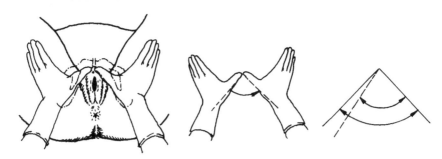

图 2-15　测量耻骨弓角度

中华医学会妇产科分会产科学组制订的《孕前和孕期保健指南》认为，已经有充分的证据表明骨盆外测量并不能预测分娩时头盆不称，因此妊娠期不需要常规进行骨盆外测量。对于经阴道分娩者妊娠晚期可测量骨盆出口径线。

（2）骨盆内测量：适用于骨盆外测量有狭窄者。在妊娠 24～36 周阴道较松弛且不易引起感染时进行。检查时孕妇取膀胱截石位，常规消毒外阴，检查者须戴无菌手套。

1）骶耻内径：又称对角径，为耻骨联合下缘中点至骶骨岬上缘中点的距离，正常为 12.5～13cm，可间接推测骨盆入口前后径长度，此值减去 1.5～2cm 称为真结合径长度。测量方法是检查者将一手的示指、中指伸入阴道，用中指指尖触到骶岬上缘中点，示指上缘紧贴耻骨联合下缘，用另一手标记接触点，抽出阴道内的手指，测量中指尖至此接触点的距离即为骶耻内径。若测量时阴道内的中指尖触不到骶骨岬表示此径线>12.5cm（图 2-16）。

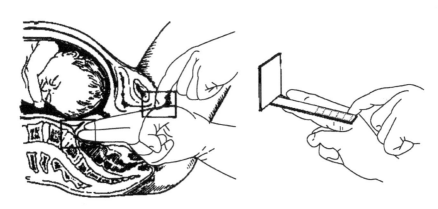

图 2-16　测量骶耻内径

2）坐骨棘间径：测量两侧坐骨棘间的距离，正常值为 10cm。测量方法是检查者将一手示指、中指伸入阴道内，分别触及两侧坐骨棘，估计其间的距离。

3. 阴道检查　妊娠早期孕妇初诊时应行双合诊检查，了解软产道及内生殖器有无异常。在妊娠最后 1 个月以及临产后，应避免不必要的阴道检查。如需阴道检查，应严格消毒外阴、阴道后进行，以防发生感染。

4. 肛门检查　通过肛门检查了解胎先露、坐骨棘间径、坐骨切迹宽度、骶骨前面弯曲度及骶尾关节活动度等情况。

5. 绘制妊娠图　将各项检查结果如血压、体重、宫高、腹围、胎位、胎心率等，绘成曲线图，即为妊娠图，其中宫高曲线是妊娠图中最重要的曲线，观察其动态变化，及早发现及处理孕妇或胎儿的异常情况。

（三）辅助检查

妊娠期间应做血常规、尿常规、血型、血糖、肝功能、心电图、B 型超声、胎心监护等，如有异常按需要进行其他相关检查。

三、心理社会评估

重点评估孕妇对妊娠的态度及接受程度，随着预产期的到来，密切注意孕妇对分娩的态度及看法，有无过分担心分娩将产生的痛苦、分娩过程母儿的安危，担心婴儿的性别是否被家人所接受。同时还要评估其丈夫对此次妊娠的态度，家庭经济情况及支持程度，孕妇在家庭的角色等。

四、产前复诊评估

复诊产前检查应先评估前次检查后有无异常情况出现，如头痛、目眩、水肿、阴道流血、胎动出现特殊变化等。然后测量体重及血压，检查有无下肢水肿及其他异常，必要时做尿常规检查，检测有无尿蛋白。测量宫高及腹围，判断是否与妊娠周数相符，听胎心音，复查胎方位。最后进行妊娠期健康教育，并预约下次复诊日期。

第 5 节　妊娠期健康指导

案例 2-5　　某孕妇停经 28 周，最近 1 个月经常出现小腿痉挛，便秘，痔疮加重，小腿水肿，但无凹陷，休息后不消退。产前检查：血压 130/80mmHg，宫底高度耻上 26cm，腹部四步触诊为枕右前位，胎心音 145 次 / 分。实验室检查：血红蛋白 100g/L，白细胞正常，尿蛋白阴性。

问题：1. 该孕妇是否有异常症状？如果有，哪些是异常症状？
　　　 2. 应指导孕妇采取哪些措施消除这些症状？

一、妊娠早期健康指导

（一）一般指导

1. 建立妊娠期健康手册　在停经 40 天后，到医院做早孕检查，确诊早孕后到有关部门登记，领取妊娠期健康管理手册。

2. 饮食与营养　孕早期应摄取富含蛋白质、维生素及矿物质的食物，特别要注意及时补充叶酸，以满足胎儿生长发育的需要，预防胎儿神经管畸形的发生。

3. 活动与休息　室内清洁舒适安静，空气清新。可进行户外活动，活动量不宜太大，避免过度劳累或长途旅行，以免引起流产。保证每晚应有 8 小时的睡眠，中午休息 1～2 小时。

4. 避免接触有害物质　孕妇应忌烟酒，应避免接触放射线，避免接触铅、汞、苯等有害物质，以防引起胎儿畸形。

5. 用药指导　妊娠早期是胎儿各器官系统发育形成的时期，有些药物会导致流产或胎儿畸形，如发生感染需用药，应在医生指导下使用，避免滥用药物。

6. 性生活指导　妊娠早期应避免性生活，以防发生感染或引起流产。

（二）症状指导

1. 恶心、呕吐　宜少量多餐，清淡饮食，多吃蔬菜、水果。妊娠剧吐者及时到医院治疗，防止发生酸中毒。

2. 尿频　不需要特殊处理，有尿意时应及时排空膀胱，不宜憋尿，以防诱发感染。

3. 阴道分泌物增多　嘱孕妇保持外阴清洁，可每日清洗外阴部 1～2 次，但禁止做阴道冲洗。选择纯棉内裤，勤换内裤。

二、妊娠中、晚期健康指导

（一）一般指导

1. 饮食与营养　指导孕妇合理饮食，增加蛋白质的摄入量，以优质蛋白为主，以满足孕妇自身和胎儿的需要。摄入富含钙、铁等微量元素及维生素的食物，如牛奶、豆类、水果、果仁、动物肝、鱼及虾皮等。避免刺激性食物及油脂高的食物。不饮酒及含有咖啡的饮料。

2. 活动与休息　适当活动可以促进血液循环，增进睡眠和食欲，但应避免过度活动，以散步为主，不要过度劳累。妊娠 28 周后适当减轻工作量，避免夜班及重体力劳动。应保证每天 8～9 小时睡眠，中午休息 1～2 小时。休息时宜取左侧卧位。

3. 衣着　孕妇应选择棉质、宽大、柔软、舒适的衣服，不宜穿紧身衣裤。妊娠期应穿平跟鞋子，避免穿高跟鞋，以免引起身体失平衡及腰背痛。

4. 乳房护理　应选择舒适的胸罩。妊娠 24 周开始，每日用温水清洗乳房和乳头，不宜用肥皂。清洗时用手指轻捏乳头 2～3 分钟，增加乳头皮肤的韧性，以免哺乳时发生皲裂。若乳头过于平坦或内陷，应用手指向外牵拉乳头进行矫正。

5. 个人卫生指导　妊娠期应养成良好的卫生习惯。进食后应用软毛牙刷刷牙，妊娠期因新陈代谢旺盛，孕妇的汗腺、皮脂腺分泌增多，应勤洗澡、勤换内衣，以淋浴为宜，避免盆浴以防发生逆行感染。

6. 性生活指导　妊娠 28 周以后应避免性生活，以防发生感染、胎膜早破、早产等。

7. 自我监测胎动　指导孕妇从妊娠 28 周开始，每日早、中、晚各数 1 小时胎动，3 次胎动次数相加乘以 4 即为 12 小时胎动数。正常 12 小时胎动应在 30 次以上，若 12 小时内胎动次数少于 10 次，提示胎儿宫内缺氧，应及时就诊。

8. 胎教　有计划、有目的的胎教是促进胎儿生长发育实施的最佳措施。常用的方法有音乐、语言、抚摸等。科学研究发现，声音可以传入胎儿听觉器官内，胎儿可以对不同声音产生不同反应；抚摸腹壁可以引起胎儿四肢和躯体的活动。通过胎教为出生后的早期教育奠定基础。

（二）症状指导

1. 水肿　嘱孕妇休息时取左侧卧位，稍抬高下肢，避免长时间站立，以免加重水肿。可适当限制盐的摄入，但不必限制水分。下肢如有明显凹陷性水肿或休息后不消退者，应及时诊治，警惕发生妊娠期高血压疾病。

2. 下肢肌肉痉挛　指导孕妇及时补充钙剂，增加钙的摄入，避免腿部受凉或疲劳。发生下肢肌肉痉挛时可采取局部热敷按摩等方法。

3．下肢、外阴静脉曲张　应避免长时间的站立、行走，注意时常抬高下肢，避免穿紧身衣裤，防止血液回流受阻。会阴静脉曲张者，可在臀下垫枕，抬高髋部休息。

4．腰背痛　指导孕妇穿平跟鞋，在俯拾和抬举物品时，保持上身直立，弯曲膝部，避免长时间弯腰，要经常按摩腰背部。疼痛严重者，要卧床休息，局部热敷。

5．便秘　指导孕妇养成每日定时排大便的习惯，多吃蔬菜、水果等富含纤维素的食物，增加每日饮水量，注意适当的活动。未经医生允许，不能随意使用缓泻剂。

6．失眠　每日坚持适量的户外活动，睡前用温水泡脚，用梳子梳头，喝一杯热牛奶等方法均有助于入睡。

7．仰卧位低血压综合征　指导孕妇取左侧卧位休息，避免长时间仰卧位睡眠，一旦发生，立即改成左侧卧位，症状可自然消失。

8．贫血　孕妇应适当增加含铁丰富的食物，如动物的肝脏、瘦肉、蛋黄等。如铁的摄入量不足，易导致缺铁性贫血。如病情需要补充铁剂时，最好用果汁送服，以促进铁的吸收，应在餐后 20 分钟服用，以减轻对胃肠道的刺激。

（考点：妊娠期常见症状指导）

第6节　分娩准备

案例 2-6　　某孕妇，妊娠38周。昨晚出现宫缩，每次持续时间约 5 秒，间歇时间 20～30 分钟，宫缩时子宫不硬。孕妇自觉有轻微腰酸、下腹部酸胀，同时阴道出现少量血性分泌物，认为已经临产，来院就诊。

　　问题： 1．该孕妇是否已经临产？
　　　　　　2．如果不是临产而是分娩先兆，怎么识别？最可靠的征象是什么？

多数孕妇，特别是初产妇由于缺乏有关分娩的一些知识，常常会产生焦虑和恐惧心理，指导孕妇做好分娩准备很必要。分娩准备包括识别分娩先兆、分娩物品准备、分娩时不适的应对技巧等。

一、识别分娩先兆

分娩开始之前出现的一些预示临产的症状称分娩先兆。

1．假阵缩　分娩前 1～2 周子宫较敏感，可出现不规则子宫收缩称假阵缩，即假临产。其特点是宫缩持续时间短，间歇时间不恒定，不伴有宫颈管消失与宫口扩张。

2．宫底下降　因胎先露入盆，多数初产妇在分娩前 2～3 周，有胎儿下降感，上腹部较轻松，进食量也增加，呼吸轻快。由于胎先露压迫膀胱可出现尿频症状。

3．见红　分娩前 24～48 小时，阴道内排出血性分泌物称见红，是即将临产的可靠征象。

如出现血性分泌物或阵发性腹痛，应尽快到医院就诊，如孕妇突感有较多液体自阴道流出，嘱孕妇平卧，尽快送往医院。

（考点：分娩先兆）

二、分娩前的物品准备

1. 母亲的物品准备　包括卫生巾、卫生纸、合适的衣服、替换的内衣、毛巾，必要时准备好吸奶器等。

2. 新生儿的物品准备　选择柔软、宽大、吸水性好、透气性好、棉质、便于穿脱的衣物，选择质地柔软、吸水、透气性好的纯棉尿布或一次性纸尿裤。准备新生儿包被、浴巾、小毛巾、爽身粉、婴儿肥皂、澡盆、温度计等，不能母乳喂养者，要准备奶粉、奶瓶、奶嘴等。

知识链接

分娩不适的应对技巧

一、拉梅兹分娩法

1. 廓清式呼吸　指导产妇在每次呼吸开始和结束前深吸一口气，然后再完全吐出，以减少因快速呼吸而造成过度换气，从而保证胎儿氧气的供给。

2. 放松技巧　通过有意识地刻意放松某些肌肉进行练习，然后逐渐放松全身肌肉。可通过触摸紧张部位、想象某些美好事物或听轻松愉快的音乐，使全身肌肉放松，避免因不自觉的紧张而造成不必要的肌肉用力导致疲倦。

3. 意志控制呼吸　在分娩过程中，根据宫缩的强度、频率和持续时间主动调整呼吸频率和节奏。在第一产程，宫缩不紧时用缓慢有节奏的胸式呼吸，频率为正常的 1/2；随着产程进展，宫缩强度和频率增加，用浅式呼吸，频率为正常的 2 倍；宫口快开全时，产妇不适感最严重，用喘息 - 吹气式呼吸，先快速地呼吸 4～6 次后用力吹气 1 次，注意不要过度换气。

4. 划线按摩法　用双手指尖在腹部做环形运动。做环形运动时用力不要过大也不要过小。

二、瑞德法

1. 放松技巧　孕妇先侧卧，头下垫一小枕头，让腹部的重量施于床垫上，身体的任一部位都不交叠。练习方法类似于拉梅兹法。

2. 腹式呼吸　孕妇平躺，集中精神提升腹肌，缓慢地呼吸，每分钟 1 次。在分娩末期当腹式呼吸不能应对不适时，改用快速的胸式呼吸。这种方法可以转移注意力，减轻全身肌肉紧张，使腹部肌肉升起，子宫能在收缩时轻松而不受限制，维持子宫的血液供应。

自 测 题

A₁/A₂ 型题

1. 孕卵着床的时间为受精后第（　　　）
    A. 2～3 天　　　　　B. 3～4 天
    C. 5～6 天　　　　　D. 6～7 天
    E. 8～9 天

2. 中期妊娠是指妊娠（　　　）
    A. 11～25 周末　　　B. 12～27 周末
    C. 14～27 周末　　　D. 18～28 周末
    E. 20～28 周末

3. 下述哪项不属于胎儿附属物（　　　）
    A. 胎盘　　　　　　B. 子宫肌壁
    C. 羊水　　　　　　D. 脐带
    E. 胎膜

4. 关于胎盘功能，错误的为（　　　）
    A. 供给营养物质及排出胎儿代谢产物
    B. 气体交换功能
    C. IgG 可通过胎盘使胎儿获得抗体
    D. 能防御细菌、病毒及药物通过

E. 能合成激素和酶

5. 脐带内有（　　　）

   A. 1 条脐静脉，2 条脐动脉

   B. 2 条脐静脉，1 条脐动脉

   C. 2 条脐静脉，2 条脐动脉

   D. 1 条脐静脉，1 条脐动脉

   E. 1 条脐静脉，3 条脐动脉

6. 下述哪种先露最多见（　　　）

   A. 枕先露　　　　B. 肩先露

   C. 臀先露　　　　D. 面先露

   E. 足先露

7. 关于子宫峡部变化，下述错误的为（　　　）

   A. 非妊娠期长仅 1cm

   B. 妊娠后逐渐伸长

   C. 妊娠后期形成子宫下段

   D. 临产时可达 15～22cm

   E. 分娩时是软产道的一部分

8. 以下关于妊娠期血液系统变化的叙述，错误的是（　　　）

   A. 妊娠期母体血液循环总量增加

   B. 妊娠 32～34 周血容量增加达高峰

   C. 孕妇常出现生理性贫血

   D. 妊娠末期白细胞增加

   E. 孕妇血红蛋白 90g/L 属于生理性贫血

9. 下列哪项可确诊早孕（　　　）

   A. 停经　　　　B. 恶心、呕吐

   C. 乳房增大　　D. 子宫增大

   E. B 超显示胎心搏动

10. 可确诊为活胎的重要依据是（　　　）

   A. 自感胎动　　　B. 听到胎心音

   C. 扪及有胎头浮球感

   D. 可触及胎肢　　E. 可听到子宫杂音

11. 妊娠试验是检查孕妇血、尿中的（　　　）

   A. 雌激素　　　　B. 孕激素

   C. 胎盘生乳素　　D. 抑制免疫物质

   E. 人绒毛膜促性腺激素（hCG）

12. 妊娠 30 周，骶左前位。胎心音的听诊部位应在（　　　）

   A. 脐下左侧　　　B. 脐下右侧

   C. 脐上右侧　　　D. 脐上左侧

   E. 脐周

13. 胎体纵轴与母体纵轴的关系是（　　　）

   A. 胎方位　　　　B. 胎产式

   C. 头盆关系　　　D. 枕先露与骨盆的关系

   E. 臀先露与骨盆的关系

14. 以下不属于纵产式的是（　　　）

   A. 枕先露　　　　B. 面先露

   C. 臀先露　　　　D. 肩先露

   E. 膝先露

15. 关于胎先露的指示点，下列错误的是（　　　）

   A. 枕先露—枕骨　　B. 横位—肩胛骨

   C. 额先露—额部　　D. 面先露—颏骨

   E. 臀位—臀部

16. 属于横产式的胎先露为（　　　）

   A. 面先露　　　　B. 肩先露

   C. 顶先露　　　　D. 臀先露

   E. 枕先露

17. 下列骨盆测量数据中，正常的是（　　　）

   A. 骶耻外径 15～17cm

   B. 髂棘间径 23～26cm

   C. 髂嵴间径 23～25cm

   D. 耻骨弓角度小于 80°

   E. 出口横径小于 8cm

18. 在孕妇腹壁听到胎心音的时间是（　　　）

   A. 妊娠 8～12 周

   B. 妊娠 12～14 周

   C. 妊娠 16～18 周

   D. 妊娠 18～20 周

   E. 妊娠 24 周末

19. 患者，女性，26 岁，已婚。平时月经规律，现停经 45 天，体温 37.4℃，主诉晨起恶心、呕吐，并有尿频的表现。最大可能是（　　　）

   A. 上呼吸道感染　　B. 早孕

   C. 急性胃炎　　　　D. 尿道感染

   E. 月经失调

20. 某孕妇末次月经为 2017 年 5 月 8 日，预产期是（　　　）

   A. 2018 年 3 月 16 日

   B. 2018 年 4 月 15 日

   C. 2018 年 2 月 15 日

   D. 2018 年 5 月 15 日

   E. 2018 年 6 月 18 日

21. 产前检查时某孕妇子宫底位于脐上 3 横指，估计妊娠周数为（　　）
    A. 12 周末　　　　B. 16 周末
    C. 24 周末　　　　D. 28 周末
    E. 32 周末

22. 某初孕妇月经周期约 28 天。末次月经及胎动时间记不清，无明显早孕反应。用尺测量：耻骨联合上子宫长度为 26cm。听诊：胎心音良好。估计现妊娠周数为（　　）
    A. 20 周末　　　　B. 24 周末
    C. 28 周末　　　　D. 32 周末
    E. 36 周末

23. 患者，女性，26 岁。妊娠 32 周时进行自我胎动计数，正常的是（　　）
    A. 1～2 次 / 小时　B. 3～5 次 / 小时
    C. 6～8 次 / 小时　D. 9～12 次 / 小时
    E. 13～15 次 / 小时

24. 患者，女性，24 岁。妊娠 28 周，产前检查均正常。咨询监护胎儿情况最简单的方法是（　　）
    A. 胎心听诊　　　　B. 自我胎动计数
    C. 测宫高、腹围　D. B 超检查
    E. 电子胎心监护

25. 患者，女性，25 岁。妊娠 28 周，胎方位为枕左前位，胎心音的听诊部位应在（　　）
    A. 脐下左侧　　　　B. 脐下右侧
    C. 脐上左侧　　　　D. 脐上右侧
    E. 脐周围

26. 27 岁初孕妇，现妊娠 39 周，妊娠中期产前检查未见异常，以下哪种情况不是正常妊娠时的表现（　　）
    A. 贫血　　　　　　B. 便秘
    C. 恶心　　　　　　D. 头痛、目眩
    E. 下肢水肿

27. 患者，女性，29 岁。平时月经不规律，2～3 个月 1 次，在停经 42 天查尿 hCG 阳性，现停经 14 周，宫底高度耻上 3 横指，多普勒未闻及胎心，此时最适宜进行的检查项目是（　　）

    A. X 线摄片　　　　B. 检测尿 hCG
    C. B 超检查　　　　D. 胎儿监护
    E. 胎儿心电图

28. 患者，女性，27 岁。平时月经周期规律，现停经 48 天，近几天晨起恶心，厌油，有尿频症状。诊断为（　　）
    A. 病毒性肝炎　　　B. 肾盂肾炎
    C. 早期妊娠　　　　D. 妊娠剧吐
    E. 继发性肝炎

29. 患者，女性，28 岁。停经 4 个月，检查子宫体大于停经月份。为鉴别正常妊娠、多胎妊娠或异常妊娠，最佳方法为（　　）
    A. 超声多普勒　　　B. AFP
    C. B 型超声　　　　D. 腹部 X 线
    E. 胎儿心电图

30. 某孕妇妊娠 12 周进行产前检查，咨询她自己能感觉到胎动的时间是（　　）
    A. 妊娠 10～12 周　B. 妊娠 14～16 周
    C. 妊娠 16 周　　　D. 妊娠 18～20 周
    E. 妊娠 24 周末

31. 某孕妇妊娠 28 周，产前检查时医生正在听胎心，咨询正常胎心的次数是（　　）
    A. 100 次/分　　　　B. 100～120 次/分
    C. 100～150 次/分　D. 110～160 次/分
    E. 170 次/分

32. 孕妇，妊娠 25 周，在产前检查中发现其血红蛋白偏低，需口服补充铁剂，护士告诉患者正确的服药时间是（　　）
    A. 餐前半小时　　　B. 餐后 20 分钟
    C. 空腹时　　　　　D. 睡前
    E. 晨起时

33. 妊娠末期，孕妇若较长时间取仰卧位姿势，则易发生（　　）
    A. 妊娠期高血压疾病
    B. 前置胎盘
    C. 胎膜早破
    D. 仰卧位低血压综合征
    E. 产后出血

（韩桂芬）

第 3 章

分娩期妇女的护理

案例 3-1　　　王女士，26 岁，初孕妇。妊娠 39^{+3} 天，1 天前腹部有一阵阵发紧感，晚上明显，每次持续 5~6 秒。今晨起发现阴道有少量血性分泌物，随即来院。

问题： 1. 该孕妇出现的症状最有可能的诊断是什么？

2. 该孕妇是否已经临产？如何判断？

3. 作为护士，该孕妇入院后应做哪些护理工作？

妊娠满 28 周及以后，胎儿及其附属物从母体娩出的过程称为分娩。妊娠满 28 周至不满 37 周间分娩者称早产；妊娠满 37 周至不满 42 周间分娩者称足月产；妊娠达到或超过 42 周分娩者称过期产。

第 1 节　决定分娩的因素

决定分娩的因素包括产力、产道、胎儿及精神心理因素，这四个因素均正常并能相互适应，胎儿可顺利经阴道娩出，称为正常分娩。

一、产　　力

将胎儿及其附属物由子宫腔内逼出的力量称产力，包括子宫收缩力（主要力量）、腹肌及膈肌收缩力和肛提肌收缩力（辅助力量）。

（一）子宫收缩力

子宫收缩力简称宫缩，是临产后迫使宫颈管消失、宫口扩张、胎先露下降、胎儿和胎盘娩出的主要力量，贯穿于分娩全过程，是分娩的主力。正常宫缩具有以下特点。

1. 节律性　子宫平滑肌不自主、有规律的阵发性收缩。每次收缩由弱渐强（进行期），维持一定时间（极期），随后再由强渐弱（退行期），直到消失进入间歇期（图 3-1）。宫缩时子宫壁血管受压，胎盘血液循环暂时受到一定影响，两次宫缩间歇，子宫肌肉放松，胎盘血

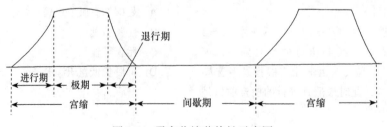

图 3-1　子宫收缩节律性示意图

液循环恢复。宫缩如此反复出现并伴有疼痛，直到分娩全过程结束。

2. 对称性和极性　正常宫缩从两侧子宫角部同时发起，然后左右对称地向宫底中线部集中，称为宫缩的对称性。极性是指宫缩的方向性，即宫缩由子宫底部向子宫下段扩散，约 15 秒内遍及全子宫，引起协调一致的子宫收缩，其中以子宫底部收缩力最强、最持久，向下逐渐减弱，子宫底部收缩力的强度是子宫下段的 2 倍（图 3-2）。

3. 缩复作用　宫缩时子宫肌纤维缩短变宽，收缩后肌纤维虽松弛，但不能完全恢复到原来的长度，经过反复收缩，肌纤维越来越短，这种现象称为缩复作用。缩复作用可使宫腔上部容积越来越小，迫使胎先露不断下降，并使子宫下段被动牵拉变长，子宫颈管逐渐缩短展平，子宫颈口逐渐扩张。

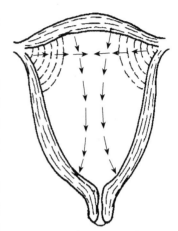

图 3-2　子宫收缩的对称性和极性

（二）腹肌及膈肌收缩力

腹肌及膈肌收缩力是第二产程娩出胎儿的重要辅助力量。当宫口开全后，胎先露下降至阴道，压迫骨盆底组织及直肠，反射性地引起排便动作，产妇不自主地屏气用力，腹肌及膈肌收缩使腹内压增高，协助胎儿娩出。腹肌及膈肌收缩力在第三产程还可促使胎盘娩出。

（三）肛提肌收缩力

宫缩时肛提肌的收缩，有助于胎先露完成内旋转动作，当胎头枕骨露于耻骨弓下缘时，还能协助胎头仰伸及娩出。

（考点：产力包括哪些力及在产程中发挥的作用）

二、产　道

产道是胎儿娩出的通道，分为骨产道与软产道。

（一）骨产道

骨产道即真（小）骨盆，其大小、形态与分娩关系密切。骨产道在分娩过程中相对不变，其正常与否以及是否与胎儿先露部适应，可在分娩前做出初步判断。

（二）软产道

软产道是由子宫下段、子宫颈、阴道及骨盆底软组织构成的弯曲通道。

1. 子宫下段的形成　非妊娠期长约 1cm 的子宫峡部，于妊娠 12 周后逐渐被牵拉伸展，临产后宫缩使其进一步被拉长达 7～10cm，形成子宫下段，成为软产道的一部分。由于子宫肌纤维的缩复作用，使子宫上段越来越厚，而下段被动扩张越来越薄，在厚薄交界处的子宫内面形成一明显环状隆起，称生理性缩复环（图 3-3）。正常情况下此环不易自腹部见到。

2. 子宫颈的变化

（1）子宫颈内口的扩张及子宫颈管的消失：临产前子宫颈管长 2～3cm，初产妇较经产妇稍长。临产后宫缩牵拉子宫颈内口肌纤维及周围韧带，同时由于宫内压的升高、胎先露下降、前羊膜囊的楔状支撑和扩张，使子宫颈内口逐渐扩张、子宫颈管逐渐变短最后展平消失。

（2）子宫颈外口扩张：简称宫口扩张。临产前，初产妇的宫颈外口仅容一指尖，经产妇能容一指。随着分娩的进展，子宫颈外口逐渐被牵拉、扩张，当宫颈外口扩张达到 10cm 时

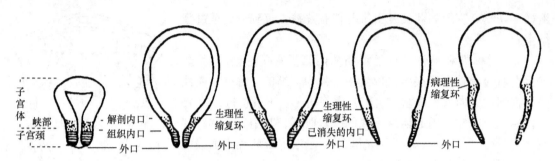

图 3-3 子宫下段形成及宫颈扩张

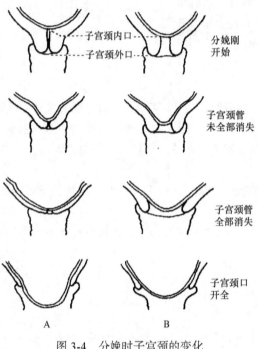

图 3-4 分娩时子宫颈的变化
A. 初产妇；B. 经产妇

称宫口开全，妊娠足月胎头才能娩出。

初产妇子宫颈管消失后宫口扩张，经产妇子宫颈管消失与宫口扩张同时进行（图 3-4）。

3. 阴道、盆底与会阴的变化 宫口开全后胎先露下降至阴道，阴道黏膜皱襞展平、被动扩张。胎先露继续下降压迫盆底软组织，使软产道形成一个前壁短、后壁长的弯筒状通道。盆底肌在胎先露的压迫下向下及两侧扩展，使约 5cm 厚的会阴体扩张、变薄至 2～4mm，以利于胎儿通过，分娩时如果保护不当易造成裂伤。当肛提肌高度扩张并向两侧分开时，肛门亦随之张开。

（考点：决定分娩的主要产道因素是骨产道，宫口扩张达 10cm 时称宫口开全）

三、胎　儿

胎儿能否顺利通过产道，除产力的推动和产道条件外，还取决于胎儿大小、胎位及有无畸形。

（一）胎儿大小

在分娩过程中，胎儿大小是决定分娩难易的重要因素之一。如胎儿过大则胎头径线增大，分娩时即使骨盆大小正常，亦可因相对性头盆不称而造成难产。

1. 胎头结构　由两块顶骨、两块额骨、两块颞骨及一块枕骨构成。颅骨间的连接尚不完全而是留有缝隙称为颅缝，其中两顶骨间为矢状缝，顶骨与额骨间为冠状缝，枕骨与顶骨间为人字缝。颅缝交会处较大空隙称为囟门：冠状缝与矢状缝汇合处的菱形空隙为前囟门（大囟门），人字缝与矢状缝汇合处的三角形空隙为后囟门（小囟门）（图 3-5），颅缝与囟门均有软组织覆盖。由于骨板有一定活动余地，使得胎头具有一定的可塑性。在分娩过程中，通过颅骨之间的重叠变形使胎头径线略有缩小，以适应产道有利于胎儿娩出。

2. 胎头径线　胎头大小可通过胎头径线来判断，妊娠足月胎头的主要径线包括：①双顶径，为两顶骨隆突间的距离，是胎头的最大横径，平均 9.3cm。②枕下前囟径，又称小斜径，为前囟中央至枕骨隆突下方的距离，是胎头最小的前后径，平均 9.5cm。③枕额径，为鼻根上方至枕骨隆突下方的距离，平均 11.3cm，胎头以此径线衔接。④枕颏径，又称大斜径，为下颌中央到后囟门顶部的距离，平均 13.3cm（图 3-5）。

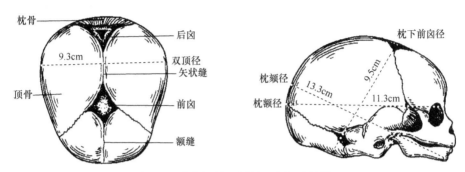

图 3-5　胎头颅骨、颅缝、囟门及径线

（二）胎位

产道为一纵行管道，纵产式时胎体纵轴与产道相一致，故容易通过。胎头是胎儿身体中最大的部位，也是通过产道最困难的部分，胎肩次之，胎臀最小。若胎头能够顺利通过产道，则肩和臀的娩出一般没有问题。因此头先露（头位）有利于分娩，又以枕前位为最佳。臀位时，胎臀先娩出，阴道不能被充分扩张，且胎头娩出时因无变形机会而致后出胎头困难。横位时，胎体纵轴与骨盆轴垂直，足月活胎不能通过产道，对母儿威胁极大。

（三）胎儿有无畸形

胎儿某一部分发育异常，如脑积水、联体儿等，由于胎儿局部过大不能通过产道可导致难产。

四、精神心理因素

在分娩过程中，产妇的精神心理因素可影响产程的进展及胎心的变化，甚至导致难产。分娩对于产妇而言是一种持久而强烈的应激源，产妇在承受产痛的同时，还会感觉到焦虑和紧张，发生生理应激和精神心理应激，并由此产生一系列机体变化，如心率加快、呼吸急促、肺内气体交换不足等。这种机体变化对母儿产生的不利影响包括子宫缺氧收缩乏力、宫口扩张缓慢、产程延长、产妇体力消耗过多、胎儿宫内缺血缺氧等。相反，如果产妇以良好的精神状态和积极乐观的心态来对待分娩，可以提高其对产痛的耐受力和对分娩过程的适应力，有利于产程顺利进展。因此，应尽可能消除焦虑和紧张情绪对产妇的负面影响。目前医院开展的导乐待产、温馨待产等，就是最大程度减少精神心理因素对分娩产生的不利影响。

（考点：产妇良好的精神状态和积极乐观的心态可以提高其对产痛的耐受力和对分娩过程的适应力，有利于产程顺利进展）

第 2 节　枕先露的分娩机制

分娩机制是指胎儿先露部通过产道时，为适应骨盆各平面的不同形态和骨盆轴的方向，而被动地进行一系列适应性转动，以其最小的径线通过产道的过程。临床上枕先露占 95.55%～97.55%，其中以枕左前位最多见，故本节以枕左前位为例阐述分娩机制。

一、衔 接

胎头双顶径进入骨盆入口平面，颅骨最低点接近或达到坐骨棘水平，称为衔接（图3-6），也称入盆。胎头衔接时呈半俯屈状态，以枕额径（11.3cm）衔接，胎头矢状缝坐落在骨盆入口右斜径上，胎儿枕骨在骨盆左前方。初产妇一般在预产期前2~3周内、经产妇在临产后衔接。

二、下 降

胎头沿骨盆轴方向前进的动作，称为下降。下降贯穿于分娩全过程，是判断产程进展的重要标志之一（图3-6）。

三、俯 屈

胎头在骨盆腔内下降，当到达骨盆底遇到肛提肌的阻力时，胎头的下颏部贴近胸壁，称为俯屈（图3-7）。俯屈后的胎头变衔接时的枕额径（11.3cm）为枕下前囟径（9.5cm），以其最小的径线适应产道进一步下降。

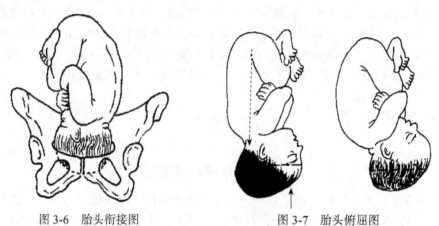

图3-6 胎头衔接图　　　　　　　　　图3-7 胎头俯屈图

四、内 旋 转

当胎头进一步下降至骨盆底时遇到阻力，肛提肌收缩使胎头枕部自骨盆左前方逆时针旋转45°达耻骨联合后面，使矢状缝与中骨盆及骨盆出口前后径一致称内旋转（图3-8）。此动

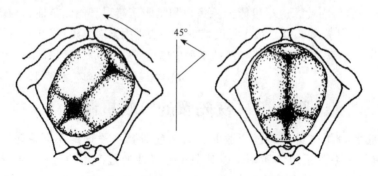

图3-8 胎头内旋转

作于第一产程末完成，以适应中骨盆和骨盆出口前后径大于横径的特点。

五、仰 伸

胎头完成内旋转后，到达阴道外口时，在宫缩和腹压的推动下迫使胎头继续下降，而骨盆底肛提肌收缩力将胎头向前推进，两者共同作用形成合力使胎头发生仰伸。当胎头的枕骨达到耻骨联合下缘时，以此为支点使胎头顶、额、眼、鼻、口、颏相继娩出（图 3-9）。此时双肩径沿骨盆左斜径入盆。

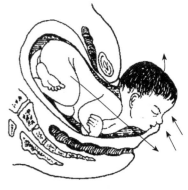

图 3-9　胎头仰伸

六、复位及外旋转

胎头娩出后，为恢复与胎肩的正常关系枕部向左顺时针旋转 45°，称为复位。此时双肩径沿骨盆左斜径下降抵达中骨盆，为适应骨盆腔形态，双肩向中线旋转 45° 使双肩径与骨盆出口前后径一致，胎头为保持与胎肩的正常关系亦随之旋转，称外旋转（图 3-10）。

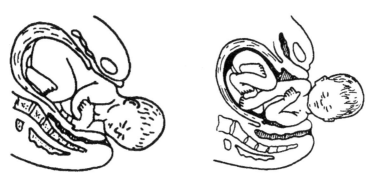

图 3-10　胎头复位及外旋转

七、胎肩及胎体娩出

胎儿完成外旋转动作后，前肩（胎儿右肩）随之在耻骨弓下娩出。继之，胎儿后肩（左肩）从会阴前缘娩出（图 3-11），胎体及下肢随之顺利娩出。至此，胎儿娩出过程全部完成。

（考点：分娩机制）

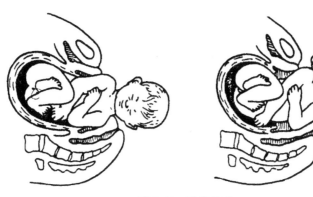

图 3-11　胎肩娩出

第 3 节　临产的诊断及产程分期

一、临产的诊断

临产开始的重要标志为有规律的子宫收缩，持续 30～40 秒及以上，间歇 5～6 分钟，且逐渐增强，同时伴有进行性子宫颈管消失、宫口扩张及胎先露下降。

（考点：规律的子宫收缩、宫口进行性扩张、胎先露下降是临产的诊断标志）

二、总产程及产程分期

总产程即分娩全过程，是从规律宫缩开始至胎儿胎盘娩出。临床上一般分为三个阶段。

1. 第一产程（子宫颈扩张期）　从规律宫缩开始到宫口开全。初产妇需 11～12 小时，经产妇需 6～8 小时。

2. 第二产程（胎儿娩出期）　从宫口开全到胎儿娩出。初产妇需 1～2 小时，经产妇需数分钟至 1 小时。

3. 第三产程（胎盘娩出期）　从胎儿娩出到胎盘、胎膜娩出。需 5～15 分钟，不超过 30 分钟。

（考点：产程分期）

第 4 节　分娩的临床经过及护理

 3-2　　初产妇，27 岁，妊娠 40 周发动分娩。查体：枕左前位，胎头已入盆，现临产 8 小时，宫口开大 4cm，胎膜已破。

问题： 1. 胎膜破裂时要实施哪些护理措施？

　　　　2. 产程中如何监测宫缩和胎心？

　　　　3. 作为护士，应如何做好接产的准备？

一、第一产程的临床经过及护理

（一）概述

第一产程是子宫颈扩张期，是产程的开始。在规律宫缩的作用下，子宫口扩张、先露下降。但第一产程时间长，可发生各种异常情况，需严密观察。

（二）护理评估

1. 健康史　重点了解年龄、身高、体重，有无不良孕产史，有无妊娠合并症等；妊娠期是否定期产前检查、有无阴道流血或流液；了解宫缩开始的时间、强度与频率。

2. 身心状况

（1）躯体表现

1）规律宫缩：临产开始时宫缩持续 30 秒，间歇期 5～6 分钟。随着产程进展，子宫收缩时间逐渐延长，间歇期渐短，且强度不断增强。至宫口近开全时，子宫收缩持续可达 60 秒及以上，间歇期可短至 1～2 分钟。

2）宫口扩张：在此期间随着规律性子宫收缩，子宫颈管变软、缩短、消失，宫口逐渐扩张，当开大至 10cm 时称宫口开全，随之进入第二产程。初产妇宫口扩张的规律是先慢后快，可分为两期：

A．潜伏期：从规律性宫缩开始至宫口扩张至 3cm，初产妇约 2.5 小时扩张 1cm，约需 8小时。此期特点为子宫颈口扩张及胎先露下降均较缓慢。

B．活跃期：从宫口开大 3cm 至宫口开全，初产妇约需 4 小时。此期特点为宫口扩张迅速，胎先露下降亦明显加快。活跃期又分为：①加速阶段，宫口扩张 3～4cm，约需 1.5 小时。②最大加速阶段，宫口扩张 4～9cm，约需 2 小时。③减速阶段，宫口扩张 9～10cm，约需 0.5 小时。

3）胎头下降：伴随宫缩和宫颈口扩张，胎先露逐渐下降，坐骨棘水平是判断胎先露下降程度的标志。当胎头颅骨最低点平坐骨棘水平时，用"0"表示；在坐骨棘上 1cm 时，用"-1"表示；在坐骨棘下 1cm 时，用"+1"表示，依此类推（图 3-12）。宫口扩张 4cm 以内胎先露下降不明显，先露的高低约在平坐骨棘水平，即"0"位，宫口扩张 4～10cm 期间胎先露下降加快，平均每小时下降 0.86cm。胎头下降和宫口扩张的速度是判断产程进展的重要标志。

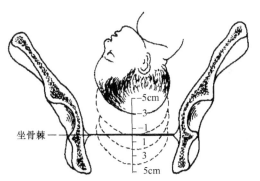

图 3-12　胎头高低的判定

4）胎膜破裂：简称破膜。胎先露入盆后将羊水阻断为前后两部分，胎先露前面的羊水约 100ml，形成前羊水囊。宫缩时前羊水囊楔入宫颈管内，有助于宫颈口的扩张。随着产程进展，前羊膜囊内的压力进一步增高，囊壁逐渐变薄，胎膜自然破裂，羊水流出。破膜多发生在第一产程末、宫口近开全时。

（2）心理－社会状况：住院待产使产妇生活环境暂时改变，感到陌生不适应，加之逐渐加重的"产痛"，使产妇在数小时待产过程中多有焦虑、恐惧和急躁的情绪，部分产妇会感到"痛不欲生"，甚至失去理智。家属也常产生紧张情绪。

3．辅助检查　使用胎儿监护仪，客观观察胎心率的变化与宫缩和胎动的关系，判断胎儿在宫内安危状态。

4．治疗要点　正常情况下，分娩是一个自然进展的生理过程。在第一产程中，既要观察产程的进展，也要观察母儿安危，如果发现难产征兆或母儿的安危受到影响，应及早处理或根据情况改行剖宫产分娩。

（三）护理问题

1．疼痛　与子宫收缩及子宫颈扩张有关。

2．知识缺乏：缺乏和分娩相关的知识。

3．潜在并发症：产力异常、胎儿窘迫。

（四）护理措施

1．一般护理

（1）环境：安静，空气清新，温度、湿度适宜。主动向产妇介绍产房环境。

（2）饮食：鼓励产妇在宫缩间歇期进食高热量、易消化、清淡食物。注意补充水分，不能进食者可进行静脉补液。

（3）活动与休息：临产后胎膜未破、宫缩不强者，鼓励产妇在室内适当活动，以促进宫缩，利于宫口扩张和胎先露下降。若初产妇宫口开大 5cm 以上，经产妇宫口开大 3cm，应卧床待产。劝导产妇取左侧卧位睡眠和休息，有利于胎盘循环和保存体力。

（4）排尿与排便：鼓励产妇2～4小时排尿1次，以免膀胱充盈影响宫缩及胎头下降，若小便不能自解必要时给予导尿。过去认为在产程初期行温肥皂水灌肠可促进产程进展，现已被证实是无效的操作。

（5）清洁卫生：剃去阴毛，保持外阴清洁卫生。

（6）生命体征测量：每隔4～6小时测量一次并记录。异常者遵医嘱增加测量次数。宫缩时血压可升高 5～10mmHg，应在间歇期测血压。若体温 37.5℃以上，脉搏超过 100 次/分，血压升高等均应及时报告医生并协助处理。

2．观察产程进展

（1）观察胎心：胎心反映胎儿在宫内的情况。胎心应在宫缩间歇期听诊，胎心听诊在潜伏期应每小时一次，进入活跃期每15～30分钟一次，每次听1分钟，注意胎心的强弱度、规律性及宫缩后恢复的情况。破膜后应立即让产妇取平卧位，听胎心并观察羊水的颜色、性状和量。正常胎心率为110～160 次/分，宫缩时由于子宫胎盘缺血缺氧、胎头受压等，胎心率暂时加快，宫缩间歇期迅即恢复正常。

（2）观察宫缩：护理人员定时将手轻置于产妇腹壁上，感觉宫缩时子宫体隆起变硬、间歇时子宫体松弛变软的情况，观察并记录宫缩持续时间、间歇时间及其强度，注意动作轻柔。也可用胎儿监护仪描记宫腔压力曲线了解宫缩。

（3）观察子宫颈扩张和胎头下降程度：通过直肠指检（肛查）进行观察。隔着直肠壁和阴道后壁进行指诊，可以了解子宫颈软硬度、厚薄、扩张程度，是否破膜，骨盆腔大小，胎先露、胎方位及先露下降程度等。检查次数不宜过多，第一产程初期每2～4小时检查一次，宫口扩张>4cm 时应1～2小时检查一次，宫口近开全时应半小时检查一次，检查总次数不应超过 10 次。如果肛查不清、疑有脐带先露和脐带脱垂、产程进展缓慢时应在严密消毒下行阴道检查。

检查结果应及时记录，发现异常情况尽早处理，多采用产程图记录产程进展。产程图横坐标为进入产程时间（h），纵坐标左侧为子宫颈扩张程度（cm），右侧为先露下降程度，一般于临产后开始绘制。用红色"○"表示子宫颈扩张，蓝色"×"表示胎先露的位置，将子宫颈扩张和胎头下降情况的动态变化连成曲线即为产程图（图 3-13）。

（4）胎膜破裂及羊水观察：若羊水呈黄绿色，混有胎粪，提示胎儿宫内窘迫，应给予紧急处理；若羊水清亮而胎头浮动未入骨盆者，需将产妇臀部抬高，预防脐带脱垂。

（考点：第一产程的护理措施）

3．心理护理　加强与产妇的沟通，体贴产妇，建立良好的护患关系，及时提供分娩过程中的相关信息，提高产妇对疼痛的耐受能力，并促使其在分娩过程中密切配合，顺利完成分娩。在宫缩间歇期指导产妇放松休息，聆听音乐、谈话，以转移注意力，减轻其对疼痛的感觉。

（五）健康教育

指导产妇保持轻松愉快的心情，积极配合医护人员的处理与护理，做好迎接新生儿的准备。

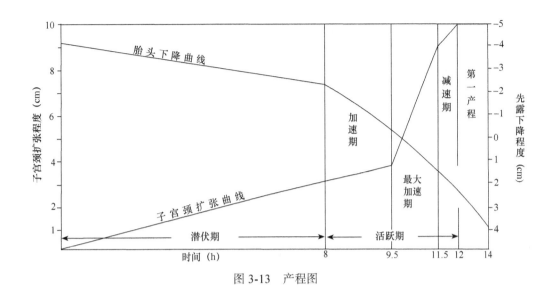

图 3-13　产程图

二、第二产程的临床经过及护理

（一）概述

　　第二产程是胎儿娩出期，应密切观察胎心、宫缩、先露下降，正确指导产妇运用腹压是缩短第二产程的关键。

（二）护理评估

　　1. 健康史　了解第一产程的经过与处理，有无妊娠并发症或合并症。

　　2. 身心状况

　　（1）躯体表现

　　1）子宫收缩增强：宫口开全后，宫缩频而强，持续 1 分钟或更强，间歇 1~2 分钟，腹部、腰骶部疼痛加剧，产妇体力消耗较大，大汗淋漓，可有呕吐。

　　2）产妇排便感，肛门松弛：先露部降至骨盆出口时压迫盆底组织及直肠，产妇产生排便感，宫缩时不自主地向下用力屏气，以增加腹压协助胎儿娩出，同时肛门括约肌逐渐松弛张开。

　　3）胎儿娩出：随着产程进展，会阴膨隆变薄，阴唇张开，胎头先露部逐渐暴露于阴道口并依次出现：①拨露：宫缩时胎头露出阴道口，间歇时又缩回阴道内，称为胎头"拨露"。②着冠：几次拨露后胎头双顶径已越过骨盆出口，宫缩间歇期不再回缩，称胎头"着冠"。胎头着冠后会阴已极度扩张，再经 1~2 次宫缩胎头枕骨抵达耻骨弓下方，并以耻骨弓下缘为支点仰伸，使胎头娩出，随即复位和外旋转，胎儿前肩、后肩、胎体相继娩出，之后羊水涌出，子宫迅速缩小，宫底降至平脐。

　　（2）心理-社会状况：产妇经历了第一产程的漫长等待体力消耗过大而感到极度的疲劳，加之第二产程开始后进一步产痛加剧、胎先露对盆底和直肠的压迫症状明显，产妇的不适增加，会产生悲观、倦怠，甚至是恐惧和无助。家属也常有紧张不安的情绪。

　　3. 辅助检查　胎儿监护仪监测胎心率及其基线的变化，及时发现异常情况并处理。

　　4. 治疗要点　进入第二产程后应该指导产妇正确使用腹压，加速产程进展，并密切观察胎心及胎先露下降情况，及时发现异常并处理。产程进展良好者按程序接生。

（三）护理问题

1. 焦虑　与缺乏顺利分娩的信心有关。

2. 知识缺乏：缺乏正确使用腹压的知识。

3. 有母儿受伤的危险　与保护会阴和接生手法不当所致的母体软产道损伤、新生儿产伤有关。

（四）护理措施

1. 观察胎心及产程进展　初产妇宫口开全，经产妇宫口开大4cm转入分娩室。此时应勤听胎心，一般于宫缩间歇期每5～10分钟听1次，直至胎儿娩出，有条件者可用胎儿监护仪动态监测胎心和宫缩。了解宫缩的强度与频率，并观察胎先露下降情况。若出现胎心异常、胎先露不降或下降缓慢等异常情况，应及时报告医生并配合采取相应措施，尽快结束分娩。

2. 指导产妇正确使用腹压　产妇在产床上取膀胱截石位，双手握住产床两侧的把手，双脚蹬踏在产床上，在宫缩开始时深吸一口气后屏住，然后如排大便样向下用长力以增加腹压，宫缩间歇时呼气并使全身肌肉放松，指导产妇休息。宫缩再次出现时，重复屏气动作，以加速产程进展。

3. 做好接产准备

（1）物品准备：包括高压灭菌产包，外阴冲洗和消毒所用的器械、消毒液、气门芯、新生儿吸痰管、吸痰器，常用药物等。

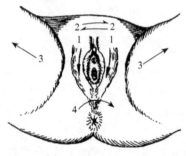

图3-14　外阴部擦洗的顺序

（2）产妇外阴准备：产妇仰卧于产床上，取膀胱截石位，臀下放置一次性防水垫和便盆，按照外阴冲洗法进行外阴的清洗和消毒，范围是前起阴阜，后至肛门，两侧至大腿内侧上1/3。具体操作方法：第一步用一把无菌卵圆钳夹消毒纱布1块蘸软皂液擦洗外阴部，顺序是小阴唇、大阴唇、阴阜、大腿内上1/3、会阴及肛周，最后是肛门（图3-14）；第二步用纱布或棉球阻挡阴道口，防止液体进入阴道，用温开水800ml冲洗外阴部的皂液，顺序是由上至下、由外向内；第三步用1：1000的苯扎溴铵溶液冲洗消毒，或按擦洗顺序涂以0.5%聚维酮碘消毒。注意每一步均要更换无菌卵圆钳，不能重复使用。最后移去便盆和防水垫，臀下垫消毒巾。

（3）接产人员准备：将产包放置在床尾，按外科刷手法进行常规刷手、穿手术衣、戴无菌手套后立于产床右侧。助手打开红外线辐射灯预热新生儿处理台，并准备好新生儿包被。

（4）铺床：助手协助打开产包，接产者先将产包内大单两角展开，平铺在产妇臀下，大单上缘直达产妇腰部，分别套上右腿套、左腿套，然后铺上孔巾，露出外阴部。注意铺单时要有无菌意识，避免双手及手术衣的前胸部受到污染。

（5）接产

1）接产宣教：告诉产妇产程的进展，并告知其与助产人员配合的重要性，如在助产人员的指导下正确使用腹压，并能及时张口哈气，缓释腹压，这样可以使第二产程缩短并减少会阴裂伤的发生。

2）接产要领：保护会阴，避免软产道撕裂伤，同时协助胎头俯屈，让胎头以最小径线

（枕下前囟径）在宫缩间歇期缓慢通过阴道口，胎肩娩出时也要保护好会阴。

3）评估会阴条件，适时会阴切开：会阴体过长、过紧、缺乏弹性、水肿，耻骨弓过低，胎儿过大等因素是导致会阴撕裂伤的主要原因，接产者如估计分娩时会阴撕裂不可避免，或母儿有病理情况急需结束分娩者，应及时行会阴切开术（详见会阴切开缝合术章节）。

4）接产步骤：当胎头拨露会阴后联合较紧张时，开始保护会阴。保护会阴方法：在会阴部盖上一块消毒巾，接产者的右肘支撑在产床上，拇指与其余四指分开，利用手掌向上、向内托住会阴部以减少张力，同时左手应轻轻下压胎头枕部，协助胎头俯屈和缓慢下降。宫缩间歇期保护会阴的右手稍放松，以免压迫过久引起会阴水肿。当胎头枕骨在耻骨弓下露出时，左手应协助胎头仰伸。嘱产妇张口哈气缓释腹压，或在宫缩间歇期均匀向下屏气，使胎头缓慢娩出。胎头娩出后，先以左手自新生儿鼻根向下颏挤压，挤出其口鼻内的黏液和羊水，然后协助胎头复位及外旋转，使胎儿双肩径与骨盆出口前后径相一致。左手将胎儿颈部向下轻压，使前肩自耻骨弓下先娩出，继之再向上托胎颈，使后肩从会阴前缘缓慢娩出（图 3-15）。双肩娩出后，保护会阴的右手方可离开会阴体，然后双手协助胎体娩出。胎儿娩出后，将一弯盘置于阴道口下方，以估计阴道出血量，记录胎儿娩出时间。

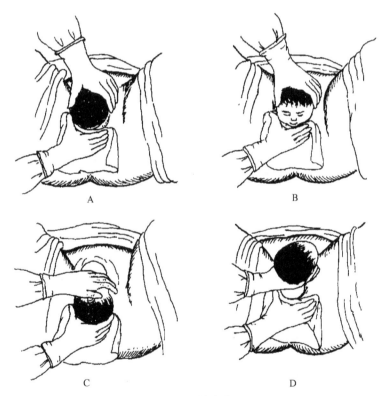

图 3-15　接产步骤

A. 保护会阴，协助胎头俯屈；B. 协助胎头仰出；C. 协助前肩娩出；D. 协助后肩娩出

5）脐带绕颈的处理：当胎头娩出后，若发现脐带绕颈一周且较松者，可用手将脐带顺肩上推或沿胎头下滑；若脐带绕颈较紧或绕两周以上者，可用两把止血钳夹住颈部脐带，在两钳之间剪断脐带，注意勿伤及胎颈，松解脐带后，再协助胎儿娩出。

（6）提供心理支持：第二产程中护理人员要守护在产妇身边，有条件的医院也可让家属陪在身边，安慰和鼓励产妇，同时给予喂水、擦汗等护理。将产程进展情况随时告知产妇，以缓解其紧张、恐惧和焦虑的心理，建立分娩的信心。

（考点：第二产程护理的护理措施）

（五）健康教育

指导产妇积极与医护人员配合，注意及时补充营养，防止疲劳与体力衰竭发生，以保证母儿安全。

知识链接

新法接生——无保护会阴接生法

无保护会阴接生法：又称适度保护会阴接生法，即不保护会阴或必要时托起会阴后联合，按照分娩的自然过程，助产士用单手控制胎头娩出的速度，帮助产妇在宫缩间歇期缓缓娩出胎儿。这一助产技术的开展，减少了分娩时会阴的创伤，有效降低会阴侧切率，是实用的产科技术。

三、第三产程的临床经过及护理

（一）概述

第三产程指胎盘娩出期。正确处理已娩出的新生儿，仔细检查胎盘、胎膜的完整性，检查软产道有无损伤，预防产后出血等是第三产程的主要内容。

（二）护理评估

1. 健康史　了解第一、第二产程的经过及处理。

2. 身心状况

（1）躯体表现

1）胎盘剥离：胎儿娩出后，子宫腔容积迅速缩小，胎盘不能相应缩小而与子宫壁发生错位、剥离。子宫继续收缩，胎盘完全剥离游离在宫腔内，在接生人员的适时配合下排出体外。

知识链接

胎盘剥离的征象

①子宫收缩、变硬，宫底上升呈球形；②少量阴道出血；③露于阴道外口的脐带自行向下延伸；④在耻骨联合上方按压子宫下段，子宫底上升，可见阴道外口的脐带向外延伸而不再回缩。

2）胎盘娩出：胎盘娩出方式有以下两种。①胎儿面娩出式：胎盘自中央部剥离形成胎盘后血肿，而后向周边剥离。其特点是先见胎儿面娩出，后见少量阴道流血，临床多见。②母体面娩出式：胎盘从边缘开始剥离，血液沿剥离面流出，而后向中心剥离。其特点是先见较多量阴道流血，后见胎盘母体面娩出，临床少见。

（考点：胎盘剥离征象）

（2）心理-社会状况：经过漫长的等待和忍耐，剧烈的产痛暂时停止，胎儿平安娩出，产妇有成就感和幸福感。如果新生儿有窒息或畸形等异常，产妇的精神会受到极大创伤，情绪失落，感到悲观。

3. 处理要点　新生儿娩出后及时进行呼吸道清理、啼哭刺激、脐带处理、阿普加评分等，同时要预防产后出血。胎盘剥离后要助娩胎盘，检查软产道。以上措施同时或交叉进行，需要接产者、台下助手密切配合，必要时需要医生参与。

（三）护理问题

1. 潜在并发症：新生儿窒息、产后出血的可能。

2. 预感性悲哀　与产后疲惫、会阴切口疼痛或性别不理想及新生儿其他问题有关。

（四）护理措施

1. 正确护理新生儿，预防新生儿窒息

（1）清理呼吸道，建立呼吸：是新生儿娩出后的首要任务。用洗耳球或吸痰管轻轻吸出新生儿口、鼻腔黏液及羊水，保持呼吸道通畅。当确认呼吸道黏液和羊水已经吸净时，可用手轻拍新生儿足底促其啼哭。新生儿大声啼哭，表示呼吸道已畅通，呼吸功能已建立。

（2）新生儿阿普加（Apgar）评分（表 3-1）：是判断新生儿有无窒息及窒息严重程度的方法，包括出生后 1 分钟内、5 分钟及 10 分钟共三次评分。阿普加评分时根据新生儿出生后 1 分钟内的心率、呼吸、肌张力、喉反射和皮肤颜色五项体征进行评分，满分为 10 分。8～10 分为正常新生儿；4～7 分为轻度窒息，经立即清理呼吸道、吸氧等措施后即可恢复；0～3 分为重度窒息，需紧急抢救，行气管插管、给氧、药物治疗等。对于窒息新生儿，第一次评分反映宫内及出生当时情况，5 分钟及以后评分反映复苏效果，与新生儿的预后关系密切。

表 3-1　新生儿阿普加（Apgar）评分法

体征	应得分数		
	0 分	1 分	2 分
每分钟心率	0	少于 100 次	100 次及以上
呼吸	0	浅慢且不规则	佳
肌张力	松弛	四肢稍屈	四肢活动
喉反射	无反射	有些动作	咳嗽、恶心
皮肤颜色	口唇青紫、全身苍白	躯干红，四肢青紫	全身红润

（3）处理脐带：结扎脐带的方法有双重棉线结扎、气门芯套扎、脐带夹、血管钳夹扎等，其中以前两种方法较为常用。气门芯法：断脐、消毒后用一止血钳套上气门芯，距脐根 0.5cm 处止血钳夹脐带，在钳夹远端 0.5cm 处剪去脐带，牵引气门芯上丝线使之套于止血钳下的脐带上，取下止血钳后用 5% 聚维酮碘溶液或 75% 乙醇消毒脐带断端，最后，脐带断面用无菌纱布覆盖。处理脐带断端时，要注意新生儿保暖。

（4）入母婴同室前护理：接产者擦干新生儿身上的羊水和血迹，检查体表有无畸形后用左手托住新生儿头部及背部，用右手握住新生儿双足，让产妇确认新生儿性别后，将新生儿放置在备好的处理台上交给台下助手完成下一步护理。台下人员擦净新生儿足底，在新生儿记录单上摁上新生儿足印和母亲拇指印。进一步详细检查新生儿有无体表畸形，如兔唇、腭裂、手脚多指（趾）症、尿道下裂、脑脊膜膨出等，并测量新生儿身长、体重。将标有母亲姓名、新生儿性别、体重、出生时间的腕带系在新生儿左手腕上。给新生儿穿好衣服、兜上尿布后包裹于襁褓之中，其外系上标有母亲姓名、床号、住院号、新生儿性别、体重、出生时间的小标牌。然后用抗生素眼药水滴眼以防结膜炎，将新生儿送至母亲身旁进行第一次母婴接触和首次哺乳。新生儿娩出后直至包裹前的操作均应在保暖台上进行。

新生儿娩出后首要的任务是清理呼吸道，刺激其大声啼哭，然后依次要擦干血迹和羊水、结扎脐带、进行入室前护理，整个过程要注意保暖、保持呼吸道通畅、信息记录准确。

（考点：新生儿 Apgar 评分标准）

2．正确助娩胎盘

（1）助娩胎盘：接产者正确认识胎盘剥离征象，切忌在胎盘尚未完全剥离之前按压子宫底或牵拉脐带，以免引起胎盘部分剥离而出血或拉断脐带，甚至因强行牵拉脐带造成子宫内翻。当确定胎盘已完全剥离时，协助胎盘娩出。方法：右手牵拉脐带，左手经产妇腹壁握持宫底并轻轻按揉，嘱产妇屏气用力加腹压，当胎盘娩出至阴道口时，接生者双手捧住胎盘，朝一个方向旋转并缓慢向外牵拉，协助胎盘胎膜完整娩出（图3-16）。若在胎膜娩出过程中发现胎膜有部分撕裂，可用血管钳夹住断裂上端的胎膜，再继续朝原方向旋转，直至胎膜完全娩出。胎盘胎膜娩出后，仍继续按揉宫底以刺激子宫收缩减少出血，同时用弯盘收集阴道流血并统计出血量。一般正常分娩总的失血量为100～300ml。

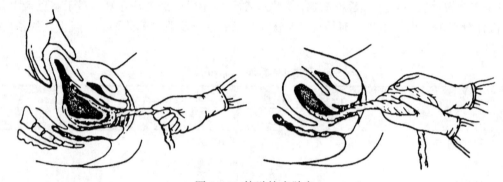

图3-16 协助娩出胎盘

（2）检查胎盘胎膜完整性：将胎盘辅平，母体面向上，注意胎盘小叶有无缺损；然后提起脐带，检查胎膜是否完整以及胎膜边缘有无血管断端，及时发现副胎盘；测量胎盘大小与厚度；最后测量脐带长度。

3．预防产后出血　①当胎儿双肩娩出后立即给产妇肌内注射缩宫素10U，以加强宫缩促进胎盘剥离，减少子宫出血；②若胎儿娩出30分钟后胎盘尚未娩出，或胎盘、胎膜娩出不全，阴道出血量多时，应该报告医生；③检查软产道：胎盘娩出后，应仔细检查会阴、小阴唇内侧、尿道口周围、阴道及宫颈有无裂伤，若有裂伤应立即缝合。

4．心理护理　及时告知产妇产程的进展情况，不断给予心理安慰和支持。如果新生儿有畸形或窒息等异常情况，应把握好说话的分寸，以免产妇因精神刺激导致产后出血。

（五）健康教育

指导产妇在产房内观察2小时，让产妇尽量闭目养神，保持良好心境及情绪稳定，并做好为新生儿第1次哺乳的心理准备。

知识链接

第 四 产 程

胎盘娩出后2小时内产妇容易发生产后出血、产后子痫、休克等并发症，应该将产妇留在产房继续观察。为了引起医护人员的重视，有学者建议把产后2小时称为第四产程。在第四产程内护理人员应做的工作包括：①观察生命体征，第三产程后应立即测血压、脉搏、呼吸，以后应0.5～1小时测1次；②促进舒适，移去产妇臀下污染敷料，重新消毒外阴并换上消毒会阴垫，为产妇擦汗更衣，注意保暖，喂温热红糖水或清淡、易消化流质饮食；③倾听产妇的不适主诉如胸闷、呼吸困难、肛门下坠感等，并观察产妇有无面色苍白、发绀、烦躁不安或表情淡漠、多汗、无力等；④按摩子宫并观察收缩情况，观察阴道出血量，协助产妇排空膀胱；⑤新生儿无异常，产后30分钟内可将新生儿抱给母亲进行第1次母婴接触及哺乳；⑥观察2小时无异常后送回母婴同室休养。

（考点：产后2小时内护士重点观察的内容）

自 测 题

A_1/A_2 型题

1. 初孕妇，妊娠39周来院检查，医生告之有临产先兆，收住院。下列最可靠的依据是（　　）
   A. 宫缩强度增加　　B. 胎儿下降感
   C. 见红　　　　　　D. 上腹部舒适感
   E. 尿频

2. 初产妇，妊娠39周住院待产。检查：规律宫缩，枕左前位，胎心146次/分，宫口开大3cm，在产程护理措施中错误的是（　　）
   A. 指导合理进食
   B. 休息时取左侧卧位
   C. 宫缩时嘱其正确使用腹压
   D. 每隔1～2小时听一次胎心
   E. 鼓励2～4小时排尿一次

3. 初产妇第一产程活跃期是指宫口扩张3～10cm，所需的时间为（　　）
   A. 4小时　　　　　　B. 6小时
   C. 8小时　　　　　　D. 12小时
   E. 16小时

4. 初产妇，足月入院待产。检查：宫口已开大5cm，枕右前位，无异常。助产护士给予的护理措施中应除外（　　）
   A. 鼓励定时排尿

   B. 外阴清洁，备皮
   C. 给予温肥皂水灌肠
   D. 鼓励进食
   E. 定时监测胎心

5. 初产妇，临产12小时，宫口开大9cm，产妇担忧生产情况而向护士询问，护士的判断是（　　）
   A. 第一产程延长　　B. 正常活跃期
   C. 正常第二产程　　D. 活跃期延长
   E. 难产

6. 初产妇，足月临产，宫口开大1cm，宫缩规律，护士在听取胎心时应注意（　　）
   A. 在宫缩时听取
   B. 每次听后均有记录
   C. 胎心<100次/分立即通知医生
   D. 每次听15秒
   E. 每隔3小时听胎心1次

7. 患者，女性，35岁。停经41周，规律腹痛10小时，阴道流血3小时，LOA，胎心150次/分，宫口开大7cm，入院后2.5小时产程无进展。以下诊断正确的是（　　）
   A. 胎膜早破　　　　B. 过期妊娠
   C. 潜伏期延长　　　D. 活跃期停滞
   E. 滞产

8. 初产妇，25岁。妊娠39周，规律宫缩11小时。

肛查：宫口开大 8cm，诊断为（　　）

A．正常潜伏期　　　B．潜伏期延长

C．活跃期延长　　　D．正常第二产程

E．正常活跃期

9. 初产妇，自然分娩。产后 2 小时观察内容不包括（　　）

A．血压及脉搏　　　B．子宫收缩情况

C．阴道流血量　　　D．乳汁分泌情况

E．膀胱充盈情况

10. 初产妇，入院分娩待产。检查：先露头已入盆，胎心正常，胎膜未破，宫颈口开 1cm。护士为其采取的护理措施应不包括（　　）

A．每隔 0.5～1 小时听 1 次胎心

B．用温肥皂水灌肠

C．鼓励适当进食

D．应在宫缩时测血压

E．定时排尿

11. 产妇进入第二产程每次听胎心间隔时间为（　　）

A．5～10 分钟　　　B．18 分钟

C．20 分钟　　　　 D．30 分钟

E．40 分钟

12. 某产妇已临产，护士观察产程进展，了解先露下降程度，其标志是（　　）

A．耻骨弓　　　　　B．骶尾关节

C．坐骨结节水平　　D．坐骨棘水平

E．骶骨岬

13. 初孕妇，孕 40 周，护士在进行孕期宣教时应告知孕妇，出现哪种情况应到医院待产（　　）

A．见红　　　　　　B．夜晚子宫开始有收缩

C．胎儿已经入盆　　D．清晨子宫有收缩

E．有尿频的现象出现

14. 初孕妇，孕 1 产 0，正常分娩，总产程 16 小时，产后需留置在产房观察，主要是观察（　　）

A．有无膀胱充盈和排尿困难

B．胎盘是否能正常娩出

C．胎儿有无充足的母乳喂养

D．有无产后出血

E．指导产妇正确的哺乳姿势

15. 初产妇，足月临产入院。检查：宫口已开大

6cm，枕右前位，胎心正常，其他无异常，以下护理措施中错误的是（　　）

A．鼓励进食

B．外阴清洁，备皮

C．不能自解小便者给予导尿

D．给予温肥皂水灌肠

E．卧床休息

16. 初产妇，现足月临产，入院分娩。检查：先露头已入盆，胎心正常，胎膜未破，宫口开大 1cm。护理措施中错误的为（　　）

A．鼓励少量多餐进食

B．外阴清洁并备皮

C．用温肥皂水灌肠

D．应在宫缩时测血压

E．每隔 1～2 小时听一次胎心

A_3/A_4 型题

（17～19 题共用题干）

某产妇，26 岁。孕 39^{+3} 周，腹部阵痛并逐渐增强 6 小时入院待产。产前检查各项记录均无异常，听诊心肺无异常，精神较紧张。产科检查：枕左前位，宫缩持续 50 秒，间隔 3～4 分钟，强度中等，胎心 146 次 / 分。肛查：宫口开大 2cm，触及前羊水囊，先露为头，S^{-1} 水平。

17. 该产妇目前属于（　　）

A．第一产程活跃期　B．第二产程

C．第三产程　　　　D．第一产程潜伏期

E．第四产程

18. 目前对该产妇的护理不包括（　　）

A．沐浴更衣，备皮　B．指导产妇使用腹压

C．温肥皂水灌肠　　D．观察胎心变化

E．直肠指检观察产程进展

19. 产妇如出现下述何种征象为可疑难产，应及时报告医生（　　）

A．收缩压较平时升高 5mmHg

B．子宫收缩时胎心达 162 次 / 分，宫缩间歇期很快恢复到 148 次 / 分，节律规整

C．当宫口扩张达 6cm 时，胎先露仍为 S^{-1} 水平

D．宫口开大到 9cm 时，胎膜自然破裂，羊水清亮

E. 肛查宫口开全后，产妇不自主向下屏气

（20~22 题共用题干）

初孕妇，妊娠 40 周，临产 6 小时，宫口开大 3cm；临产 11 小时，宫口开全，头先露，S^{+1}。

20. 此时，产程属于（ ）

    A. 潜伏期延长   B. 活跃期延长

    C. 活跃期停滞   D. 产程正常

    E. 第一产程延长

21. 宫口开全 1 小时，产妇仍在屏气用力，此时产程属于（ ）

    A. 正常   B. 正常活跃期

    C. 第二产程延长   D. 第二产程停滞

    E. 正常第二产程

22. 此时，产妇出现疲惫，要求剖宫产，护士实施护理措施错误的是（ ）

    A. 立即做剖宫产准备

    B. 给予产妇安慰

    C. 配合医生做会阴侧切准备

    D. 密切听取胎心音，做好胎心监护

    E. 给产妇吸氧

（姜思艳）

第4章

产褥期妇女的护理

第1节　产褥期妇女的生理与心理变化

案例 4-1　　某产妇，26 岁。妊娠 40 周，顺产一女活婴，现产后第 2 天。体格检查：体温 36.8℃，脉搏 78 次 / 分，呼吸 16 次 / 分，血压 120/80mmHg。双乳软，无硬结。产科检查子宫底位于脐下 2 横指，无压痛，阴道排出血性分泌物，无臭味。

问题：1. 该产妇目前处于什么时期？

　　　　2. 该产妇会发生哪些生理和心理的变化？

产妇全身各器官（除乳腺外）从胎盘娩出至恢复或接近正常非孕状态所需的时间，称为产褥期，一般为 6 周。产褥期间，产妇身体的每一个系统特别是生殖系统有较大的生理变化，同时，伴随着新生儿的出生，产妇及其家庭也面临着心理和社会的适应过程。了解这些变化对做好产褥期的保健、保障母婴健康极其重要。

一、产褥期妇女的生理变化

（一）生殖系统

1. 子宫

（1）子宫体：胎盘娩出后子宫体逐渐恢复至非孕状态的过程称为子宫复旧，主要表现为子宫体肌纤维的缩复和子宫内膜的再生。胎盘娩出后，子宫体随肌纤维的缩复逐渐缩小，子宫底每日下降 1～2cm，于产后 1 周缩小至妊娠 12 周大小，产后 10 天降至骨盆腔，产后 6 周左右恢复至非妊娠期大小；同时，子宫胎盘附着面缩小一半，开放的螺旋小动脉和静脉窦压缩变窄，出血逐渐减少。子宫内膜基底层逐渐再生，约于产后 3 周形成新的功能层，胎盘附着部位的子宫内膜修复则需至产后 6 周。

（2）子宫下段：分娩后，子宫下段逐渐收缩，约于产后 6 周，恢复为子宫峡部。

（3）子宫颈：胎儿娩出后，子宫颈皱起如袖口状；于产后 2～3 天，宫口可容 2 指；产后 1 周子宫颈内口关闭，宫颈管复原；产后 4 周左右子宫颈基本恢复正常。但由于分娩时子宫颈多在 3 点钟和 9 点钟处发生轻度裂伤，故子宫颈外口由产前的圆形变为产后的"一"字形。

（考点：产褥期子宫的变化）

2. 阴道、外阴和盆底组织

（1）阴道：由于胎儿的压迫，分娩时阴道腔扩大，阴道壁水肿、松弛，黏膜皱襞减少甚至消失。分娩后阴道壁的张力逐渐恢复，阴道腔逐渐缩小，约于产后 3 周黏膜皱襞重新出现，但至产褥期结束阴道仍不能恢复原有的紧张度。

（2）外阴和盆底组织：产后外阴可出现轻度水肿，于产后2~3天逐渐消退。会阴的裂伤或缝合后的会阴切口，一般于产后3~5天愈合。因分娩时的过度扩张，盆底肌肉及其筋膜弹性减弱，甚至出现部分肌纤维断裂，若产褥期过早参加体力劳动可导致阴道壁膨出或子宫脱垂。

（二）乳房

乳房的主要变化为泌乳。产后产妇体内的雌、孕激素水平迅速下降，解除了对腺垂体催乳激素的抑制，乳房开始分泌乳汁。乳汁分泌的关键因素是婴儿频繁有效的吸吮；此外，还与产妇的营养、情绪、睡眠及健康状况有关。产妇应避免精神刺激，以免影响乳汁分泌。

产后7天以内分泌的乳汁称为初乳，量少，色淡黄，富含丰富的蛋白质、分泌型IgA、矿物质等，极易消化吸收；产后7~14天分泌的乳汁为过渡乳，乳量增多，脂肪和乳糖含量逐渐增多，蛋白质含量逐渐减少；产后14天以后分泌的乳汁为成熟乳，脂肪和乳糖进一步增多，蛋白质含量进一步减少。初乳和成熟乳中均含大量免疫球蛋白。由于多数药物可经母亲血液渗入乳汁，故哺乳期用药应慎重。

（三）血液循环系统

1. 血容量 产后最初3天，由于子宫缩复及胎盘循环停止，大量血液从子宫涌入体循环，同时妊娠期潴留的水分回吸收入血液循环，使血容量增加15%~25%，因此产后72小时内产妇心脏负担明显加重，于产后2~3周血容量逐渐恢复至未孕状态。

2. 凝血系统 产褥早期血液仍处于高凝状态，有利于产后止血。纤维蛋白原、凝血酶、凝血酶原于产后2~4周降到正常。

3. 血细胞 血红蛋白水平于产后1周左右回升；白细胞总数于产褥早期较高，一般于产后1~2周降至正常；红细胞沉降率于产后3~4周恢复正常。

（四）消化系统

由于失血及生产时体力消耗，产妇常于产后1~2天感口渴、食欲缺乏。产后由于胃肠肌张力及蠕动力减弱，腹肌及盆底组织松弛，加之卧床时间长，易发生肠胀气和便秘。

（五）泌尿系统

产后1周内由于血容量的增加，尿量明显增多。由于分娩时膀胱受压致使膀胱黏膜水肿、肌张力降低及会阴伤口肿痛、不习惯卧位排尿等因素，产妇容易出现尿潴留。

（六）腹壁

腹壁部分弹性纤维断裂，腹直肌可呈不同程度的分离，腹壁明显松弛，产褥期坚持做产后保健操有利于腹壁紧张度的恢复；下腹正中色素沉着逐渐消退，腹壁紫红色的妊娠纹逐渐变成银白色。

（七）内分泌系统

产后1周雌、孕激素降至未孕水平，胎盘生乳素于产后6小时已测不出，垂体催乳素高于非孕水平。恢复排卵与月经复潮的时间受哺乳影响：不哺乳者于产后6~10周月经复潮，产后10周左右恢复排卵；哺乳者月经复潮延迟，多数在产后4~6个月恢复排卵。产后月经复潮较晚者，复潮前多有排卵，因此哺乳期妇女虽无月经来潮却仍有受孕的可能。

二、产褥期妇女的心理变化

产褥期产妇需从妊娠分娩期的疼痛、不适、焦虑中逐渐恢复，接纳新的家庭成员，形成新的家庭模式，这一过程称为心理调适。产褥期产妇的心理调适一般经历以下 3 个时期。

1. **依赖期**　产后前 3 天。产妇疲倦，睡眠多，特别关注自己，喜欢谈分娩的细节，大部分需求需借助他人来完成，如对孩子的关心、喂奶、沐浴等。产后充分的休息、丰富的营养、丈夫及家人的关爱、医护人员的悉心指导对顺利度过此期非常重要。

2. **依赖-独立期**　产后 3～14 天。产妇逐渐从分娩的疲劳状态中恢复过来，开始主动地照料孩子，表现出较多的独立行为。此期因身体内分泌系统的急剧变化，加之产妇感情脆弱、太多的母亲责任、由新生儿诞生而产生爱的被剥夺感等，使产妇易产生压抑，甚至出现产后精神抑郁。及时指导和帮助产妇纠正压抑的情绪，鼓励产妇表达自己的情绪并与他人交流，家人加倍地关心照顾等，均有助于产妇平安、顺利地度过这一时期。

3. **独立期**　产后 2 周至 1 个月。这一时期，产妇和她的家庭逐渐变成一个系统，形成新的生活形态。但同时，产妇及其丈夫又会面临新的压力，如兴趣与需求的背离，哺育孩子、承担家务之间的矛盾，家庭与工作的矛盾等，需要医务人员及社会支持系统给予充分的指导和帮助。

知识链接

产褥期抑郁症

产褥期抑郁症一般指既往无精神障碍史，在产后 6 周内（多在 2 周内）第一次发病，以心境持续低落为基本特征的一组精神障碍，可伴有思维、行动的改变和躯体症状。目前认为常见病因有内分泌因素、分娩因素、遗传因素、躯体因素、心理因素、社会因素等。可表现为情绪抑郁、丧失兴趣、自我评价降低、体重显著增加或下降，严重者甚至出现自杀或杀婴倾向。患者多需进行心理治疗，必要时行抗抑郁治疗。该症预后良好，约 70% 的患者可在 1 年内治愈，极少数患者患病时间持续 1 年以上，再次妊娠者复发率为 20%。

第 2 节　产褥期妇女的护理特点

案例 4-2　某产妇，28 岁。妊娠 39 周，顺产一女婴，体重 3600g。产后第 3 日，产妇自述发热，阵发性下腹疼痛。体格检查：体温 37.8℃，脉搏 80 次/分，呼吸 18 次/分，血压 115/70mmHg。双乳胀，有硬结。产科检查子宫底位于脐下 2 横指，无压痛，阴道排出血性分泌物，无臭味。白细胞计数 15×10^9/L。

问题：1. 该产妇发热及腹痛的原因是什么？
　　　2. 该产妇存在哪些护理问题？
　　　3. 作为护士，应对该产妇采取哪些护理措施？

一、护理评估

（一）健康史

对产妇妊娠前、妊娠过程及分娩过程进行全面评估。了解产妇妊娠前身体状况，妊娠期有无妊娠并发症及合并症，分娩过程是否顺利、产后出血量是否正常，以及会阴撕裂程度、新生儿 Apgar 评分等。

（二）身心状况

1. 躯体表现

（1）生命体征：产后24小时内因产程延长、过度疲劳等因素可导致产妇体温略升高，一般不超过38℃；产后3～4天可能因为乳房血管、淋巴管极度充盈出现"泌乳热"，24小时内可降至正常；产后脉搏缓慢而规律，60～70次/分；呼吸恢复为胸腹式呼吸，14～16次/分；血压比较平稳。

（2）子宫底下降：胎盘娩出后，子宫收缩呈球形，子宫底在脐下1横指。产后第1天子宫底平脐，以后每日下降1～2cm，于产后10天降至骨盆腔内（图4-1），此时在耻骨联合上方已触不到子宫底。

（3）产后宫缩痛：产褥早期因子宫收缩引起的下腹部阵发性疼痛称为产后宫缩痛，哺乳时加重，于产后1～2天出现，持续2～3天后自然消失。

（4）恶露：产后子宫腔内的蜕膜变性脱落，与血液、子宫颈黏液混合经阴道排出称为恶露。正常恶露有血腥味，持续4～6周，总量为250～500ml，可分为三种（表4-1）。

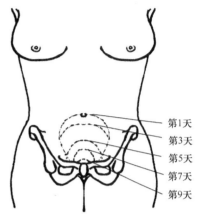

第1天
第3天
第5天
第7天
第9天

图4-1 产后子宫复旧

表4-1 正常恶露的特点

类型	颜色	持续时间	主要成分
血性恶露	红色	产后3天内	大量血液、坏死蜕膜及少量胎膜
浆液性恶露	淡红色	产后4～14天	少量血液、较多坏死蜕膜组织、子宫颈黏液和细菌
白色恶露	白色	产后14天以后	大量白细胞、坏死蜕膜组织、表皮细胞及细菌

若宫腔内胎盘胎膜残留、子宫复旧不全或合并感染时，血性恶露持续时间长、量多且有臭味。

（考点：恶露的概念，三种恶露持续时间及特点）

（5）褥汗：产褥早期因皮肤排泄功能旺盛，可排出大量汗液，尤以夜间及初醒时明显，可于产后1周自行缓解。

（6）乳房：分娩后即有初乳分泌，哺乳后可出现乳头皲裂、乳房胀痛、乳汁量不足等现象。

（7）其他：还可出现尿潴留、便秘、会阴肿胀、伤口愈合不佳等情况。

2. 心理-社会状况　产后最初数日产妇的情绪波动较大，新生儿性别是否理想、健康状况如何、母乳喂养是否充足、休息是否充足、家属对产妇的关心是否足够等，都会对产妇的情绪产生很大的影响。注意评估有无影响心理变化的因素存在。

（三）辅助检查

1. 实验室检查　血白细胞计数正常或略升高。

2. 影像学检查　B型超声检查子宫内无残留。

（四）治疗要点

产褥期母体变化属于生理范畴，如处理不当可转为病理状态。因此，要科学护理产妇，为其提供支持和帮助，促进产妇产后生理功能恢复；预防其产后出血、感染、抑郁等发生，促进母乳喂养成功。

二、护 理 问 题

1. 有感染的危险　与产后生殖系统防御功能下降、软产道损伤有关。
2. 尿潴留　与产后膀胱肌张力减退、会阴伤口肿痛、不习惯卧床排尿有关。
3. 便秘　与产后活动减少、饮食欠合理、肠蠕动减弱有关。
4. 母乳喂养无效　与产后疲劳、缺乏相关知识有关。
5. 焦虑　与不能适应新的家庭模式有关。

三、护 理 措 施

（一）一般护理

1. 环境　产妇应保持身体的清洁，居室定时通风，及时更换会阴垫、衣物和被单，便后及哺乳前及时洗净双手。

2. 饮食　产后1小时可进流食或半流食，之后可进普食，食物应富有营养、易消化、富含纤维素，并补充适当的维生素、铁剂和钙剂。

3. 休息与活动　产妇既要有充足的睡眠，又应当适量活动。经阴道分娩的产妇，产后6～12小时即可下床轻微活动，产后第2天即可随意走动；行剖宫产的产妇，可适当推迟活动。可做产后健身操，促进骨盆底及腹部肌肉的恢复。应避免增加腹压、过久下蹲的动作及重体力劳动，预防子宫脱垂。

（二）病情观察

1. 观察生命体征　若有体温升高或脉搏增快，应注意有无感染。

2. 观察子宫复旧及恶露　每天同一时间嘱产妇排空膀胱，测量并记录子宫底的高度；观察恶露有无颜色、性状、气味的异常。若恶露有臭味且子宫有压痛，提示可能有宫腔感染；若恶露持续呈深红色，提示可能有宫缩乏力；若子宫软，恶露多，提示可能有胎盘胎膜残留。

（三）症状护理

1. 会阴护理

（1）产后用低浓度消毒液冲洗外阴，每日2次，大便后及时冲洗。

（2）会阴部伤口缝线者，应每日检查伤口周围有无红肿、硬结、渗血及分泌物，嘱其向伤口对侧卧位，可于产后3～5天拆线。

（3）会阴部有水肿者，可用50%硫酸镁湿热敷，24小时后可用红外线照射，利于炎症的消退。

（4）若会阴伤口感染，应及时拆线引流，并定期换药。

（5）会阴切口疼痛剧烈或产妇有肛门坠胀感应及时报告医生，以排除会阴部血肿。

（考点：产褥期会阴部护理要点）

2. 排尿与排便的护理

（1）排尿：鼓励产妇于产后4～6小时内自行排尿。出现排尿困难时，首先解除产妇害怕排尿引起会阴疼痛的顾虑，然后可采用听流水声、热水熏洗外阴部、热敷下腹部等方法诱导排尿，也可用新斯的明 0.5～1mg 肌内注射或足三里穴位封闭。上述方法无效时可进行导尿并留置导尿管 1～2 天。

（考点：产后尿潴留的处理）

（2）排便：应鼓励产妇及早下床活动，多食蔬菜水果，以预防便秘。已发生便秘者，可口服缓泻剂、开塞露塞肛或温肥皂水灌肠。

3．乳房的护理　推荐母婴同室，母乳喂养，按需哺乳，做到早接触、早吸吮、早开奶；指导产妇正确的哺乳方法，并指导解决可能出现的问题。

（1）乳房胀痛：一般为哺乳早期没有很好地做到"三早"和"按需哺乳"，导致乳汁淤积所致。可用以下方法缓解：①尽早哺乳，于产后 30 分钟内哺乳。②外敷乳房，哺乳前热敷，促进乳腺管通畅。两次哺乳间冷敷，减少局部的充血、肿胀。③按摩乳房，由边缘向中心按摩，以促进乳腺管通畅。④哺乳时先喂患侧，再喂健侧。⑤必要时可服用一些散结通乳的中药。

（2）乳头皲裂：一般是婴儿的含接姿势不正确所致。因此，要指导产妇正确的哺乳姿势。轻者可继续哺乳，并于哺乳后将少量乳汁涂在乳头上；疼痛严重者可用乳头罩间接哺乳或吸乳器吸出喂给新生儿；皲裂处可涂抹抗生素软膏，于下次哺乳前洗干净；哺乳时先喂健侧，再喂患侧。

（3）乳汁不足：保持产妇愉快的心情、丰富的营养、充足的休息及婴儿频繁有效的吸吮，将有利于乳汁的增加。必要时还可服用催乳的中药。

（4）退乳：因故不能哺乳者，应尽早退乳。最简单的方法是停止哺乳，少进汤汁，但部分产妇会有乳房胀痛，可对症处理，2～3 天后可缓解。目前不推荐雌激素或溴隐亭回乳。其他方法：①生麦芽 60～90g，水煎服，每日一剂，连服 3～5 天；②维生素 B_6 200mg 口服，每日 3 次，连服 5～7 天；③芒硝 250g 分装在两个纱布袋内，敷于两侧乳房上，湿硬后及时更换，直至乳房不胀为止。

（考点：乳房异常的护理）

（四）心理护理

倾听产妇对分娩的感受、对新家庭的想法，随时提供安慰和帮助；做好母乳喂养宣传工作，提供母乳喂养及婴儿护理知识；指导产妇丈夫及其他亲属关注产妇的心理调适过程，使产妇顺利度过心理调适期，逐渐适应新的家庭生活。

（五）健康教育

1．产后访视与检查　出院后 3 天、14 天、28 天，将进行产后访视，了解产妇饮食、休息、大小便、哺乳、恶露情况及新生儿健康状况，检查乳房、腹部伤口或会阴侧切伤口的愈合情况。产后 42 天产妇应与婴儿一同到医院进行产后检查，了解产妇全身各系统特别是生殖器官的恢复情况，乳房泌乳情况及新生儿喂养和生长发育情况，发现异常，及时给予指导和处理。

2．计划生育指导　产褥期禁止性生活，以免引起产褥感染。根据产后检查情况，恢复正常性生活，并指导产妇选择适当的避孕措施。哺乳者以工具避孕为宜，不哺乳者工具及药物避孕均可。

自测题

A₁/A₂ 型题

1. 产褥期是指（　　）

    A. 从胎儿娩出到生殖器恢复正常

    B. 从胎儿娩出到恶露干净这段时间

    C. 从第二产程到生殖器恢复正常

    D. 从胎儿娩出到全身恢复正常

    E. 产妇全身各器官（除乳腺外）从胎盘娩出至恢复或接近正常未孕状态的一段时间

2. 以下关于产褥期妇女生理变化的描述，错误的是（　　）

    A. 胎盘附着处的子宫内膜修复需 3 周

    B. 产后 1 周尿量明显增加

    C. 产褥早期血液仍处于高凝状态

    D. 不哺乳产妇一般于 6～10 周恢复月经

    E. 容易发生尿潴留

3. 会阴切口处疼痛剧烈并有肛门坠胀感应考虑（　　）

    A. 会阴切口血肿　　B. 会阴切口水肿

    C. 感染　　　　　　D. 胎盘残留

    E. 胎膜残留

4. 35 岁产妇，因胎儿宫内窘迫低位产钳娩出一活婴。产后 3 天诉会阴部疼痛难忍。查体：会阴部肿胀，左侧切口红肿、有触痛，以下处理不正确的是（　　）

    A. 红外线照射

    B. 50% 硫酸镁湿热敷切口

    C. 每日冲洗外阴

    D. 取健侧卧位

    E. 1：5000 高锰酸钾坐浴

5. 初产妇，35 岁。自然分娩，因胎盘滞留行人工剥离胎盘术。出院时，责任护士告知其预防产褥感染的措施，以下错误的是（　　）

    A. 加强营养　　　B. 不能外出，卧床休息

    C. 注意卫生　　　D. 禁止盆浴

    E. 防止感冒

6. 初产妇，自然分娩第 2 天开始，持续 3 天体温在 37.5℃左右，子宫收缩好，无压痛，会阴伤口无红肿、无疼痛，恶露淡红色，无臭味，双乳肿胀有硬结，发热的原因最可能是（　　）

    A. 会阴伤口感染　　B. 乳腺炎

    C. 产褥感染　　　　D. 呼吸道感染

    E. 乳汁淤积

7. 初产妇，自然分娩 6 小时未排尿，检查下腹部有囊性包块，以下护理措施不恰当的是（　　）

    A. 帮助产妇下床排尿

    B. 热敷下腹部　　C. 针刺穴位

    D. 听流水声　　　E. 即刻导尿

8. 初产妇，分娩后 5 小时主诉下腹胀痛。视诊：下腹膀胱区隆起；叩诊：耻骨联合上呈浊音，产妇可能出现的问题是（　　）

    A. 分娩后疼痛　　B. 体液过多

    C. 子宫肌瘤　　　D. 尿潴留

    E. 有子宫内膜感染的可能

A₃/A₄ 型题

（9、10 题共用题干）

产妇，产后 3 天，一直母乳喂养，现乳头红，局部糜烂、裂开，哺乳时疼痛。

9. 其最可能的原因是（　　）

    A. 产前乳头准备过分

    B. 产时未做乳头护理

    C. 新生儿吸吮用力过大

    D. 哺乳姿势不当

    E. 乳汁过多

10. 以下关于该产妇的护理措施错误的是（　　）

    A. 早哺乳，使乳腺通畅

    B. 哺乳前热敷 3～5 分钟

    C. 哺乳时先喂患侧

    D. 充分吸空乳房

    E. 新生儿含住大部分乳晕

（张建红）

第5章

妊娠期并发症妇女的护理

第1节 流 产

> **案例 5-1** 患者，女性，38岁，已婚。既往月经规律。因停经50天，阴道出血1天伴下腹部疼痛来院。体格检查：体温36.8℃，心率84次/分，血压110/80mmHg，痛苦面容。妇科检查阴道出血，鲜红，宫口开，有活动性出血，子宫如孕7周大小。
>
> **问题：** 1. 患者可能是什么疾病？应如何确诊？
> 2. 患者目前的护理问题有哪些？
> 3. 作为护士，该患者入院后应做哪些护理工作？

妊娠不足28周、胎儿体重不足1000g而终止妊娠者，称为流产。发生在妊娠12周以前者称为早期流产，发生在妊娠12周至不足28周之间者称为晚期流产。流产又可分为自然流产和人工流产，本节仅阐述自然流产。

一、概 述

（一）病因

1. **染色体异常** 是流产的主要原因，占早期流产的50%～60%。染色体异常多为数目异常，如X单体、三倍体、多倍体等；其次是结构异常，如染色体断裂、易位或缺失。

2. **母体因素**

（1）全身性疾病：如孕早期高热、细菌或病毒感染、严重贫血或心力衰竭等。

（2）生殖器官疾病：子宫颈内口松弛、子宫颈重度裂伤等导致的子宫颈机能不全是引起晚期流产的常见原因。其他如子宫发育不良、子宫畸形、子宫肌瘤等影响胎儿的生长发育而导致流产。

（3）内分泌失调：如黄体功能不全、甲状腺功能低下等。

（4）免疫因素：母儿双方发生免疫不适应，导致母体排斥胎儿，或母体内有抗精子抗体发生流产。

（5）其他：母儿血型不合、妊娠期腹部手术或外伤、过度劳累、过量吸烟、酗酒、过量咖啡因、接触毒品等诱因。

3. **胎盘因素** 胎盘功能不全、胎盘梗死、前置胎盘、胎盘早剥等因素。

4. **环境因素** 孕妇接触放射性物质、有毒有害的化学物质、不利的物理因素（如高温、噪声）等，均可直接或间接损害胚胎或胎儿而导致流产。

（考点：流产最主要的病因）

（二）病理过程

　　妊娠 8 周以前发生的流产，胚胎多数先死亡，已剥离的胚胎如同异物，引起子宫收缩而被排出，因此时胎盘绒毛与子宫蜕膜联系尚不牢固，妊娠物多数可以完整地从子宫壁剥离而排出，出血往往不多；妊娠 8～12 周，胎盘与蜕膜层联系牢固，一旦发生流产，常不易完整剥离，出血较多；妊娠 12 周以后，胎盘已形成，流产过程与足月分娩相似，先有腹痛，然后排出胎儿及附属物。

（三）流产的类型及发展过程

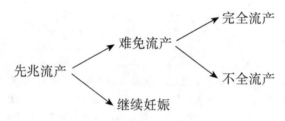

　　稽留流产、复发性流产、流产合并感染属于特殊类型的流产。

二、护理评估

（一）健康史

　　详细询问患者的停经史、早孕反应情况；阴道出血的时间及性状；腹痛的部位及程度；是否有水样物及烂肉样组织物排出。并了解孕妇在妊娠期间有无全身性疾病、生殖器官疾病，有无接触有害物质等。

（二）身心状况

　　1. 躯体表现　流产的主要症状是停经后阴道流血和腹痛。在流产发展的各个阶段，其症状和体征也有所不同。

　　（1）先兆流产：以停经后阴道出现少量流血和下腹隐痛为主要症状。妇科检查：宫颈口未扩张，妊娠物未排出，子宫大小和孕周相符。此时经保胎尚有希望继续妊娠；若病情加重则发展为难免流产。

　　（2）难免流产：表现为阴道流血增多、腹痛加剧。妇科检查：宫颈口已扩张，有时可见胚胎组织堵塞于宫颈口，子宫大小与孕周相符或略小。此时流产已不可避免。

　　（3）不全流产：由难免流产发展而来，妊娠产物部分排出体外，部分残留在宫腔。表现为阴道流血不止甚至大出血而导致休克。妇科检查：宫颈口已扩张，可见妊娠物堵塞于宫颈口或部分妊娠物已排至阴道，宫颈口不断有血液流出，子宫小于孕周。

　　（4）完全流产：妊娠产物已全部排出。阴道出血逐渐停止，腹痛亦逐渐消失。妇科检查：宫颈口闭合，子宫接近正常大小。

　　（5）稽留流产：指胚胎或胎儿已死亡滞留在宫腔内未自然排出者。表现为曾有的早孕反应或胎动消失，子宫不再增大或反而缩小。妇科检查：宫颈口未开，子宫小于孕周。

　　（6）复发性流产：指自然流产连续发生 3 次或 3 次以上者。其临床经过与一般流产相同，每次流产常发生在同一妊娠月份。

　　（7）流产合并感染：以上各种流产过程中都有可能引起宫腔感染，严重时可扩散至盆腔、腹腔甚至全身，称流产合并感染。表现为阴道排出脓性有臭味的分泌物，下腹压痛、反跳痛，体温升高，脉搏加快。

（考点：不同类型流产的躯体表现）

2. 心理-社会状况 流产患者的心理反应以焦虑和恐惧为主。孕妇面对阴道流血往往不知所措；同时，因担心失去胎儿或担心影响今后受孕而表现为悲伤、忧郁；手术治疗的患者可能出现紧张、害怕等情绪。

（三）辅助检查

1. 实验室检查 对绒毛膜促性腺激素（hCG）进行定量监测，有助于判断流产的类型；血常规、凝血功能检查：了解贫血情况、有无感染及凝血功能异常。

2. B 型超声检查 可以了解宫腔内有无胎囊、胎动及胎心。

（四）治疗要点

根据流产的不同类型给予相应的处理。先兆流产者给予保胎治疗；难免流产及不全流产者一经确诊应尽快清除宫腔内容物，防止出现失血性休克；完全流产者不必处理；稽留流产者应检查凝血机制后清除宫腔内容物；复发性流产者应查明诱因，针对病因进行治疗；流产合并感染者若阴道出血不多，应先控制感染再清宫，若阴道出血多，应一边用卵圆钳将胚胎组织夹出一边控制感染，待感染完全控制后，再次行清宫术。

知识链接

稽留流产的危害及处理

稽留流产因胎盘组织机化，与子宫壁紧密相连，造成刮宫困难甚至子宫穿孔。稽留时间过长，还可能发生凝血功能障碍，造成严重出血，故稽留流产的处理应十分慎重。

处理前，应查凝血功能，若凝血功能正常，予患者口服雌激素连续 5 日，以提高子宫对缩宫素的敏感性，再在输血准备下行清宫术。术中若发现胎盘与宫壁粘连紧密者，应特别小心，防止子宫穿孔；一次不能刮净者，可 5～7 日后再次清宫。如凝血功能异常，应予以纠正，待凝血功能好转后再行清宫术。

三、护 理 问 题

1. 组织灌注量不足 与阴道大量出血有关。
2. 有感染的危险 与出血时间长、宫腔内有残留组织有关。
3. 焦虑 与担心自己及失去胎儿有关。

四、护 理 措 施

1. 一般护理

（1）体位与活动：先兆流产患者保胎治疗时，嘱其绝对卧床休息，避免各种刺激及大便秘结；禁止抬举重物等动作；禁止性生活，以防发展为难免流产。合并盆腔感染者嘱其半卧位。清宫术后的患者要多活动，促进子宫恢复。

（2）饮食：嘱患者进高营养、高蛋白、高纤维素饮食，以增强机体抵抗力。

2. 病情观察 密切观察患者阴道出血量及腹痛情况，阴道出血较多时应立即测血压、脉搏；严密监测体温、血象及阴道分泌物的性质、量、气味，有感染征兆时及时报告医生。

3．配合治疗护理

（1）手术配合：需要清宫手术的患者，应做好术前准备，准备手术器械，做好术中配合。

（2）用药护理：指导患者服用保胎药，如黄体酮，观察药物副作用。若患者出现失血性休克，应及时建立静脉通路，遵医嘱补充血容量及促宫缩治疗。

（3）预防感染：加强会阴护理，每日2次会阴擦洗；一切检查和操作严格遵循无菌技术的要求；遵医嘱给予抗生素治疗。

4．心理护理　患者会出现焦虑、紧张、伤心等情绪，护士应给予充分的同情和理解，加强沟通，建立良好的护患关系，帮助患者和家属接受现实，顺利度过这一时期。此外，护士还应向他们介绍流产的相关知识，探讨这次流产的原因，帮助他们为下次妊娠做好准备。

五、健 康 教 育

1．先兆流产保胎成功者，指导其按时进行产前检查。

2．清宫术后注意保持外阴清洁，阴道流血量多或伴有腹痛、发热时应及时就诊，并嘱其增加营养，纠正贫血，增强机体抵抗力，再次妊娠至少在半年以后。

3．对于习惯性流产者，应针对病因采取措施积极干预，子宫颈机能不全者可于妊娠14～16周行子宫颈内口缝扎术。

（考点：不同类型流产的护理措施）

第 2 节　异 位 妊 娠

案例 5-2　　患者，女性，30岁，已婚。停经60天，阴道少量出血3天，1小时前突感右下腹撕裂样剧痛，伴明显肛门坠胀感，血压64/42mmHg。妇科检查：子宫稍大而软，宫颈举痛明显，右附件有明显压痛。

　　问题：1．患者可能是什么疾病？应如何确诊？

　　　　　2．患者目前的护理问题有哪些？

　　　　　3．作为护士，该患者入院后应做哪些护理工作？

正常妊娠时，受精卵着床于子宫体部的子宫腔内膜。受精卵在子宫体腔以外着床发育时，称异位妊娠，习称宫外孕。异位妊娠是妇产科常见的急腹症，也是孕妇死亡主要原因之一。异位妊娠包括输卵管妊娠、卵巢妊娠、腹腔妊娠等多种，其中以输卵管妊娠最常见，占异位妊娠的95%左右。本节主要阐述输卵管妊娠。

一、概　　　述

（一）病因

任何妨碍受精卵进入宫腔的因素都可造成输卵管妊娠。

1．输卵管炎症　包括输卵管黏膜炎和输卵管周围炎，这是引起输卵管妊娠的主要原因。

2．输卵管发育不良或功能异常　如输卵管过长、肌层发育差、黏膜纤毛缺乏等发育不良。

　　3. 受精卵游走　卵子在一侧输卵管受精，受精卵经宫腔或腹腔进入对侧输卵管，称为受精卵游走。

　　4. 其他　内分泌失调、神经精神功能紊乱、输卵管手术、子宫内膜异位症、辅助生育技术的应用以及宫内节育器避孕失败而受孕等都可增加受精卵着床于输卵管的可能性。

（考点：异位妊娠的病因）

（二）病理

　　输卵管妊娠以壶腹部妊娠最多见，约占78%。输卵管管腔狭小，管壁薄，蜕膜形成差，不利于孕卵的生长发育。当输卵管妊娠发展到一定程度时，常发生以下4种结局：

　　1. 输卵管妊娠流产（图5-1）　以输卵管壶腹部妊娠多见，常发生在妊娠8~12周。

　　2. 输卵管妊娠破裂（图5-2）　以输卵管峡部妊娠多见，发病多在妊娠6周左右。

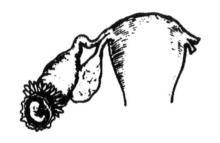
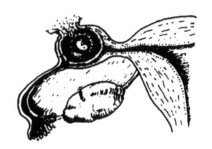

图 5-1　输卵管妊娠流产　　　　　　　图 5-2　输卵管妊娠破裂

　　3. 陈旧性宫外孕　输卵管妊娠流产或破裂后胚胎死亡，内出血量少，病情稳定，盆腔血肿可机化变硬，并与周围组织粘连形成包块，称为陈旧性宫外孕。

　　4. 继发性腹腔妊娠　输卵管妊娠流产或破裂后，胚胎被排入腹腔，偶有胚胎存活者，可继续生长发育形成继发性腹腔妊娠。

（考点：异位妊娠的病理）

二、护　理　评　估

（一）健康史

　　详细询问月经史，以推断停经时间。了解阴道出血情况，并对盆腔炎、不孕、放置宫内节育器、绝育术后复通等高危因素予以关注。

（二）身心状况

　　异位妊娠患者的身心状况与受精卵着床部位、有无流产或破裂、出血量多少及出血时间长短有关。

　　1. 躯体表现

　　（1）停经：多数患者有6~8周停经史，也有少数患者因月经仅过期几天而不认为是停经，或将不规则阴道出血误认为月经。

　　（2）腹痛：是输卵管妊娠患者就诊的主要症状。输卵管妊娠流产或破裂前，常表现为下腹一侧隐痛或酸胀感。输卵管妊娠流产或破裂时，患者可突感一侧下腹部撕裂样疼痛，伴恶心、呕吐，当血液积聚于直肠子宫陷凹时可出现肛门坠胀感。如血液流向全腹，疼痛亦遍及全腹。

（3）阴道出血：量少，暗红色，不规则，可伴蜕膜管型和蜕膜碎片排出。

（4）晕厥或休克：由腹腔内出血和疼痛引起，轻者出现晕厥，严重者出现失血性休克。

（5）体征：①一般情况：输卵管妊娠流产或破裂前体征不明显，出血多时可有贫血貌，严重时可出现面色苍白、四肢湿冷、脉快而弱、血压下降等休克体征；②腹部检查：下腹部有明显压痛、反跳痛，尤以患侧为著，出血多时叩诊可有移动性浊音；③盆腔检查：输卵管妊娠流产或破裂前，子宫稍大而软，患侧附件可触及肿块并有压痛。输卵管妊娠流产或破裂后阴道穹后部饱满，有触痛，宫颈举痛明显，内出血多时子宫有漂浮感。

2. 心理－社会状况　由于剧烈腹痛和大出血及妊娠失败的现实，患者感到恐惧、无助、抑郁或自责。

（考点：异位妊娠的身体状况）

（三）辅助检查

1. 阴道穹后部穿刺　是诊断腹腔内出血简单可靠的方法。如抽出暗红色不凝血液为阳性，说明有腹腔内出血存在。但阴道穹后部穿刺阴性时，不能完全排除异位妊娠。

2. B型超声检查　宫腔内未探及妊娠囊，附件区探及异常低回声区或胎心。

3. hCG测定　放射免疫法测定血中hCG，尤其是动态血 β-hCG 的变化对诊断异位妊娠极为重要。

4. 子宫内膜病理检查　诊断性刮宫仅见蜕膜，未见绒毛，有助于诊断异位妊娠。

5. 腹腔镜检查　目前视为诊断异位妊娠的金标准，适用于输卵管妊娠尚未破裂或流产的早期患者及原因不明的急腹症病因鉴别。腹腔镜检查使患者的早期诊断率明显提高。

（四）治疗要点

处理原则以手术治疗为主，其次是药物治疗。手术治疗包括患侧输卵管切除术和保留患侧输卵管及其功能的保守性手术，近年来腹腔镜下手术成为主要手术方法。药物治疗有中药治疗和化学药物治疗，常用的化疗药物为甲氨蝶呤（MTX），有全身用药（肌内注射）和局部用药（超声引导下穿刺或在腹腔镜下直接注入输卵管妊娠囊内）两种给药途径。

（考点：异位妊娠的辅助检查和治疗要点）

三、护 理 问 题

1. 有休克的危险　与失血有关。

2. 恐惧　与担心生命安全有关。

四、护 理 措 施

1. 手术治疗患者的护理

（1）一般护理：积极抢救失血性休克，包括以下三方面。①给予患者中凹卧位或平卧位，保暖，面罩吸氧，改善组织缺氧；②立即开通静脉通道，通知化验室急查血型，备血，做交叉配血；③遵医嘱给予输液、输血，短时间内补足血容量。

（2）病情观察：①密切监测生命体征的变化；②注意患者神志、面色、皮肤温度、尿量，并观察休克的程度；③注意腹痛部位、性质、程度及阴道出血的量。

（3）配合治疗护理：迅速做好手术前准备。

2．非手术患者的护理

（1）一般护理：嘱患者卧床休息，减少活动；给予高蛋白、高维生素、富含粗纤维饮食；减少刺激，减少不必要的妇科检查，禁止灌肠；嘱患者变换体位动作要慢，避免用力排便增加腹压。

（2）病情观察：观察生命体征、腹痛性质和程度、阴道出血量及有无组织物排出；如出现腹痛加重，有肛门坠胀感，应及时报告医生。

（3）配合医生药物治疗，观察化疗药物的副作用。

3．心理护理　帮助患者以正常的心态接受此次妊娠失败的事实，配合医生治疗，减少恐惧、悲观等不良情绪。

五、健 康 教 育

输卵管妊娠的预防在于防止输卵管的损伤和感染，因此护士应教育患者保持良好的卫生习惯，勤洗浴、勤换衣，一旦发生盆腔炎后须立即彻底治疗。由于输卵管妊娠者中约有10%的再发生率和50%～60%的不孕率，因此护士需告诫患者，下次妊娠时要及时就医，以免延误病情。

第3节　前 置 胎 盘

案例 5-3　　初产妇，33岁，妊娠34周。曾人工流产2次。因反复少量无痛性阴道出血半个月，1小时前阴道出血增多而入院。检查：血压65/40mmHg，胎方位LSA，胎先露高浮，胎心140次/分。

问题：1. 患者可能是什么疾病？应如何确诊？

2. 患者目前的护理问题有哪些？

3. 作为护士，该患者入院后应做哪些护理工作？

正常胎盘位于子宫体的前壁、后壁或侧壁。妊娠28周后，胎盘附着于子宫下段，甚至胎盘下缘达到或覆盖子宫颈内口，其位置低于胎儿先露部，称为前置胎盘。前置胎盘是妊娠晚期阴道出血最常见的原因之一。

一、概　　述

（一）病因

1．子宫内膜病变或损伤　如多次刮宫、多产、产后感染、子宫手术史等。

2．胎盘面积过大或形状异常　如双胎妊娠、副胎盘、膜状胎盘等。

3．受精卵发育迟缓　受精卵到达子宫下段时方具备植入条件，在该处着床而形成前置胎盘。

4．其他　高龄产妇（＞35岁）、吸烟及吸毒妇女为高危人群。

（考点：前置胎盘的病因）

（二）分类

按照胎盘边缘与子宫颈内口的关系，将前置胎盘分为以下3种类型（图5-3）。

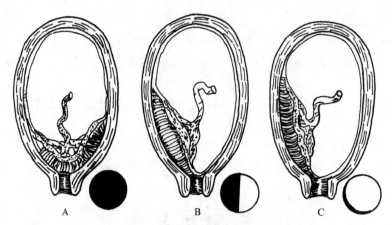

图 5-3　前置胎盘的类型
A. 完全性前置胎盘；B. 部分性前置胎盘；C. 边缘性前置胎盘

1. **完全性前置胎盘**　又称中央性前置胎盘，胎盘组织完全覆盖子宫颈内口。
2. **部分性前置胎盘**　胎盘组织部分覆盖子宫颈内口。
3. **边缘性前置胎盘**　胎盘附着于子宫下段，边缘到达子宫颈内口，但未覆盖子宫颈内口。

知识链接

前置胎盘流行病学现状

低置胎盘是指胎盘附着于子宫下段，边缘距子宫颈内口的距离＜20mm。凶险性前置胎盘指前次妊娠有剖宫产史，此次妊娠为前置胎盘，胎盘覆盖原剖宫产切口，发生胎盘植入的风险增加。随着我国二孩政策的放开，前置胎盘及凶险性前置胎盘的发生率将增加。

（三）对母儿的影响

1. **对孕妇的影响**

（1）植入性胎盘：子宫下段蜕膜发育不良，胎盘绒毛穿透底蜕膜，侵入子宫肌层，形成植入性胎盘，使胎盘剥离不全而发生产后出血。

（2）产时、产后出血：附着于前壁的胎盘行剖宫产时，出血明显增多。胎儿娩出后，子宫下段肌组织菲薄，收缩力较差，易发生产后出血。

（3）产褥感染：前置胎盘剥离面接近子宫颈外口，细菌易经阴道上行侵入胎盘剥离面，加之多数产妇因反复失血而致贫血、体质虚弱，容易发生产褥期感染。

2. **对胎儿的影响**　反复出血或一次出血量过多可使胎儿宫内缺氧，严重者胎死宫内。早产率和新生儿死亡率也增加。

二、护 理 评 估

（一）健康史

评估孕妇有无前置胎盘的高危因素；阴道流血的具体经过及产前检查记录等。

（二）身心状况

1. 躯体表现

（1）症状：妊娠晚期或临产时发生无诱因、无痛性反复阴道出血。阴道出血发生的时间、次数、出血量的多少与前置胎盘的类型有关。完全性前置胎盘初次出血时间早，多在妊娠 28 周左右，偶发于妊娠 20 周左右，反复发作，出血量多；边缘性前置胎盘出血多发生在妊娠晚期或临产后，反复发作的次数少，出血量较少；部分性前置胎盘的初次出血时间、出血量及出血次数介于两者之间。

（2）体征：大量出血可呈现面色苍白、脉搏细速、血压下降等休克表现。腹部检查：子宫软，无压痛，大小与妊娠周数相符，胎心音、胎位清楚；先露高浮，易并发胎位异常；反复多次出血或一次大量出血可使胎儿宫内缺氧，严重者胎死宫内。前置胎盘附着于子宫前壁时，可在耻骨联合上方听到胎盘杂音。

（3）心理－社会状况：孕妇及家属因突然出血感到恐惧和焦虑，既担心孕妇的生命安全，也担心胎儿的安危。

（考点：前置胎盘的临床表现）

（三）辅助检查

1. B 型超声检查　可显示子宫壁、胎盘、胎先露及子宫颈的关系，并根据胎盘下缘与子宫颈的关系，确定前置胎盘类型。是目前诊断前置胎盘最安全有效的首选方法。

2. 产后检查胎盘和胎膜　对于产前出血的孕妇，产后应仔细检查胎盘边缘有无血管断裂，若胎盘的母体面有陈旧性黑紫色血块附着，或胎膜破口至胎盘边缘距离不足 7cm，则为前置胎盘。

（四）治疗要点

治疗原则是止血、纠正贫血、预防感染，降低早产率及围生儿死亡率。孕妇一般情况好，阴道出血不多，胎儿尚不足月者，可在密切观察下行期待疗法；孕妇出血多、有生命危险，或胎儿已近足月者，可终止妊娠，现多以剖宫产为终止妊娠的主要手段。

三、护　理　问　题

1. 有组织灌注不足的危险　与反复阴道出血有关。
2. 有感染的危险　与反复阴道出血、胎盘剥离面靠近子宫颈内口有关。
3. 舒适度减弱　与绝对卧床休息、活动无耐力有关。

四、护　理　措　施

（一）期待疗法患者的护理

1. 一般护理

（1）卧床休息，宜取左侧卧位。

（2）摄入高蛋白、高维生素及含铁丰富的饮食，以纠正贫血；多食粗纤维食物，保持大便通畅，避免用力排便。

（3）禁止做阴道和肛门检查，禁止性生活，防止刺激引发再次大出血。

2. 病情观察　监测生命体征、阴道出血量、胎心音、胎动并记录。加强巡查，发现异常情况及时报告医生。

3．配合治疗护理

（1）预防感染：保持病室内空气流通，指导患者注意个人卫生，及时更换会阴垫。为患者每日擦洗会阴2次，并指导其保持会阴部清洁、干燥，注意观察体温、阴道出血性状、血象等变化。

（2）配合医生用药：给予硫酸镁抑制宫缩；给予地塞米松促进胎儿肺成熟。

（二）终止妊娠患者的护理

在抢救休克同时做好手术患者的术前准备、母儿生命体征的监测；对阴道分娩者，应密切观察宫缩、阴道出血量、胎心音及产程进展情况，注意防止产后出血及感染。

（三）心理护理

安抚患者的情绪，减少其恐惧心理，并给予心理支持，使患者及家属接受现实，配合治疗。

（考点：前置胎盘的护理问题和护理措施）

五、健康教育

1．加强对育龄妇女的管理和宣教，避免多产、多次刮宫、宫内感染等高危因素。

2．指导患者出院后注意休息，加强营养，纠正贫血，增强身体抵抗力。

3．指导患者避孕，剖宫产术后2年方可再孕。

4．新生儿存活者，指导哺乳及新生儿护理的有关知识；新生儿死亡者应指导其回乳。

第4节 胎盘早剥

案例 5-4　　某孕妇，35岁，G_1P_0，妊娠36周。今晨不慎摔倒时腹部碰在椅子上，随后自觉下腹不适，有少量阴道出血而入院。检查：宫缩持续30秒，间歇10分钟，子宫底高度33cm，有轻度局限性压痛，估计胎儿重3000g，胎心率140次/分。

问题：1．患者可能是什么疾病？应如何确诊？

2．患者目前的护理问题有哪些？

3．作为护士，该患者入院后应做哪些护理工作？

妊娠20周以后或分娩期，正常位置的胎盘在胎儿娩出前，部分或全部从子宫壁剥离称为胎盘早剥。胎盘早剥是妊娠晚期的严重并发症，具有起病急、发展快的特点，若处理不及时可危及母儿生命。

一、概　　述

（一）病因

1．孕妇血管病变　如重度子痫前期、慢性高血压、慢性肾脏疾病或全身血管病变等。

2．机械性因素　孕妇腹部受到撞击、挤压或摔伤、脐带过短、产时胎儿下降牵拉脐带等。

3．宫腔内压力骤减　双胎分娩时第一个胎儿娩出过快，羊水过多时胎膜破裂后羊水流出过快。

4. 其他　孕妇长时间仰卧位导致子宫静脉压突然升高、高龄多产、营养不良、子宫肌瘤等。

（考点：胎盘早剥的病因）

（二）病理

胎盘早剥主要病理变化是底蜕膜出血，使胎盘自附着处分离并形成血肿。可分为 3 种类型（图 5-4）。

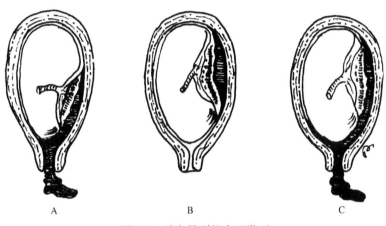

图 5-4　胎盘早剥的病理类型
A. 显性；B. 隐性；C. 混合性

1. 显性出血或外出血　剥离面小、血液凝固时多无明显症状；若继续出血，血液冲开胎盘边缘及胎膜，沿胎膜与子宫之间经子宫颈向外流出。

2. 隐性出血或内出血　血液聚积于胎盘后形成血肿，使剥离面不断扩大。由于胎盘边缘仍附着于子宫壁或胎先露固定于骨盆入口，使血液不能向外流出，形成隐性出血或内出血。

3. 混合性出血　当内出血过多时，血液最终会冲开胎盘边缘沿胎膜与子宫壁之间外流形成混合性出血。

当内出血严重时，血液向子宫肌层内浸润，引起肌纤维分离、断裂、变性，此时子宫表面呈紫蓝色瘀斑，尤其在胎盘附着处明显，称为子宫胎盘卒中。

（考点：胎盘早剥的主要病理变化）

（三）对母儿的影响

1. 对孕妇的影响　引发凝血功能障碍、羊水栓塞、急性肾衰竭、产后出血等严重并发症。

2. 对胎儿 / 新生儿的影响　胎儿窘迫、早产、新生儿窒息或死亡的发生率高。

二、护理评估

（一）健康史

孕妇有妊娠期高血压疾病或外伤史，在妊娠晚期或临产时突然发生剧烈腹痛、有急性失血或休克体征应引起重视。

（二）身心状况

1. 躯体表现　妊娠晚期或分娩时突然发生持续性、剧烈腹痛，伴或不伴阴道出血，按病情严重程度可分为 3 度。

Ⅰ度：以外出血为主，多见于分娩期。胎盘剥离面积小，常无腹痛或腹痛轻；腹部检查子宫软，与妊娠周数大小相符，胎位清，胎心率正常。多在产后检查胎盘母体面有凝血块及压迹后可确诊。

Ⅱ度：以隐性出血为主，胎盘剥离面是胎盘面积的1/3左右。患者常出现突然发生的持续腹痛、腰酸或腰背痛，疼痛的程度与胎盘后血肿大小成正比；无或少量阴道出血，贫血程度与阴道出血量不相符。腹部检查子宫大于孕周，宫底因胎盘后血肿而不断增高，胎盘附着处压痛明显，宫缩有间歇，胎位可扪及，胎儿存活。

Ⅲ度：胎盘剥离面超过胎盘面积的1/2，可出现恶心、呕吐、面色苍白、四肢湿冷、脉搏细数、血压下降等休克症状；腹部检查子宫硬如板状，宫缩间歇时不松弛，胎位扪不清，胎心音消失。

2. 心理-社会状况　由于病情危急，孕妇及家属常感到高度紧张和恐惧。

（考点：胎盘早期剥离的临床表现）

（三）辅助检查

1. B型超声检查　可协助了解胎盘的位置及胎盘早剥的类型，明确胎儿是否存活。

2. 实验室检查　包括血常规、凝血功能、肝肾功能、电解质、弥散性血管内凝血（DIC）筛选实验等，了解贫血程度、脏器功能及凝血功能。

（四）治疗要点

早期识别，积极纠正休克，及时终止妊娠，预防并发症。分娩时机和方式根据孕周和病情轻重决定，多以剖宫产结束分娩。

三、护 理 问 题

1. 潜在并发症：失血性休克、凝血功能障碍、急性肾衰竭、产后出血等。

2. 恐惧　与起病急、进展快、危及母儿安全有关。

四、护 理 措 施

1. 纠正休克、防治并发症　指导孕妇取平卧位或中凹卧位，暂不进食，给予吸氧、保暖，开放静脉通道，补充血容量。

2. 病情观察　监测生命体征；注意腹痛性质、程度、子宫底高度，有无压痛及阴道出血量；监测胎心率；观察凝血功能及肾功能。

3. 配合治疗护理　根据分娩方式，配合医生做好应急护理，如抢救新生儿、做好剖宫产准备、预防产后出血等。

4. 心理护理　向孕妇及家属提供相关信息，说明积极配合治疗及护理的重要性。对于失去胎儿的患者要做到多关爱。

（考点：胎盘早剥的治疗及护理要点）

五、健 康 教 育

出院后注意休息、加强营养、纠正贫血，保持会阴清洁，防治感染。再次妊娠后加强产前检查，预防胎盘早剥这一高危因素的发生。

第 5 节　妊娠期高血压疾病

案例 5-5　　初产妇，30 岁，妊娠 37 周。头痛、视物模糊 2 日，今日因症状加重住院。检查：血压 140/95mmHg，尿蛋白（＋），有不规律宫缩，胎心率 134 次／分。

问题：1. 该患者还需做哪些辅助检查？
　　　2. 该患者可能出现的护理问题有哪些？
　　　3. 对该患者应采取哪些护理措施？

妊娠期高血压疾病是妊娠期特有的疾病，包括妊娠期高血压、子痫前期、子痫、慢性高血压并发子痫前期及妊娠合并慢性高血压。本节主要阐述前三种疾病。本病强调女性发生高血压、蛋白尿等症状与妊娠之间的因果关系。我国发病率为 9.4%～10.4%，国外报道为 7%～12%。该病严重影响母婴健康，是孕、产妇和围生儿死亡的主要原因。

一、概　　述

（一）病因

病因不清，依据流行病学调查，可能与下列因素有关：①初产妇；②孕妇年龄≤18 岁或≥35 岁者；③精神过度紧张；④寒冷季节或气温变化过大，特别是气温升高时；⑤有慢性高血压、慢性肾炎、糖尿病等病史的孕妇；⑥营养不良，如贫血、低蛋白血症者；⑦体型矮胖，体重指数＞24kg/m² 者；⑧子宫张力过高，如羊水过多、双胎妊娠、巨大儿等；⑨家族中有高血压史，尤其孕妇母亲有重度妊娠期高血压病史者。

（二）病理生理

基本病理生理变化是全身小动脉痉挛。由于小动脉痉挛，造成宫腔狭窄，外周阻力增加，加之血管内皮细胞损伤，通透性增加，体液和蛋白质渗出，表现为血压升高、尿蛋白、水肿和血液浓缩。全身各组织器官因缺血缺氧而受到不同程度的损害，出现心力衰竭、肾衰竭、脑出血、凝血功能障碍、肝细胞坏死及被膜下出血、胎盘绒毛退行性变而致胎盘早剥、胎儿宫内窘迫等严重并发症。主要病理生理变化如下：

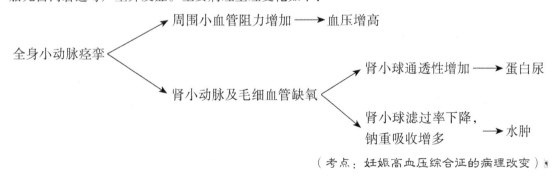

（考点：妊娠高血压综合证的病理改变）

二、护　理　评　估

（一）健康史

详细询问患者于孕前及妊娠 20 周前有无高血压、蛋白尿和（或）水肿及抽搐等征象；

既往病史中有无原发性高血压、慢性肾炎及糖尿病史；有无家族史；本次妊娠中有无头痛、视力改变、上腹不适等症状。

（二）身心状况

1. 躯体表现及分类

（1）妊娠期高血压：妊娠期出现血压升高，血压≥140/90mmHg，于产后12周内恢复正常；尿蛋白（-）；少数患者伴有上腹不适或血小板减少。产后方可确诊。

（2）子痫前期：①轻度：妊娠20周后出现血压≥140/90mmHg；尿蛋白≥300mg/24h或随机尿蛋白（＋）；可伴有上腹部不适、头痛、视物模糊等症状。②重度：血压和尿蛋白持续升高，发生母体脏器功能不良或胎儿并发症。血压≥160/110mmHg；尿蛋白≥2.0g/24h或随机尿蛋白≥（＋＋）；血清肌酐＞106μmol/L，血小板＜100×10^9/L；出现微血管溶血（血LDH升高）；肝功能异常，血清谷丙转氨酶或谷草转氨酶升高；持续性头痛或其他脑神经症状或视觉障碍；持续性上腹疼痛、肝包膜下血肿或肝破裂症状。

（3）子痫：子痫前期基础上出现不能用其他原因解释的抽搐发作，或伴昏迷。根据抽搐发生的时间不同，分为产前子痫、产时子痫和产后子痫。

知识链接

子痫典型发作过程

首先表现为眼球固定，瞳孔散大，头扭向一侧，牙关紧闭，继而口角及面部肌肉颤动，数秒后全身及四肢肌肉强直，双手紧握，双臂伸直，发生强烈的抽动。抽搐时呼吸暂停，面色青紫。持续1分钟左右，抽搐强度减弱，全身肌肉松弛，随即深长吸气而恢复呼吸。抽搐期间患者神志丧失。病情转轻时，抽搐次数减少，抽搐后很快苏醒，但有时抽搐频繁且持续时间较长，患者可陷入深昏迷状态。抽搐过程中易发生唇舌咬伤、摔伤甚至骨折等多种创伤，昏迷时呕吐可造成窒息或吸入性肺炎。

（4）慢性高血压并发子痫前期：高血压孕妇妊娠20周前无尿蛋白，妊娠20周后出现24小时尿蛋白≥300mg；或妊娠前有尿蛋白，妊娠后尿蛋白明显增加或血压进一步升高或血小板＜100×10^9/L。

（5）妊娠合并慢性高血压：妊娠20周前血压≥140/90mmHg，妊娠后无明显加重；或妊娠20周后首次诊断高血压并持续到产后12周后。

（考点：妊娠期高血压疾病的临床表现）

2. 心理-社会状况 孕妇的心理状态与病情的轻重、病程的长短、孕妇对疾病的认识、自身的性格特点及社会支持系统的情况有关。有些孕妇对自身及胎儿预后过分担忧和恐惧而终日心神不宁；也有些孕妇则产生否认、愤怒、自责、悲观、失望等情绪。

（三）辅助检查

1. 尿液检查 包括尿常规检查和24小时尿蛋白测定，尿蛋白的多少反映肾脏受损的程度。

2. 血液检查 包括血常规、血液黏稠度、血细胞比容及血生化检查，了解有无血液浓缩及凝血功能；检查肝、肾功能；测定二氧化碳结合力及电解质，了解有无电解质紊乱及酸中毒。

3. 眼底检查 可见眼底小动脉痉挛，动静脉管径比例可由正常的2:3变为1:2，甚至1:4，或出现视网膜水肿、渗出、出血，严重者出现视网膜剥离和一时性失明。眼底检查是反映疾病严重程度的一项重要参考指标。

　　4. 其他　心电图、胎盘功能测定、胎儿成熟度检查、B 型超声检查、脑血流图检查等，视病情而定。

（考点：妊娠期高血压疾病的身心反应）

（四）治疗要点

　　1. 妊娠期高血压　门诊治疗即可，以休息和调节饮食为主，必要时给予镇静药，密切观察病情变化，加强妊娠期检查，控制病情发展。

　　2. 子痫前期　需住院治疗，积极处理，防止发生子痫及并发症。治疗原则为解痉、降压、镇静，合理扩容及利尿，适时终止妊娠。常用药物有：

　　（1）解痉药物：首选硫酸镁。适用于先兆子痫和子痫。

　　（2）镇静药物：镇静剂兼有镇静和抗惊厥作用，常用地西泮和冬眠合剂。可用于硫酸镁有禁忌或疗效不明显者，分娩期应慎用，以免药物通过胎盘对胎儿的神经系统产生抑制作用。

　　（3）降压药物：不作为常规，用于血压过高，特别是舒张压≥110mmHg 或平均动脉压≥140mmHg 者，以及原发性高血压妊娠前已用降血压药者。常用药物有肼屈嗪、卡托普利等。

　　（4）扩容药物：一般不主张扩容治疗，仅用于低蛋白血症、贫血的患者。常用的扩容剂有人血白蛋白、全血、平衡液和低分子右旋糖酐。

　　（5）利尿药物：用于全身性水肿、急性心力衰竭、肺水肿、脑水肿者。用药过程中应严密监测患者的水和电解质平衡情况以及药物的毒性反应。常用药物有呋塞米、甘露醇。

　　（6）适时终止妊娠：是彻底治疗妊娠期高血压疾病的重要手段。其指征包括：①重度子痫前期孕妇经积极治疗 24～48 小时无明显好转者；②重度子痫前期孕妇的孕龄＜34 周，但胎盘功能减退，或胎儿估计已成熟者；③重度子痫前期孕妇的孕龄＞34 周，经治疗好转者；④子痫控制后 2 小时可考虑终止妊娠。终止妊娠的方式，根据具体情况选择剖宫产或阴道分娩。

　　3. 子痫患者的处理　控制抽搐，防止受伤，纠正缺氧和酸中毒，在控制血压、抽搐的基础上终止妊娠。

三、护 理 问 题

　　1. 有母儿受伤的危险　与子痫抽搐有关。

　　2. 潜在并发症：肾衰竭、胎盘早剥、凝血功能障碍。

　　3. 焦虑　与担心妊娠期高血压疾病对母儿的影响有关。

四、护 理 措 施

（一）妊娠期高血压患者的护理

　　1. 休息　保证充足的睡眠，每日休息不低于 10 小时，以左侧卧位为宜。

　　2. 饮食　摄入足够的蛋白质（每日 100g 以上）、蔬菜，补充维生素、铁和钙剂。食盐不必严格限制，因长期低盐饮食可引起低钠血症，易发生产后血液循环衰竭，并影响食欲。

　　3. 加强产前保健　根据病情需要增加产前检查次数，加强母儿监测措施，密切注意病情变化。

（二）子痫前期患者的护理

1. 一般护理　卧床休息，左侧卧位。安排在安静的病室，避免声、光等各种刺激，所有护理操作集中进行，动作轻柔，必要时给予镇静药促进休息。指导患者摄取足够的蛋白质及高钙饮食，严重水肿患者应根据病情需要，适当限制食盐入量（每天摄入量在3g以下）。

2. 病情观察　严密观察血压、尿蛋白；观察有无头痛、目眩、上腹不适等自觉症状；注意观察胎盘早剥、胎儿宫内窘迫、肝被膜下出血等并发症的早期征象。

3. 配合治疗护理　硫酸镁是子痫前期患者治疗的首选药物，但由于硫酸镁的治疗浓度与中毒浓度接近，使用不当会造成中毒，故应掌握硫酸镁的用药方法、毒性反应及注意事项。

（1）用药方法：24小时硫酸镁用量以15～20g为宜，可静脉给药或肌内注射。首次负荷量25%硫酸镁20ml加于25%葡萄糖20ml中，缓慢静脉注入（5～10分钟）；继之25%硫酸镁60ml加入10%葡萄糖1000ml静脉滴注，滴注速度以1g/h为宜，不超过2g/h；视血压情况可加用肌内注射，25%硫酸镁20ml加2%普鲁卡因2ml臀部深部注射。

（2）硫酸镁中毒时会出现如下反应：首先表现为膝反射减弱或消失，继之出现全身肌张力减退、呼吸抑制甚至心搏骤停，危及生命。

（3）硫酸镁中毒的预防和解救：用药前及用药过程中除了评估患者血压外，还应注意以下事项：膝腱反射必须存在；呼吸不少于16次/分；尿量每小时不少于25ml或每24小时不少于600ml；硫酸镁治疗时一旦出现中毒反应，立即静脉注射10%葡萄糖酸钙10ml解毒。

（考点：子痫前期的治疗要点及护理）

（三）子痫患者的护理

1. 协助医生控制抽搐　患者一旦发生抽搐，应尽快控制，首选药物为硫酸镁，也可加用镇静药物。

2. 专人护理，防止受伤　①昏迷患者取平卧位，头偏一侧，及时清理呼吸道分泌物和呕吐物，禁饮食和口服药物，保持呼吸道通畅，防止窒息并吸氧；②抽搐发生时，将开口器或压舌板置于上、下磨牙间，防止舌咬伤，并使用舌钳防止舌后坠；③加用床档，以防患者从床上跌落，若有义齿应取出。

3. 减少刺激，以免诱发再次抽搐　将患者安置于单人暗室，保持绝对安静，避免声、光刺激；一切治疗活动和护理操作尽量轻柔且相对集中，避免干扰患者。

4. 密切监护　观察生命体征、记录24小时出入量；观察抽搐的持续时间、间歇时间、次数及昏迷时间；观察宫缩、胎心音、产程进展等情况。

（考点：子痫的护理问题）

（四）终止妊娠的护理

经阴道分娩者第一产程应密切观察产程进展，保持产妇安静和充分休息；第二产程行阴道助产术，缩短第二产程；第三产程应预防产后出血，胎肩娩出后立即静脉使用缩宫素，禁用麦角新碱；产后24小时至5天内仍有发生子痫的可能，继续监测血压，遵医嘱给药，防止子痫发作，同时注意观察子宫复旧及恶露情况，防止产后出血和感染。

（五）心理护理

向家属及孕妇说明配合治疗、保持安静的重要性，取得孕妇及其家属的支持，避免一切不良刺激加重孕妇病情进展，解除其思想顾虑，使其配合治疗及护理。

五、健 康 教 育

对轻度妊娠期高血压疾病患者，应进行饮食指导并注意休息，以左侧卧位为主，自计胎动，加强胎儿监护，加强产前检查；对重度妊娠期高血压疾病患者，应使患者掌握识别不适症状及用药后的不适反应。还应掌握产后的自我护理方法，加强母乳喂养的指导。同时，注意家属的健康教育，使孕妇得到心理和生理的支持。

第 6 节　早　　产

初产妇，30 岁，妊娠 34 周。今日自觉腹部疼痛，每小时 4～5 次，每次 30 秒左右，阴道少量出血。查体：宫缩不规律，胎心率 134 次 / 分。

问题：1. 该孕妇还需做哪些辅助检查？
　　　2. 该孕妇可能出现的护理问题有哪些？
　　　3. 对该孕妇应采取哪些护理措施？

妊娠满 28 周至不满 37 足周之间分娩者称为早产，此时娩出的新生儿称早产儿，体重多在 1000～2499g，各器官发育尚不够成熟。据统计，早产儿中约有 15% 于新生儿期死亡，而且，围生儿死亡中与早产有关者占 75%。因此，防止早产是降低围生儿死亡率的重要环节之一。

一、病　　因

1. 孕妇因素　孕妇如合并下生殖道感染（尤其性传播疾病）、子宫畸形、子宫肌瘤，急、慢性疾病及妊娠并发症时易诱发早产，而且若孕妇有吸烟、酗酒等不良行为或精神受到刺激以及承受巨大压力时也可发生早产。

2. 胎儿、胎盘因素　30%～40% 早产与胎膜早破、绒毛膜羊膜炎有关。此外，妊娠合并症与并发症、子宫过度膨胀及胎盘因素（如前置胎盘、胎盘早剥、羊水过多、多胎等），均可导致早产。

（考点：早产的病因）

二、护 理 评 估

（一）健康史

详细评估可致早产的高危因素，如孕妇以往有流产、早产史或本次妊娠期有阴道流血则发生早产的可能性大，应详细询问并记录患者既往出现的症状及接受治疗的情况。

（二）身心状况

1. 躯体表现　妊娠满 28 周后至 37 周前出现有明显的规律宫缩（至少每 10 分钟一次）伴有子宫颈管缩短，可诊断为先兆早产。如果妊娠 28～37 周，出现 20 分钟≥4 次且每次持续≥30 秒的规律宫缩，并伴随子宫颈管缩短≥75%，宫颈口进行性扩张 2cm 以上可诊断为早产临产。

2. 心理－社会状况　早产已不可避免时，孕妇常会不自觉地把一些相关的事情与早产联系起来而产生自责感。由于胎儿的安全不可预知，恐惧、焦虑也是早产孕妇常见的情绪反应。

（考点：早产的身心状况）

（三）辅助检查

通过全身检查及产科检查，结合阴道分泌物的生化指标检测，核实孕周，估算胎儿成熟度、胎方位等，观察产程进展，确定早产的进程。

（四）治疗要点

1. 若胎儿存活、无胎儿窘迫、胎膜未破，应卧床休息，使用宫缩抑制药抑制宫缩，抗生素预防或控制感染，尽可能延长孕周。

2. 若胎膜已破，早产已不可避免，应使用糖皮质激素促胎肺成熟，提高早产儿的存活率。

（考点：早产的治疗要点）

三、护 理 问 题

1. 有新生儿受伤的危险　与早产儿发育不成熟有关。

2. 焦虑　与担心早产儿预后有关。

四、护 理 措 施

（一）先兆早产保胎的护理

1. 一般护理　卧床休息，取左侧卧位；禁止性生活，勿刺激乳头，慎做肛查和阴道检查，以免诱发宫缩。

2. 病情观察　严密观察胎心率、宫缩、阴道出血及胎膜破裂情况，有异常及时报告医生。

3. 配合治疗护理　护理人员应能明确保胎药物的作用和用法，并能识别药物的副作用。常用的抑制宫缩的药物有：

（1）β-肾上腺素受体激动剂：常用药物有利托君、沙丁胺醇等。此类药物的副作用为心跳加快、血压下降、血糖增高、血钾降低、恶心、出汗、头痛等。

（2）硫酸镁：首次剂量为5g，以后每小时不超过2g，宫缩被抑制后每小时1g，直至宫缩消失后12小时。注意观察中毒反应。

（3）钙通道阻滞药：常用硝苯地平10mg舌下含服，每6～8小时一次。

（4）前列腺素合成酶抑制剂：常用药物有吲哚美辛及阿司匹林，因可导致卵圆孔闭锁临床已少用。

4. 预防新生儿合并症的发生　在保胎过程中，应每日行胎心监护，教会患者自计胎动。对妊娠不足35周可能早产者，在分娩前按医嘱给予孕妇糖皮质激素促胎肺成熟，如地塞米松、倍他米松等，可降低新生儿呼吸窘迫综合征的发病率。

（二）早产临产的护理

若早产已不可避免，应尽早决定合理的分娩方式。如经阴道分娩者，临产后慎用镇静剂，避免发生新生儿呼吸抑制；产程中应给孕妇吸氧，并尽量缩短第二产程，以减少分娩过程对胎头的压迫；充分做好早产儿保暖和复苏的准备，新生儿出生后，立即结扎脐带，防止过多母血进入胎儿循环造成循环系统负荷过重。

（三）心理护理

由于早产是出乎意料的，孕妇多没有精神和物质准备，对产程中的孤独感、无助感尤为敏感。因此，丈夫、家人和护士在身旁提供支持更显重要，并能帮助孕妇以良好的心态承担早产儿母亲的角色。

（考点：早产的护理措施）

五、健 康 教 育

做好孕期保健工作，指导孕妇加强营养，保持平静的心情。避免诱发宫缩的活动，如抬举重物、性生活等。高危孕妇须多卧床休息，以左侧卧位为宜，以改善胎儿供氧，慎做肛查和阴道检查等。积极治疗合并症，子宫颈内口松弛者应于孕 14～16 周或更早进行子宫内口缝合术，防止早产的发生。指导产妇护理早产儿，提高存活率。

第7节　过 期 妊 娠

案例 5-7　　　初孕妇，35 岁。因孕 41⁺⁴ 周无产兆，门诊医生拟收住院，但其家属对此不理解。

问题：1. 该孕妇还需做哪些辅助检查？

2. 该孕妇可能出现的护理问题有哪些？

3. 对该孕妇应采取哪些护理措施？

平时月经周期规律，妊娠达到或超过 42 周（≥294 天）尚未分娩者，称为过期妊娠。其发病率占妊娠分娩总数的 3%～15%。

（考点：过期妊娠的定义）

一、概　　述

（一）病理

1. 胎盘及羊水　过期妊娠的胎盘病理有两种类型。一种是胎盘功能正常，除重量略有增加外，胎盘外观和镜检均与足月妊娠胎盘相似；另一种是胎盘功能减退，胎盘母体面呈片状或多灶性梗死及钙化，显微镜下见绒毛滋养层基底膜增厚，纤维素样坏死绒毛增加，使胎盘功能降低。妊娠 42 周后羊水迅速减少，约 30% 减至 300ml 以下；羊水粪染率明显增高，是足月妊娠的 2～3 倍。

2. 胎儿　过期妊娠胎儿生长模式与胎盘功能有关，可分为以下 3 种。

（1）正常生长及巨大儿：胎盘功能正常者，能维持胎儿继续生长，约 25% 成为巨大儿。

（2）胎儿过熟综合征：与胎盘功能减退有关。典型表现为皮肤干燥、起皱、脱皮；身体瘦长、胎脂消失、皮下脂肪减少，表现为消耗状；头发浓密，指（趾）甲长；新生儿睁眼、异常警觉和焦虑，容貌似 "小老人"。胎儿皮肤黄染，羊膜和脐带呈黄绿色。

（3）胎儿生长受限：小样儿可与过期妊娠共存，胎儿的危险性更大。

（二）对母儿的影响

1. 对围产儿的影响　胎儿窘迫、胎粪吸入综合征、新生儿窒息及巨大儿等围产儿发病率及死亡率均明显增高。

2．对母体的影响　产程延长和难产率增高，使手术产率及母体产伤明显增加。

二、护 理 评 估

（一）身心状况

1．核实孕周

（1）病史：月经规律、末次月经清楚者，以末次月经第 1 天计算孕周。此外还可根据排卵日、基础体温、辅助生殖术（如人工授精、体外受精－胚胎移植术）的日期进行推算。

（2）临床表现：早孕反应开始出现时间、胎动开始出现时间以及早孕期妇科检查时的子宫大小，均有助于推算孕周。

（3）实验室检查：根据 B 型超声检查、妊娠初期血或尿 hCG 增高的时间确定孕周。

2．评估胎儿宫内安危　根据胎心、胎动情况、胎儿电子监护、B 型超声检查、羊膜镜检查、胎儿头皮血 pH 测定等结果判断胎儿宫内安危（详见本章第 11 节）。

3．社会－心理因素　孕妇及家属因不了解过期妊娠的潜在危害而拒绝医疗干预，有可能延误最佳的结束妊娠时机给围生儿造成伤害。

（二）处理要点

在妊娠 41 周以后，即应考虑终止妊娠，尽量避免过期妊娠。应根据胎儿安危状况、胎儿大小、子宫颈成熟度综合分析，选择恰当的分娩方式。

（考点：过期妊娠的处理要点和护理措施）

三、护 理 问 题

1．有围生儿受伤的危险　与胎盘功能减退、胎儿窘迫、新生儿窒息有关。

2．知识缺乏：缺乏过期妊娠对胎儿影响的知识。

四、护 理 措 施

1．一般护理　嘱孕妇取左侧卧位休息，间断吸氧。

2．病情观察　勤听胎心音，指导孕妇自测胎动，必要时行胎儿电子监护，协助进行胎盘功能评估。

3．配合治疗护理　分娩期加强产程监护，发现胎儿窘迫及时报告医生进行处理，并做好新生儿复苏的准备。过期妊娠时胎头增大或变硬、可塑性较差，可影响产程进展，需剖宫产者则尽快做好术前准备。产后仔细检查软产道有无裂伤，检查新生儿情况，并加强对过期新生儿的护理。

4．心理护理　向患者及家属讲解过期妊娠可能对胎儿及分娩产生的影响，使孕妇能理解并积极配合所采取的终止妊娠措施。

五、健 康 教 育

加强产前检查，准确核实预产期，避免过期妊娠发生。教会孕妇自我监护胎儿宫内安危。指导产妇及家属加强对新生儿的护理。

第 8 节　羊 水 过 多

 案例 5-8　　初产妇，32 岁，单胎妊娠，孕 28 周。近日自觉腹部明显增大，呼吸困难，双下肢水肿明显。B 超提示羊水指数（AFI）26cm，诊断为羊水过多。

问题：1. 该孕妇还需做哪些辅助检查？
　　　2. 该孕妇可能出现的护理问题有哪些？
　　　3. 对该孕妇应采取哪些护理措施？

妊娠期间羊水量超过 2000ml 称为羊水过多。

（考点：羊水过多的定义）

一、概　　述

（一）病因

1. 胎儿因素　以神经系统畸形和消化道畸形最常见，此外还有胎儿肿瘤、神经肌肉发育不良、代谢性疾病等。此外双胎妊娠羊水过多的发生率约是单胎妊娠的 10 倍。

2. 妊娠合并症　妊娠期糖尿病、母儿 Rh 血型不合、胎儿免疫性水肿、妊娠期高血压疾病等。

3. 其他　特发性羊水过多，约 1/3 孕妇存在原因不明的羊水过多。

（二）对母儿的影响

1. 对孕妇的影响　孕妇易并发妊娠期高血压疾病、胎膜早破、早产、胎盘早剥、子宫收缩乏力、产后出血、产褥感染等。由于腹部增大，自觉呼吸困难。

2. 对胎儿的影响　胎位异常、胎儿窘迫、脐带脱垂的发生率增加。

二、护 理 评 估

（一）健康史

详细询问健康史，了解孕妇年龄、有无妊娠合并症、有无先天畸形家族史等。

（二）身心状况

1. 躯体表现　多数孕妇羊水增多较慢，称为慢性羊水过多；少数孕妇羊水在数日内急剧增多，称为急性羊水过多。

（1）急性羊水过多：较少见，多发生在妊娠 20～24 周，由于羊水急剧增多，数日内子宫迅速增大，并产生一系列压迫症状，如孕妇出现行走不便，呼吸困难，不能平卧，甚至发绀，腹部胀痛，进食减少。巨大的子宫压迫下腔静脉，导致下腔静脉回流受阻，出现下肢及外阴部水肿及静脉曲张。

（2）慢性羊水过多：较多见，多发生在妊娠晚期，羊水在数周内逐渐增多，多数孕妇能适应。查体见腹部膨隆大于妊娠月份，腹壁皮肤发亮、变薄，触诊时感到皮肤张力大，有液体震颤感，胎位不清，胎心音遥远或听不清。

2. 心理－社会状况　因羊水过多腹压增加使孕妇行走不便，影响其正常生活和工作，产生焦虑，又因担心胎儿可能有某种畸形而感到紧张、恐惧。

（三）辅助检查

1. B 型超声检查　是重要的辅助检查方法，不仅可以监测羊水量，还可判断有无胎儿畸形（如无脑儿、脊柱裂）、双胎等。B 型超声检查诊断羊水过多的标准：羊水最大暗区垂直深度（AFV）≥8cm；羊水指数（AFI）≥25cm。

2. 甲胎蛋白（AFP）测定　母血或羊水中 AFP 值显著增高时，提示胎儿有神经管畸形的可能。

（四）治疗要点

羊水过多合并胎儿畸形者，确诊后应尽早终止妊娠。羊水过多合并正常胎儿者，应寻找病因并积极治疗，症状严重者可经腹行羊膜腔穿刺放出适量羊水，缓解压迫症状。

三、护 理 问 题

1. 有胎儿受伤危险　与胎膜早破、早产、胎盘早剥等并发症有关。
2. 舒适度减弱　与羊水过多引起的不适有关。

四、护 理 措 施

1. 一般护理　指导孕妇低钠饮食，多食蔬菜、水果，防止便秘；注意休息，取左侧卧位或半坐卧位，抬高下肢，以改善症状；避免做增加腹压的动作，防止胎膜早破。

2. 病情观察　动态监测孕妇的宫高、腹围、体重，及时发现胎膜早破、胎盘早剥等征象。

3. 配合治疗护理　协助做好羊膜腔穿刺放羊水的护理，羊水流出速度以每小时 500ml 为宜，一次放羊水量不超过 1500ml；放羊水过程中密切监测孕妇的生命体征、宫缩、胎心率、羊水性状等；放羊水后，腹部压沙袋，防止胎盘早剥和休克。

4. 心理护理　加强与孕妇交流，为孕妇提供心理支持，以良好的心态配合治疗和护理，避免并发症的发生。对有畸形儿的孕妇，特别注意维护其自尊，疏导不良情绪。

五、健 康 教 育

有胎儿畸形儿的孕妇，如考虑再次妊娠，应进行有关遗传咨询，并加强妊娠期检查和监护。

（考点：羊水过多的护理措施）

第 9 节　羊 水 过 少

案例 5-9　　　某孕妇，38 岁，孕 32 周。今日常规 B 超检查发现羊水最大暗区垂直深度 2.5cm，羊水指数 7cm，胎儿未见明显畸形。医生建议继续观察，1 周后复查。

问题：1. 该孕妇可能出现的护理问题有哪些？

2. 对该孕妇应采取哪些护理措施？

妊娠晚期羊水量少于 300ml 称为羊水过少。

一、概　　述

（一）病因

1. 胎儿畸形　以胎儿泌尿系统畸形为主，胎儿少尿或无尿，导致羊水过少。染色体异常、小头畸形、甲状腺功能减低等也可引起羊水过少。

2. 胎盘功能减退　过期妊娠、妊娠期高血压疾病等导致胎儿慢性缺氧，使胎儿血液重新分配，肾血流量降低，胎儿尿液生成减少，导致羊水过少。

3. 其他　孕妇长时间服用抗利尿药，使胎儿尿量减少引发羊水过少；一些原因不明的羊水过少与羊膜通透性改变、炎症、宫内感染有关。

（二）对母儿的影响

1. 对孕妇的影响　手术分娩率和引产率均增加。

2. 对胎儿的影响　妊娠早期可导致胎膜与胎体相连，妊娠中晚期可造成胎儿斜颈、屈背、手足畸形等异常。因胎儿缺氧、胎儿畸形等使围生儿病死率明显增高。

二、护理评估

（一）健康史

了解孕妇月经与生育史、用药史、有无妊娠合并症、有无先天畸形等家族史，同时了解孕妇感觉到的胎动情况。

（二）身心状况

1. 躯体表现　孕妇于胎动时感觉腹痛，子宫的敏感度较高，轻微的刺激即可引起宫缩，临产后阵痛剧烈，宫缩不协调，宫口扩张缓慢，产程延长，容易发生胎儿宫内窘迫与新生儿窒息。检查时发现宫高、腹围小于同期正常妊娠孕妇。

2. 心理 - 社会状况　孕妇及家属担心胎儿是否有畸形，而感到焦虑。

（三）辅助检查

B 型超声检查：妊娠晚期羊水最大暗区垂直深度（AFV）≤2cm 或羊水指数（AFI）≤5cm 可诊断羊水过少，如 AFV≤1cm 为严重羊水过少。还可了解胎儿有无畸形。

（四）治疗要点

羊水过少合并胎儿畸形应尽早终止妊娠。羊水过少合并正常胎儿应积极寻找病因，尽量延长孕周，适时终止妊娠。对妊娠未足月者，可采用羊膜腔灌注液体、增加饮水、静脉补液等方法增加羊水量。

三、护理问题

1. 有胎儿受伤的危险　与羊水过少胎儿粘连或宫内生长受限有关。

2. 焦虑　与担心胎儿畸形有关。

四、护理措施

1. 一般护理　指导孕妇取左侧卧位休息，改善胎盘血液供应；嘱孕妇增加饮水量，并进食汤类食物；教会孕妇计数胎动，监测胎儿宫内安危。

2. 病情观察　观察孕妇的生命体征，定期测量宫高、腹围和体重，判断病情进展，观察胎心、胎动，监测胎盘功能、胎儿宫内情况及胎儿生长发育情况。

3. 配合治疗护理 羊膜腔灌注治疗时应注意严格无菌操作，防止发生感染，同时按医嘱给予抗感染药物。

4. 心理护理 向孕妇解释关于羊水过少的可能因素和目前处理措施，取得孕妇支持，对合并胎儿畸形者，给予安慰理解，使孕妇能面对现实，积极配合治疗。

（考点：羊水过少的身心状况）

五、健 康 教 育

有胎儿畸形儿的孕妇，如考虑再次妊娠，进行有关遗传咨询，并加强妊娠期检查和监护。

第10节 多 胎 妊 娠

案例 5-10 初孕妇，32岁，孕28周。近日自觉腹部明显增大，呼吸困难，双下肢水肿明显。B超提示双胎妊娠。

问题： 1. 该孕妇可能出现的护理问题有哪些？
2. 对该孕妇应采取哪些护理措施？

一次妊娠宫腔内有两个或两个以上胎儿时称多胎妊娠。多胎妊娠时，孕妇并发症增多，早产发生率及围生儿死亡率增高，临床必须高度重视。本节主要讨论双胎妊娠。

一、概 述

（一）分类及原因

1. 双卵双胎 由两个卵子分别受精而形成的双胎妊娠，约占双胎妊娠的70%。其发生与种族、遗传、应用促排卵药、多胚胎宫腔内移植等因素有关。两个胎儿的基因不完全相同，故形成的两个胎儿有区别，如血型、性别、外貌可相同或不同。两个胎儿有各自的胎盘和胎囊，胎盘可为两个，也可融合为一个，但血液循环各自独立。

2. 单卵双胎 由一个受精卵分裂而成的双胎妊娠，称为单卵双胎。约占双胎妊娠的30%。原因不明，不受种族、遗传、医源性因素的影响。两个胎儿具有相同的遗传基因，故其性别、血型相同，容貌极相似。因受精卵分裂的时间不同，可以是一个胎盘，也可以是两个胎盘，但两个胎儿的血液循环相通。

（二）对母儿的影响

1. 对孕妇的影响 妊娠期发生流产、妊娠期高血压疾病、贫血、羊水过多、胎膜早破的概率较单胎妊娠明显增加。分娩期易出现宫缩乏力、胎盘早剥、产后出血等并发症。

2. 围产儿并发症 约50%的双胎妊娠并发早产，其风险为单胎妊娠的7～10倍，此外还有胎头交锁及胎头碰撞、胎儿畸形、双胎输血综合征等风险。

知识链接

双胎输血综合征

单卵双胎时，两个胎儿的血液循环相通，常常是一个胎儿为供血儿，发生贫血、生长缓慢；另一个胎儿为受血儿，接受供血儿的输血，发生生长过快、心力衰竭等。最终极易造成两个胎儿宫内死亡。

二、护　理　评　估

（一）健康史

详细评估孕妇的早孕反应、子宫大小、胎动等情况。

（二）身心状况

1. 躯体表现

（1）早孕反应较重；子宫增大快且大于孕周，容易出现呼吸困难、下肢水肿、静脉曲张等压迫症状；易出现贫血、妊娠期高血压疾病、羊水过多、胎儿畸形等并发症。

（2）腹部检查可触及两个胎头和多个小肢体，听到速率不同的两个胎心音。双胎妊娠的胎位多为纵产式，以一头一臀或两个头位多见，其他胎位较少见（图5-5）。

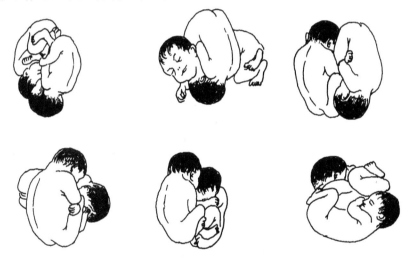

图5-5　双胎妊娠的胎产式

2. 心理－社会因素　同时孕育两个胎儿，孕妇及家属是欣喜的，但同时又担心胎儿的安危、有无畸形、孩子的养育、家庭经济问题等，处于一种矛盾的心理状况中。

（三）辅助检查

B型超声检查在妊娠7～8周时可见到两个妊娠囊，孕13周后可清楚显示两个胎头和胎体，诊断率几乎达100%。

（四）治疗要点

1. 妊娠期　加强产前检查，注意休息，加强营养，避免并发症的发生。

2. 分娩期　加强胎心及产程的监护，及时处理异常产程，注意防止胎头交锁。

3. 产褥期　预防产后出血、腹压骤降引起的休克及产后感染。

（考点：双胎妊娠的身心状况）

三、护 理 问 题

1. 有围生儿受伤的危险　与早产、胎膜早破、脐带脱垂等有关。
2. 潜在并发症：产后出血。

四、护 理 措 施

1. 一般护理　嘱孕妇多休息，最好取左侧卧位，尤其是妊娠最后2～3个月，减少早产的机会；加强营养，鼓励孕妇少量多餐，注意补充铁、钙、叶酸等，以满足妊娠需要。

2. 防止围生儿受伤，促进母儿健康

（1）增加产前检查的次数，注意病情观察，预防和处理并发症。

（2）分娩时严密观察产程和胎心变化，及时处理产程异常。第一个胎儿娩出后，立即断脐，同时保持第二个胎儿的纵产式，待其自然分娩。如等待15分钟仍无宫缩，可协助人工破膜或静脉滴注缩宫素以加强宫缩。第二个胎儿娩出后，立即注射缩宫素，腹部放置沙袋。

（3）加强第四产程的观察，预防产后出血。加强对新生儿的护理。

3. 心理护理　向孕妇及家属介绍双胎妊娠的有关知识，告知孕妇保持心情愉快、避免出现并发症的重要性；解除其过分焦虑的情绪，做好迎接两个新生儿的思想和物质准备；对于少数新生儿畸形的产妇，表示深切的同情，提供照顾。

（考点：双胎妊娠的护理措施）

五、健 康 教 育

1. 加强妊娠期营养，以满足两个胎儿生长发育需要。
2. 增加产前检查次数，有异常随时就诊。
3. 注意休息，左侧卧位，抬高下肢，减轻水肿；妊娠晚期，少活动多休息，预防早产。
4. 准备两套新生儿用物，指导正确母乳喂养及新生儿护理。

第11节　高 危 妊 娠

一、概　　述

具有高危妊娠因素的孕妇称为高危孕妇。加强对高危孕妇的监护和管理，了解胎儿宫内的安危并给予及时处理，对降低孕产妇及围生儿死亡率，提高产科质量及出生人口素质具有重要意义。

高危妊娠因素的范围很广，基本包括了所有的病理产科。概括起来有以下两个方面。

1. 孕妇自然状况、家庭及社会经济因素　如孕妇年龄<16岁或≥35岁、妊娠前体重过轻或超重、身高<145cm、受教育时间<6年、先天发育异常、家属中有遗传性疾病；孕妇有吸烟、嗜酒、吸毒等不良嗜好；孕妇职业稳定性差、收入低、居住条件差、未婚或独居、营养不良、交通不便等。

2. 疾病因素

（1）流产、异位妊娠及异常分娩史：复发性自然流产、异位妊娠、早产、死产、死胎、新生儿死亡、新生儿溶血性黄疸、新生儿畸形、新生儿有先天性或遗传性疾病、巨大儿等。

（2）妊娠合并症：如心脏病、糖尿病、高血压、肾病、肝炎、甲状腺功能亢进、血液病、病毒感染、性病、恶性肿瘤、生殖器官发育异常、智力低下、精神异常等。

（3）妊娠并发症：如妊娠期高血压疾病、前置胎盘、胎盘早剥、羊水过多或过少、胎儿宫内发育迟缓、过期妊娠、母儿血型不合等。

（4）可能造成胎儿畸形或难产的因素：妊娠早期接触大量放射线或化学性毒物、服用对胎儿有影响的药物、病毒感染、胎位异常、巨大儿、多胎妊娠、骨盆异常、软产道异常。

（考点：高危妊娠的诊断）

二、高危妊娠孕妇的监护

1. 详细了解病史，进行高危因素评估　了解孕妇的年龄、有无吸烟饮酒等不良嗜好、既往妊娠和分娩史；了解孕妇此次妊娠的经过：孕早期有无患病及接触化学毒物、放射线，孕中晚期有无妊娠并发症、合并症等；了解双方家族中有无遗传性疾病、多胎等家族史。

2. 加强产前检查　目前我国已普遍实行了孕产妇三级管理制度，推广使用孕（产）妇系统保健手册，目的在于及早对高危妊娠进行筛查、监护和管理。对于高危孕妇，基层医院要尽早发现，专册登记并及时转送上一级医院；上级医院要充分重视，增加产前检查的次数，加强对孕妇及胎儿的监护，选择对母婴最有利的分娩时间和方式。

三、高危妊娠胎儿的监护

（一）B 型超声检查

B 型超声检查是产科常用的一种辅助检查方法，妊娠早期常用于诊断早孕，判断是否为宫内妊娠。妊娠中期可以进行胎儿畸形筛查，妊娠晚期了解羊水量、胎盘功能分级、胎儿大小、胎动等，从而进行胎儿成熟度、胎盘功能、胎儿宫内安危的判断。

（1）胎儿：不仅能评估胎产式、胎先露、胎方位、有无畸形，还能估计胎儿大小、是否成熟，如双顶径达 8.5cm 以上，则胎儿体重多超过 2500g。

（2）胎盘：评估胎盘大小、厚度、位置，不仅对于分娩方式、分娩时机等临床决策有参考意义，还可以评估是否存在前置胎盘、胎盘早剥、副胎盘等。B 型超声检查还可以进行胎盘功能分级：0 级：未成熟，多见于中期妊娠；Ⅰ级：开始趋向成熟，多见于 29～36 周；Ⅱ级：成熟期，多见于妊娠 36 周以后；Ⅲ级：胎盘已经成熟，多见于妊娠 38 周以后。

（3）羊水：不仅可以观察羊水的性状，还可以通过测量羊水最大暗区垂直深度（AFV）和计算羊水指数（AFI）来评估羊水量是否正常。

（4）脐带：了解脐带是否存在打结、绕颈、过长或过短等异常。

（二）胎盘功能测定

1. 测孕妇尿雌三醇（E_3）　24 小时尿 E_3＞15mg 为正常值，如＜15mg 为警戒值，＜10mg 或突然减少达 50% 以上，提示胎盘功能减退。也可取随意尿测雌三醇 / 肌酐（E/C），＞15 为正常值，＜10 为危险值。

2. 测孕妇血清游离雌三醇值　孕晚期如＜40nmol/L 表示胎盘功能低下。

3. 测孕妇血清胎盘生乳素（HPL）值　妊娠足月时应为 4～11mg/L，孕晚期如＜4mg/L 或突然下降 50% 提示胎盘功能低下。

（三）胎儿成熟度测定

除计算妊娠周数、测量宫高与腹围、B 型超声测量胎头双顶径外，还可经腹壁羊膜腔穿刺抽取羊水进行以下检测。

1. 卵磷脂 / 鞘磷脂（L/S）值　用于评估胎儿肺成熟度，L/S 值＞2 提示胎儿肺成熟。

2. 磷脂酰甘油（PG）测定　＞3% 提示肺成熟。

3. 泡沫试验或震荡试验　是一种快速而简便的测定羊水中表面活性物质的试验。若两管面均有完整的泡沫环，提示胎儿肺成熟。

4. 其他　肌酐值、胆红素值、淀粉酶值、脂肪细胞计数可分别提示胎儿肾、肝、唾液腺、皮肤是否成熟。

（考点：胎儿成熟度的判断）

（四）胎儿宫内安危判断

1. 胎动　是孕妇进行自我监测的最简便、准确的手段。12 小时胎动计数＜10 次或逐日下降超过 50% 者，或胎动计数明显增加后胎动消失，均提示胎儿宫内窘迫。

2. 胎心　当胎心率＜110 次 / 分或＞160 次 / 分均提示胎儿宫内缺氧。

3. 胎儿电子监护　能连续记录胎心率的变化并反映胎心、胎动和宫缩三者的关系，及早发现胎儿宫内缺氧，现已被临床广泛应用。

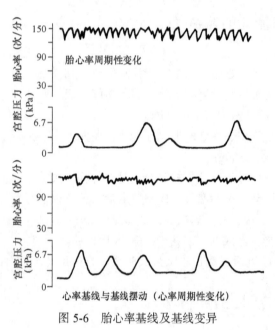

图 5-6　胎心率基线及基线变异

（1）胎心率（FHR）的监测

1）胎心率基线：指在无胎动、无宫缩影响时，10 分钟以上的胎心率平均值。正常的胎心率基线在 110～160 次 / 分。宫缩间歇期记录的 FHR＞160 次 / 分或＜110 次 / 分，持续 10 分钟，称为胎心率过速或胎心率过缓（图 5-6）。

2）胎心率基线变异：由于正常的胎心率基线由交感神经和副交感神经共同调节，FHR 有小的周期性波动，正常波动范围为 6～25 次/分，波动频率≥6 次 / 分。基线变异的存在，表示胎儿有一定的储备能力，是胎儿健康的表现。基线变异消失则提示胎儿储备能力丧失（图 5-6）。

3）一过性胎心率变化：即与子宫收缩有关的 FHR 变化。①一过性胎心率加速：子宫收缩后胎心率基线增加 15 次 / 分以上，持续时间≥15 秒，是胎儿宫内情况良好的表现。②一过性胎心率减速：指随宫缩出现的胎心率的短暂性减慢。分为三种情况：①早期减速：减速与宫缩同时开始，宫缩后迅速恢复，幅度＜50 次 / 分，可能与胎头受压有关，多无临床意义（图 5-7）。②变异减速：减速与子宫收缩无固定关系，下降迅速、幅度大（＞70 次 / 分）、恢复快，可能与宫缩时脐带受压、迷走神经兴奋有关（图 5-8）。③晚期减速：子宫收缩开始后一段时间出现胎心率减慢，下降缓慢，下降幅度＜50 次 / 分，持续时间长，恢复缓慢，是胎儿缺氧的表现，应予以高度重视（图 5-9）。

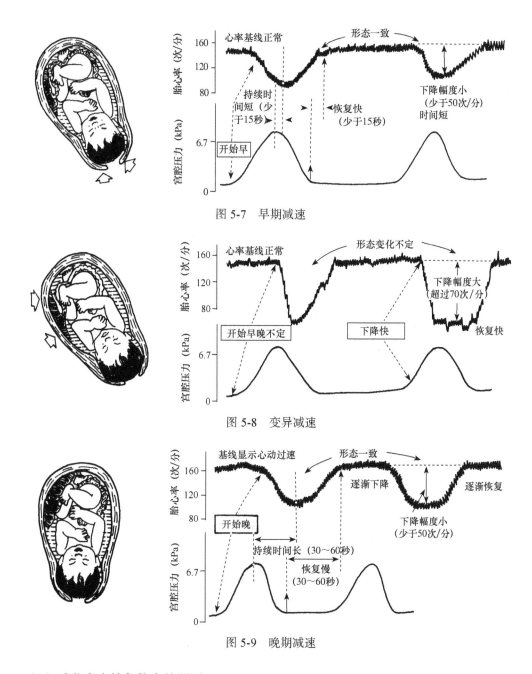

图 5-7　早期减速

图 5-8　变异减速

图 5-9　晚期减速

（2）胎儿宫内储备能力的预测

1）无应激试验（NST）：通过观察胎动时胎心率的变化，来了解胎儿宫内储备能力。连续监测 20 分钟，如有 3 次以上胎动伴胎心率加速＞15 次/分，持续时间＞15 秒则为 NST（＋），说明胎儿宫内储备能力良好；如达不到这一标准，则为 NST（－），需进一步做缩宫素激惹试验。

2）缩宫素激惹试验（OCT）：用缩宫素诱导子宫收缩并用胎心监护仪记录胎心率的变化。如果多次宫缩后反复出现晚期减速，胎心率基线变异减少，则为 OCT（＋），提示胎盘功能减退；反之则为 OCT（－），提示胎盘功能尚佳。但要注意，OCT 假阳性多，意义不如阴性大。

（五）羊膜镜检查

应用羊膜镜经子宫颈在胎膜外观察羊水性状，若羊水呈黄色、黄绿色、棕黄色，提示胎儿宫内缺氧。

（六）胎儿心电图

可了解胎儿发育、胎盘功能、有无缺氧等情况。

（七）胎儿头皮血 pH 测定

宫颈口开大到一定程度，可采胎儿头皮血测其 pH。正常为 7.25～7.35，若 pH≤7.20 则提示胎儿有严重缺氧及酸中毒。

（八）其他检查

甲胎蛋白（AFP）测定可帮助检查胎儿有无开放性神经管缺损（如无脑儿、脊柱裂、脑膨出）；染色体核型分析检测有无遗传性疾病、先天性代谢性疾病、染色体疾病。

自测题

A_1/A_2 型题

1. 引起早期流产的主要原因是（　　）
   - A. 接触有害物质　　B. 黄体功能低下
   - C. 宫口松弛　　　　D. 创伤
   - E. 染色体异常

2. 以下关于先兆流产不妥的处理是（　　）
   - A. 多运动，保持心情愉快
   - B. 禁止性生活
   - C. 必要时给予对胎儿危害小的镇静剂
   - D. 黄体功能不足的孕妇，每日肌内注射黄体酮保胎
   - E. 及时行超声检查，了解胚胎发育情况

3. 可能引起患者发生凝血机制障碍的流产为（　　）
   - A. 早期流产　　　B. 自然流产
   - C. 习惯性流产　　D. 晚期流产
   - E. 稽留流产

4. 因子宫颈内口松弛引起习惯性流产者，需行子宫内口缝扎术的时间是妊娠（　　）
   - A. 8～10 周　　　B. 10～12 周
   - C. 12～14 周　　D. 14～16 周
   - E. 16～18 周

5. 常见的异位妊娠部位是（　　）
   - A. 卵巢妊娠
   - B. 腹腔妊娠
   - C. 直肠子宫陷凹妊娠
   - D. 宫颈妊娠
   - E. 输卵管妊娠

6. 发生输卵管妊娠的主要原因是（　　）
   - A. 输卵管发育不良
   - B. 慢性输卵管炎症
   - C. 输卵管手术
   - D. 精神因素干扰受精卵运送
   - E. 子宫内膜异位症

7. 以下关于针对非手术治疗的异位妊娠患者，不恰当的护理措施是（　　）
   - A. 密切观察患者生命体征
   - B. 重视患者主诉，尤应注意阴道流血量与腹腔内出血量不成比例
   - C. 鼓励患者卧床休息，护士提供相应的生活护理
   - D. 指导患者摄取足够的营养
   - E. 便秘者可行肥皂水灌肠

8. 前置胎盘是指妊娠 28 周后胎盘附着于（　　）
   - A. 子宫体的后壁　　B. 子宫体的前壁
   - C. 子宫体的侧壁　　D. 子宫底部
   - E. 子宫下段，甚至胎盘下缘达到或覆盖子宫颈内口处

9. 关于前置胎盘阴道流血正确的描述是（　　）

A．有痛性阴道流血

B．无诱因、无痛性阴道流血

C．阴道流血常与外伤有关

D．宫缩时阴道流血停止

E．阴道流血量与贫血程度不成正比

10．胎盘早剥的主要病理变化是（　　）

　　A．全身小动脉痉挛　B．底蜕膜出血

　　C．子宫异常收缩　D．胎膜早破

　　E．羊水过多

11．Ⅲ度胎盘早剥，胎盘的剥离面积为（　　）

　　A．超过胎盘面积的 1/3

　　B．超过胎盘面积的 1/2

　　C．超过胎盘面积的 1/5

　　D．超过胎盘面积的 1/4

　　E．超过胎盘面积的 2/3

12．妊娠期高血压疾病的描述，下列不妥的是（　　）

　　A．为妊娠特有的全身性疾病

　　B．主要特征为高血压、蛋白尿和水肿

　　C．基本病理变化是全身小动脉痉挛

　　D．血压＞160/110mmHg，尿蛋白（＋），为妊娠期高血压

　　E．水肿程度与病情轻重无明显关系

13．硫酸镁中毒首先出现的体征是（　　）

　　A．膝腱反射减弱或消失

　　B．呼吸减慢　C．心率减慢

　　D．尿量减少　E．血压下降

14．某孕妇因妊娠期高血压疾病使用硫酸镁治疗，发生了中毒现象，除停药外，还应给予（　　）

　　A．5% 葡萄糖液静脉滴注

　　B．山莨菪碱肌内注射

　　C．50% 葡萄糖液静脉滴注

　　D．10% 葡萄糖酸钙静脉滴注

　　E．低分子右旋糖酐静脉滴注

15．患者，女性，24 岁，已婚。停经 56 天，阴道少量出血 1 天，色暗红，伴下腹轻微疼痛，妇科检查宫口未开，子宫如孕 8 周大。应诊断为（　　）

　　A．先兆流产　B．难免流产

　　C．不全流产　D．稽留流产

　　E．习惯性流产

16．患者，女性，30 岁，已婚。停经 62 天，阴道少量出血 7 天，色暗红，伴下腹轻微疼痛。今晨在家突然阴道出血增多，并有一烂肉样组织物排出。妇科检查宫口已开，子宫如孕 7 周大小，阴道出血多。应诊断为（　　）

　　A．先兆流产　　B．难免流产

　　C．不全流产　　D．稽留流产

　　E．习惯性流产

17．患者，女性，30 岁，已婚。停经 50 天，阴道少量出血 3 天。4 小时前突感下腹撕裂样剧痛，伴明显肛门坠胀感，血压 60/40mmHg。妇科检查：宫颈举痛明显，子宫稍大而软，右附件有明显触痛。该患者最可能的诊断是（　　）

　　A．先兆流产　　　B．子宫内膜异位症

　　C．异位妊娠　　　D．卵巢囊肿扭转

　　E．子宫肌瘤红色变性

18．30 岁初孕妇，妊娠 39 周。妊娠中期产前检查未见异常。自妊娠 38 周开始自觉头痛、目眩。血压 160/110mmHg，尿蛋白 2.5g/24h，宫缩不规律，胎心 134 次 / 分。此时治疗原则为（　　）

　　A．门诊治疗并注意随访

　　B．住院治疗，静脉滴注硫酸镁

　　C．温肥皂水灌肠引产

　　D．人工破膜并静脉滴注缩宫素

　　E．行剖宫产术

19．某孕妇妊娠 33 周，有不规律子宫收缩，胎膜未破，宫口未开，胎心 140 次 / 分，估计胎儿大小为 2300g。目前的处理原则是（　　）

　　A．立即人工破膜

　　B．药物控制宫缩

　　C．监测胎盘功能

　　D．积极引产，预防感染

　　E．观察阴道出血情况

20．25 岁初孕妇，孕 36^{+2} 周。规律宫缩 6 小时，阴道流水 2 小时入院，肛查宫口开大 1cm，试纸由红色变为蓝色，胎头尚未入盆，以下护理措施正确的是（　　）

　　A．温肥皂水灌肠

　　B．每 6 小时观察一次宫缩

　　C．每 4 小时听一次胎心

D. 取头低足高位

E. 让产妇沐浴

A_3/A_4 型题

（21、22题共用题干）

孕妇因羊水过多行羊膜腔穿刺。

21. 放羊水过程中应注意每小时放羊水量不应超过（　　）

　　A. 1000ml　　　　B. 500ml

　　C. 2000ml　　　　D. 1500ml

　　E. 3000ml

22. 一次放羊水量不应超过（　　）

　　A. 1000ml　　　　B. 500ml

　　C. 2000ml　　　　D. 1500ml

　　E. 3000ml

（23~25题共用题干）

患者，女性，28岁，已婚，孕70天。今日阴道流出少许暗红色血，小腹部坠胀不适，B超检查胚胎发育正常。

23. 此时应诊断为（　　）

　　A. 先兆流产　　　B. 不全流产

　　C. 习惯性流产　　D. 难免流产

　　E. 完全流产

24. 治疗原则为（　　）

　　A. 手术治疗　　　B. 保胎治疗

　　C. 住院治疗　　　D. 肌内注射缩宫素

　　E. 抗凝治疗

25. 以下哪项护理措施不正确（　　）

　　A. 嘱孕妇卧床休息，避免刺激

　　B. 保持外阴清洁，阴道冲洗

　　C. 保持心情舒畅

　　D. 观察腹痛及阴道出血

　　E. 病情变化随时报告医生

（26~28题共用题干）

患者，女性，30岁，孕11周。下腹阵发性疼痛伴阴道大量出血，呈贫血貌。妇科检查：宫口已开，有组织堵塞宫口，阴道有活动性出血，子宫大小与孕周相符。

26. 此时应诊断为（　　）

　　A. 先兆流产　　　B. 不全流产

　　C. 习惯性流产　　D. 难免流产

　　E. 完全流产

27. 采取的治疗方案为（　　）

　　A. 保胎治疗

　　B. 肌内注射缩宫素＋清宫手术

　　C. 黄体酮肌内注射

　　D. 手术治疗

　　E. 继续观察

28. 正确的护理措施是（　　）

　　A. 取头高足低位

　　B. 输血者让患者家属去取血

　　C. 术后测量生命体征1次

　　D. 通知医生来院后再进行抢救

　　E. 刮出物送病理检查

（29、30题共用题干）

患者，女性，36岁。平时月经规律，停经49天。今晨排便时突然下腹部剧烈疼痛，急来我院就诊，面色苍白，脉细速，测血压80/50mmHg。检查：下腹部明显压痛和反跳痛，叩诊有移动性浊音。阴道检查：可触及阴道穹后部饱满、触痛、宫颈举痛、子宫稍大，一侧附件可触及边界不清、压痛明显的包块。急查尿hCG（＋）。

29. 最可能的诊断为（　　）

　　A. 异位妊娠　　　B. 流产

　　C. 阑尾穿孔　　　D. 黄体破裂

　　E. 急性腹膜炎

30. 为进一步确诊，护士应做的检查的准备是（　　）

　　A. 阴道穹后部穿刺　B. 清宫

　　C. 腹部手术　　　D. 子宫切除手术

　　E. B型超声

（31~33题共用题干）

某女士，G_2P_1，妊娠35周。无痛性阴道出血10小时，出血量少于月经量。检查：血压130/78mmHg，无宫缩，胎心率150次/分，患者一般情况良好。

31. 此患者最可能的诊断是（　　）

　　A. 先兆流产　　　B. 胎盘早剥

　　C. 前置胎盘　　　D. 正常临产

　　E. 先兆子宫破裂

32. 为进一步确诊应做的检查是（　　）

　　A. B型超声检查　B. 阴道检查

　　C. 肛查　　　　　D. 阴道穹后部穿刺

E．X 线检查

33．对该患者的处理措施中错误的是（　　）

A．嘱患者卧床休息，给予镇静剂

B．严密观察产兆及胎心音

C．注意阴道出血情况

D．做好输血及手术准备

E．肛查了解产程进展

（34～36 题共用题干）

某孕妇，35 岁，G3P0，妊娠 35 周。曾人工流产两次。近半个月反复少量无痛性阴道流血而入院。检查：血压 110/70mmHg，宫缩持续 20 秒，间隔 7～8 分钟，强度弱，胎心率 140 次 / 分。住院后诊断为前置胎盘。

34．最有助于诊断的病史是（　　）

A．高龄初产妇　　B．人工流产史

C．胎方位异常　　D．反复无痛性阴道出血

E．体检结果

35．最有助于诊断的辅助检查方法是（　　）

A．阴道检查　　B．腹部 B 超检查

C．羊膜腔造影术　　D．肛查

E．腹部 CT

36．入院待产 1 周时，阴道突然出血 500ml，宫缩持续 30 秒，间隔 4～5 分钟。测血压 80/50mmHg，胎心率 150 次/分。最佳处理方法为（　　）

A．立即行剖宫产术

B．应用子宫收缩抑制药

C．输血，继续观察

D．应用地塞米松促胎肺成熟

E．产房待产

（37～39 题共用题干）

某孕妇，28 岁，G3P0，妊娠 32 周。以往有 2 次人工流产史。突然阴道流血约 200ml。检查：血压 110/60mmHg，腹软，无压痛。子宫底高度 31cm，胎头先露，胎头浮，胎心率 136 次 / 分。

37．首先考虑的诊断是（　　）

A．前置胎盘　　B．胎盘早剥

C．先兆子宫破裂　　D．宫颈息肉

E．早产

38．为进一步确诊，应首选的检查是（　　）

A．阴道窥器检查　　B．阴道穿刺诊

C．B 型超声检查　　D．腹部 X 线摄片

E．CT 检查

39．入院后处理应选择（　　）

A．立即行剖宫产术

B．人工破膜术及静脉滴注缩宫素

C．测卵磷脂 / 鞘磷脂（L/S）值

D．期待疗法

E．择期剖宫产

（40～42 题共用题干）

某孕妇，妊娠 28 周。因意外碰撞出现持续性腹痛。查体：子宫硬如板状，有压痛，子宫比妊娠周数大，阴道无流血，胎心、胎动消失。

40．首先考虑（　　）

A．胎盘早剥　　B．前置胎盘

C．先兆流产　　D．难免流产

E．先兆子宫破裂

41．正确的处理措施是（　　）

A．缩宫素引产

B．纠正休克，剖宫产终止妊娠

C．胎心、胎动已消失，等待胎儿自然娩出

D．产钳助产

E．水囊引产

42．该孕妇最易出现的并发症是（　　）

A．心力衰竭　　B．呼吸窘迫综合征

C．羊水过少　　D．弥散性血管内凝血

E．胎膜早破

（43、44 题共用题干）

某孕妇，35 岁，G1P0，妊娠 36 周。妊娠期高血压疾病先兆子痫。住院 3 小时后自觉下腹不适，有少量阴道出血。检查：宫缩持续 30 秒，间歇 10 分钟，强度弱，子宫底高度 33cm，子宫右侧有轻度局限性压痛，估计胎儿重 3000g，胎心率 140 次 / 分。

43．首先考虑可能是（　　）

A．前置胎盘　　B．先兆早产

C．胎盘早剥　　D．外伤

E．胎膜早破

44．最恰当的处理原则是（　　）

A．立即行剖宫产术

B．硫酸镁抑制宫缩

C．期待疗法

D．治疗妊娠高血压综合征

E．吸氧

（45、46 题共用题干）

某孕妇，28 岁，妊娠 32 周时诊断为妊娠期高血压，但因未按医嘱复诊，于妊娠 37 周时，感到头痛，随后抽搐、昏迷。家人送急诊途中又抽搐 1 次。入院检查：血压 170/120mmHg，神志不清，呼吸、脉搏正常，双下肢水肿（＋＋），产科情况尚可，未临产。

45. 该患者应考虑的诊断为（　　　）
　　A. 妊娠合并高血压
　　B. 轻度妊娠高血压综合征
　　C. 子痫
　　D. 先兆子痫
　　E. 中度妊娠高血压综合征

46. 以下关于对该患者的护理措施中错误的是（　　　）
　　A. 加床档，防止坠地
　　B. 将患者置于安静、光线充足的病房
　　C. 头偏向一侧
　　D. 护理治疗集中进行
　　E. 禁食、禁水

（47～50 题共用题干）

某孕妇，30 岁，妊娠 30 周。阴道少量出血 2 天，感下腹坠痛 2 小时，胎心 150 次 / 分。肛查：

官口扩张可容纳指尖，胎头先露，高浮。

47. 该患者最可能的诊断是（　　　）
　　A. 先兆流产　　　　B. 早产
　　C. 难免流产　　　　D. 先兆早产
　　E. 胎膜早破

48. 下列护理措施中最重要的是（　　　）
　　A. 适当活动　　　　B. 加强营养
　　C. 给氧气吸入　　　D. 抑制宫缩
　　E. 持续胎儿监测

49. 如出现胎膜早破，还应采取的措施是（　　　）
　　A. 给予镇静药
　　B. 应用激素促胎肺成熟
　　C. 加用中药保胎
　　D. 家属谈话
　　E. 及时予以手术

50. 为避免早产儿发生呼吸窘迫综合征，促进肺成熟的药物是（　　　）
　　A. 阿司匹林
　　B. 糖皮质激素
　　C. 维生素 K
　　D. 吸氧
　　E. 沙丁胺醇

（李民华）

第 **6** 章

妊娠合并症妇女的护理

第 1 节 妊娠合并心脏病

案例 6-1 初孕妇，28 岁，孕 32 周。自幼发现有先天性心脏病，因对生活无明显影响，故未治疗。10 天前活动后偶尔出现气急、胸闷，休息后好转，未就诊，近 2 日气急、胸闷加重，夜间睡觉常因憋闷而坐起，有时需要半卧位才能入睡。

问题：1. 如何正确评估患者的心功能？

2. 患者存在哪些护理问题？

3. 如何给患者进行正确的妊娠期监护与指导？

妊娠合并心脏病是严重的妊娠合并症，是孕产妇四大死亡原因之一，仅次于产后出血。居非直接产科死因的首位，发病率约为 1%。妊娠合并心脏病的类型以先天性心脏病居多，占 35%～50%，其次是风湿性心脏病。主要的死亡原因是妊娠、分娩及产褥期间心脏负担加重而诱发的心力衰竭。

一、概　述

（一）妊娠、分娩对心脏病的影响

1. **妊娠期**　孕妇血容量在妊娠第 6 周开始增加，于妊娠 32～34 周达高峰，较妊娠前增加 40%～45%，使心排血量增加、心率加快，增加了心脏负担。随着妊娠进展，子宫增大、膈肌升高，使心脏向上、向左前发生移位，大血管扭曲，机械性地增加了心脏的负担，易发生心力衰竭。

2. **分娩期**　是心脏负担最重的时期。第一产程子宫收缩时，每次宫缩有 250～500ml 血液被挤入体循环，使心率增加 15 次 / 分，心脏负荷加重。第二产程中，除子宫收缩外，腹肌和骨骼肌的收缩使外周循环阻力增加，且分娩时产妇屏气用力使肺循环阻力增加，腹压增加使内脏器官的回心血量增加，可使心脏的前后负荷都增加。第三产程，胎儿娩出后，腹腔内压力骤降，大量血液流向内脏器官，使回心血量减少；继之胎盘娩出，胎盘循环停止，大量血液进入体循环使回心血量骤增，如此造成的血流动力学急剧变化，极易诱发妊娠合并心脏病的产妇发生心力衰竭。

3. **产褥期**　产后 3 天内，由于子宫缩复，大量血液进入体循环，且妊娠期组织内潴留的液体回吸收到体循环，血容量再次增加，故产后 3 日内心脏病产妇仍易发生心力衰竭。

综上所述，妊娠合并心脏病心脏负担最重、最易发生心力衰竭的三个时期是妊娠 32～34

周及其以后、分娩期以及产后 3 天内。

（考点：心脏病孕产妇易发生心力衰竭的时期）

（二）心脏病对妊娠的影响

心脏病不影响受孕。心脏病变轻、心功能Ⅰ～Ⅱ级者、无心力衰竭病史、无其他并发症者，在密切监护下可顺利妊娠及分娩，母儿相对安全。心功能Ⅲ～Ⅳ级、有心力衰竭病史、严重心律失常或其他并发症者，易致流产、早产、死胎、胎儿生长受限、胎儿宫内窘迫及新生儿窒息等，围生儿死亡率增高，是正常妊娠的 2～3 倍。某些治疗心脏病的药物对胎儿也存在潜在的毒性反应，如地高辛可以通过胎盘屏障到达胎儿体内对胎儿产生影响。

二、护理评估

（一）健康史

应全面了解孕妇的产科病史和既往病史。包括心脏病的类型、诊治情况、心功能、有无心力衰竭或者诱因、孕产史、孕妇对本次妊娠的适应及产前检查情况等。

（二）身心状况

1. 躯体表现

（1）原发心脏病的表现：自觉心悸、气短、胸闷、乏力、呼吸困难等。体格检查发现发绀、杵状指、心脏舒张期杂音、心界扩大、心律失常等。

（2）早期心力衰竭的表现：①轻微活动后即出现胸闷、心悸、气短；②休息时心率超过 110 次 / 分，呼吸超过 20 次 / 分；③夜间常因胸闷而需坐起呼吸，或需到窗口呼吸新鲜空气；④肺底部出现持续性少量湿啰音，咳嗽后不消失。

（考点：妊娠合并心脏病的孕产妇早期心力衰竭的表现）

（3）心力衰竭的表现：左心衰竭以呼吸困难为主要症状，右心衰竭以体循环静脉淤血引起的胃肠道和肝脏淤血的消化道症状最常见。

（4）心功能分级：美国纽约心脏病协会（NYHA）根据患者所能耐受的日常体力活动，将心功能分为 4 级。

Ⅰ级：一般体力活动不受限制。

Ⅱ级：一般体力活动稍受限制，活动后出现心悸、轻度气短，休息时无自觉症状。

Ⅲ级：一般体力活动明显受限制，休息时无不适，轻微日常活动即感不适、心悸，呼吸困难或既往有心力衰竭病史。

Ⅳ级：一般体力活动严重受限制，不能进行任何体力活动，休息时有心悸、呼吸困难等心力衰竭表现。

心功能的分级不是固定不变的，如劳累或呼吸道感染时心功能Ⅰ～Ⅱ级可发展为Ⅲ～Ⅳ级。

（考点：心功能的分级）

（5）产科检查：除常规产前检查外，注意是否存在诱发心力衰竭的产科因素，如妊娠期高血压疾病、产后出血和感染等。

2. 心理 - 社会状况　随着妊娠进展，心脏负担逐渐加重，由于缺乏相关知识，孕妇及家属的心理负担较重，甚至产生过度紧张、焦虑及恐惧心理而不能合作。

（三）辅助检查

1. 心电图和 24 小时动态心电图　提示心律失常或心肌受损情况。

2. 超声心动图　反映心腔大小、心瓣膜结构及血流动力学改变。

3. B 超检查和胎儿电子监护　了解胎儿的发育和宫内安危。

（四）治疗要点

处理原则是积极防治心力衰竭和感染。

1. 非妊娠期　根据心脏病的类型、病情程度及心功能状态，确定患者能否妊娠。心功能Ⅰ～Ⅱ级者，可以妊娠，心功能Ⅲ～Ⅳ级、既往有心力衰竭史、有肺动脉高压、发绀型先天性心脏病、严重心律失常、心脏疾病急性期者不宜妊娠，应指导其采取避孕措施。

2. 妊娠期

（1）凡不宜妊娠者，在妊娠 12 周前行人工流产术：妊娠超过 12 周时终止妊娠的危险性与自然分娩相似，因此应在严密监护下，积极防治心力衰竭，使之顺利度过妊娠与分娩。对顽固性心力衰竭的病例，为减轻心脏负荷，应与心内、心外、麻醉、重症等科室联系，在严密监护下行剖宫产术终止妊娠。

（2）定期产前检查：应定期产前检查，是否进行系统产前检查的心脏病孕妇，心力衰竭发生率和孕产妇死亡率可相差 10 倍。于妊娠 36～38 周提前住院待产。

3. 分娩期　选择适宜的分娩方式。

（1）阴道分娩：适用于心功能Ⅰ～Ⅱ级、胎儿不大、胎位正常、子宫颈条件良好者，第二产程时需给予阴道助产，防止心力衰竭和产后出血的发生。

（2）剖宫产：适用于心功能Ⅲ～Ⅳ级、胎儿偏大、子宫颈条件不佳、合并其他并发症者，不宜再妊娠者同时行输卵管结扎术。

4. 产褥期　产后 3 天内，尤其是产后 24 小时内，是易发生心力衰竭的危险时期，产妇须充分休息并密切监护。应用广谱抗生素预防感染到产后 1 周。心功能Ⅲ级及以上者不宜哺乳。不宜再妊娠者，可在产后 1 周行绝育术。

三、护　理　问　题

1. 活动无耐力　与心排血量下降有关。

2. 潜在并发症：心力衰竭、产后出血、感染。

3. 焦虑　与担心自身及胎儿安危有关。

四、护　理　措　施

（一）妊娠期

1. 一般护理

（1）休息与活动：根据心功能状态选择合适的有氧活动，避免过度劳累和情绪激动。每日至少睡眠 10 小时，必要时需绝对卧床休息，休息时应采取左侧卧位或半卧位。提供良好的支持系统，避免因过劳和精神压力诱发心力衰竭。

（2）饮食与营养：给予高蛋白、高维生素和含铁丰富的食物，少食多餐，不宜过饱。多吃水果及蔬菜，预防便秘。孕 16 周后限制钠盐摄入，每日不超过 4～5g。整个妊娠期孕妇体重增加不超过 12kg。妊娠 20 周后，预防性应用铁剂防止贫血。

（3）消除心力衰竭诱因：注意保暖、预防感染、贫血，避免过度劳累和情绪激动。

2. 加强产前检查　妊娠 20 周前每 2 周产前检查 1 次，妊娠 20 周后，尤其是 32 周后，每周检查 1 次，重点监测心功能情况及胎儿宫内情况。有早期心力衰竭征象者，应立即住院。指导胎动计数，若妊娠期顺利，应在 36～38 周提前住院待产。

（二）分娩期

1. 经阴道分娩者

（1）第一产程：产程开始即予抗生素预防感染；安慰鼓励患者，解除紧张和焦虑情绪，必要时按医嘱给予镇静剂；左侧卧位，略抬高头部，按医嘱吸氧及药物治疗，并注意用药后观察；每 15 分钟测量一次心率、脉搏、呼吸等生命体征的变化，一旦发现心力衰竭征象，应积极抢救；观察产程的进展情况，每 30 分钟听胎心 1 次，产程异常或心功能异常进一步恶化者，应立即做好剖宫产的术前准备。

> **知识链接**
>
> ## 急性左心衰竭的抢救
>
> 1. **体位**　患者取半坐位或端坐位，双腿下垂，减少回心血量。
> 2. **吸氧**　迅速有效高流量面罩或加压给氧，于氧气滤瓶中加 20%～30% 乙醇。
> 3. **开放静脉通道**　遵医嘱应用镇静剂、利尿剂、血管扩张剂及洋地黄类药物。严密观察药物的毒性反应。
> 4. **严重心力衰竭者**，为减轻其心脏负荷，应与内科医生联系，在控制心力衰竭的同时紧急行剖宫产术终止妊娠以减轻心脏负荷，挽救孕妇生命。

（2）第二产程：每 10 分钟听胎心 1 次，或使用胎心监护仪持续监护胎心音。患者可取侧卧位或半卧位分娩，宫缩时避免产妇屏气用力，以免加重心脏负担，宫口开全可行阴道助产术以缩短第二产程，严格无菌操作。做好抢救新生儿的各种准备工作。

（3）第三产程：①胎儿娩出后，立即腹部放置 1～2kg 沙袋，持续 24 小时，防止腹压骤降诱发心力衰竭；②为防止产妇产后出血过多，可静脉或肌内注射缩宫素 10～20U，禁用麦角新碱（可引起静脉压升高）；③遵医嘱输血、输液时，应注意输液速度不可过快。

2. 剖宫产手术的护理　术前遵医嘱用药改善心功能，做好剖宫产术前准备和新生儿窒息的抢救准备。术中、术后严格控制输液量和速度，注意心功能的评估。

（三）产褥期

1. 预防心力衰竭　产后 72 小时内，尤其是 24 小时内仍是发生心力衰竭的危险时期，产妇应卧床休息并密切监护生命体征及心功能变化情况。必要时遵医嘱使用镇静剂，积极预防产后出血。清淡饮食，多吃蔬菜和水果，防止便秘。

2. 预防感染　观察体温、伤口、子宫复旧和恶露变化，乳房有无疼痛和红肿、硬结，做好会阴护理，遵医嘱临产时用抗生素直至产后 1 周。

3. 指导哺乳　心功能 Ⅰ～Ⅱ 级，可母乳喂养，但要避免劳累。心功能 Ⅲ～Ⅳ 级者不宜哺乳，指导退奶及人工喂养的方法，新生儿按高危儿处理。

（考点：妊娠合并心脏病的护理措施）

（四）心理护理

指导孕妇和家属了解妊娠合并心脏病的有关知识，促进交流，使其明确加强监护可降低风险，消除紧张和焦虑，自动配合治疗和护理。

五、健 康 教 育

1. 心脏病患者应孕前咨询，确定是否适宜妊娠。

2. 告知加强产前检查和监护的重要性，指导胎动计数，合理饮食，避免便秘、劳累、激动、感染等诱发心力衰竭的因素，学会识别早期心力衰竭的征象，出现胸闷、气短和心悸等症状立即住院。

3. 不宜妊娠者，剖宫产的同时或正常分娩后 1 周行输卵管结扎术。未绝育者严格避孕。嘱其产后 42 天到产科门诊做产后检查。

第 2 节　妊娠合并糖尿病

案例 6-2　　　某产妇，26 岁。平日胃口较好，运动较少，偏胖，妊娠后进食增多，运动更少了，孕 25 周体重已经增加了 10kg，孕后不定期产检都被告知正常，直到昨日到医院检查空腹血糖为 7.1mmol/L，医生让她喝了糖水，2 小时后查血糖结果为 11.2mmol/L。

问题：1. 患者患了什么病？

2. 如何给患者解释妊娠期血糖增高对母儿的危害？

3. 如何对患者进行合理的饮食和药物治疗指导？

妊娠合并糖尿病属高危妊娠，包括两种类型：一是糖尿病合并妊娠，即原有糖尿病的基础上合并妊娠，也称孕前糖尿病；二是妊娠期糖尿病（GDM），为妊娠前糖代谢正常，妊娠期才出现的糖尿病。糖尿病孕妇中，GDM 占 90% 以上，多数患者血糖于产后恢复正常，但将来患 2 型糖尿病概率增加，我国妊娠期糖尿病发生率是 1%～5%，近年有增高趋势。

一、概　　述

（一）妊娠对糖尿病的影响

1. 妊娠期　血容量增加、血液稀释、胰岛素相对不足；胎盘分泌的激素具有抗胰岛素作用，使母体对胰岛素的需要量增加；若妊娠期不能代偿这一生理的变化，可使血糖增高，使原有的糖尿病加重或患 GDM。

2. 分娩期　子宫收缩消耗大量的糖原以及产妇进食减少，妊娠期已用胰岛素治疗者，若不及时减少用量，容易发生低血糖，严重者可出现低血糖昏迷及酮症酸中毒。

3. 产褥期　由于胎盘排出及产妇体内激素逐渐恢复到孕前水平，应及时调整胰岛素用量，否则也容易出现低血糖昏迷及酮症酸中毒。

（二）糖尿病对妊娠的影响

1. 对孕妇的影响　妊娠期糖尿病的孕妇患妊娠期高血压疾病、感染、流产、早产、难产、羊水过多、胎膜早破、产后出血的概率明显增加，孕妇再次患 GDM 的风险增加。

2. 对胎儿、新生儿的影响　巨大胎儿、胎儿畸形、死胎、流产、早产、胎儿生长受限和新生儿低血糖发生率增加。高血糖引起胎儿肺泡表面活性物质不足而发生新生儿呼吸窘迫综合征。

二、护 理 评 估

（一）健康史

1. 糖尿病高危因素评估　糖尿病家族史、年龄≥35 岁、肥胖、糖耐量异常史、多囊卵巢综合征、不明原因死胎、死产、流产史、巨大胎儿或新生儿呼吸窘迫综合征分娩史、胎儿畸形和羊水过多史、GDM 史。

2. 本次妊娠情况　发现孕妇体重＞90kg、胎儿大于孕周、羊水过多、反复发作的外阴、阴道假丝酵母菌病警惕合并糖尿病可能。

（二）身心状况

1. 躯体表现

（1）糖尿病临床表现及并发症：大部分孕妇无明显症状，小部分孕妇有典型的三多症状（多饮、多食、多尿）或体重改变；偶有皮肤瘙痒或外阴瘙痒和视物模糊。常见的并发症有低血糖和酮症酸中毒。

（2）产科情况：除进行常规产前检查外，评估孕产妇有无妊娠期高血压疾病、羊水过多和产后出血等并发症；评估胎儿宫内发育情况，有无畸形、巨大胎儿或胎儿生长受限；评估新生儿有无低血糖和呼吸窘迫综合征的发生。

（3）糖尿病的严重程度和预后：根据糖尿病的发病年龄、病程长短及有无血管病变评估。

（考点：妊娠合并糖尿病的躯体表现）

2. 心理-社会状况　孕妇及家属因担心糖尿病对母儿的不利影响而焦虑，担心分娩时出现难产或新生儿并发症而紧张不安。

（三）辅助检查

1. 常规检查　血常规、尿常规、肝肾功能、眼底检查、尿酮体检查等。尿糖检查阳性者应除外生理性糖尿，需做空腹血糖及糖耐量试验确诊。

2. 糖尿病合并妊娠　空腹血糖≥7.0mmol/L；糖化血红蛋白≥6.5%；75g 口服葡萄糖耐量试验（OGTT），服糖后 2 小时血糖≥11.1mmol/L；伴有典型的高血糖症状或高血糖危象，同时随机血糖≥11.1mmol/L 可诊断。

3. 妊娠期糖尿病的筛查　妊娠 24～28 周进行，选择 75g 口服葡萄糖耐量试验。医疗资源缺乏地区，建议妊娠 24～28 周首查空腹血糖≥5.1mmol/L，可以直接诊断 GDM。

知识链接

75g 口服葡萄糖耐量试验方法及诊断标准

晚餐后禁食 8 小时以上至次晨（9 时前），5 分钟内口服 75g 葡萄糖液体 300ml，分别测服糖前、服糖后 1 小时、服糖后 2 小时血糖值。诊断标准分别是 5.1mmol/L、10.0mmol/L、8.5mmol/L。任何一点血糖值达到或超过即诊断为 GDM。

4. 胎儿监测　B 型超声、胎儿电子监护、胎盘功能测定和羊水卵磷脂／鞘磷脂值测定，了解胎儿发育、胎儿宫内储备、胎盘功能及胎儿成熟度。

（四）治疗要点

1. 糖尿病的妇女应在妊娠前判断糖尿病的程度，确定可否妊娠，病变较轻、血糖控制在正常范围者，可在严密监护下妊娠。

2. 允许妊娠者，需遵循糖尿病的治疗原则，尽可能将孕妇血糖控制在正常或接近正常范围内，合理使用胰岛素，减少并发症的发生。

3. 产科处理　妊娠期加强产前检查，妊娠早期每周 1 次到第 10 周，妊娠中期每 2 周 1 次，32 周后每周 1 次。在确保母婴安全的前提下，选择在 38～39 周终止妊娠，选择正确的分娩方式。产褥期注意预防新生儿低血糖和呼吸窘迫综合征的发生，预防产后出血和感染。

三、护　理　问　题

1. 有血糖不稳定的危险　与糖代谢异常有关。
2. 知识缺乏：缺乏血糖监测、妊娠合并糖尿病自我管理的相关知识。
3. 有胎儿受伤的危险　与早产、手术产、巨大胎儿、畸形儿有关。
4. 潜在并发症：低血糖、产后出血与感染。

四、护　理　措　施

1. 非妊娠期

（1）糖尿病患者应寻求产前咨询和详细的评估，确定病情的严重程度，重症糖尿病对母儿危险均较大，应避孕，不宜妊娠。若已妊娠应尽早终止。

（2）血糖控制良好者，可在积极治疗、严密监护下继续妊娠。

2. 妊娠期

（1）知识教育：指导孕妇及家属通过多种手段了解糖尿病的相关知识，提高妊娠期监护能力，确保母儿安全。告知妊娠期血糖控制的满意标准：孕妇无明显饥饿感，空腹血糖 3.3～5.3mmol/L，餐后 2 小时血糖 4.4～6.7mmol/L。教会孕妇识别高血糖和低血糖的症状及紧急处理步骤，鼓励孕妇外出携带糖尿病识别卡及糖果，以免出现低血糖时发生不良后果。

（2）控制饮食：是糖尿病治疗及护理的关键。糖尿病饮食控制目标：保证母儿的必需营养和胎儿正常发育的需要，避免餐后高血糖及过分控制饮食导致的饥饿酮症或胎儿生长受限，整个妊娠期体重增加控制在 10～12kg。

知识链接

妊娠期糖尿病饮食指导

糖尿病孕妇妊娠早期需要热量与孕前相同，孕中期后，每周热量增加 3%～8%，约 200kcal，其中碳水化合物占 50%～60%、蛋白质占 20%～25%、脂肪占 25%～30%。将热量合理分配，早餐 25%，午餐 30%，晚餐 30%，睡前 15%，提倡少量多餐，控制餐后 1 小时血糖<8mmol/L。多食绿叶蔬菜、豆类、粗谷物和低糖水果，坚持低盐饮食。根据血糖和尿酮体的测定，评价饮食控制的效果。每天补充钙剂 1～1.2g，叶酸 5mg，铁 15mg。

（3）适度运动：可以提高机体对胰岛素的敏感性，有利于糖尿病病情控制和正常分娩。运动方式以有氧运动最好，如散步、中速步行，每日至少一次，于餐后一小时进行，持续 20～40 分钟，先兆流产或者合并其他严重并发症者不宜采取运动疗法。

（4）药物治疗：对饮食控制和运动疗法不能控制的糖尿病，胰岛素是首选的治疗药物。

胰岛素用量一般从小剂量开始，根据病情、妊娠期进展及血糖值加以调整，力求控制血糖在正常水平。因磺脲类及双胍类降糖药的用药安全性在我国尚未得到证实，因此，孕妇不宜用口服降糖药物治疗。

（5）胎儿监护：指导孕妇进行胎动计数，B型超声了解胎儿宫内发育情况，必要时进行胎儿电子监护，了解胎儿安危。

3. 分娩期

（1）终止妊娠时机：若血糖控制好，孕晚期无并发症，胎儿宫内发育良好，应等待接近预产期（38～39周），仍未临产者，引产终止妊娠。若血糖控制不满意，或出现母儿并发症，促胎肺成熟后根据病情决定终止妊娠的时机。

（2）分娩方式：妊娠合并糖尿病本身不是剖宫产指征，如有巨大胎儿、胎盘功能不良、胎位异常或其他产科指征，可选择剖宫产。若胎儿发育正常，子宫颈条件好，则适宜经阴道分娩。

（3）分娩时的护理：应注意给予休息、镇静，鼓励产妇进食，监测血糖、尿糖和酮体，及时调整胰岛素用量，以预防低血糖和酮症酸中毒。密切观察产程进展情况和胎心变化，控制产程时间一般不超过12小时。

（4）新生儿护理：新生儿娩出后均按高危儿处理，注意保暖和吸氧。新生儿出生时取脐血检测血糖，在开奶的同时定时滴服葡萄糖溶液以防低血糖。注意预防低血钙、高胆红素血症及新生儿呼吸窘迫综合征发生。

4. 产褥期　及时调整胰岛素用量，保持外阴清洁，注意观察恶露情况，预防产褥感染及泌尿系统感染。

（考点：妊娠合并糖尿病的护理措施）

5. 心理护理　护理人员应提供各种交流的机会，鼓励其说出担心的问题及心理感受，并给予解释、安慰。告知其通过合理控制饮食、适当运动及胰岛素的应用可以有效地控制病情，鼓励其配合治疗的信心，解除患者的焦虑，促进身心健康。

五、健 康 教 育

1. 指导孕妇及家属掌握注射胰岛素的正确方法，并告知应根据血糖调整剂量，鼓励接受胰岛素治疗的产妇母乳喂养。

2. 妊娠期糖尿病孕妇产后血糖多恢复正常，但将来发生2型糖尿病的机会增加，应定期随诊。

3. 产后应长期避孕，建议使用安全套或行绝育术，不宜采用药物避孕及宫内避孕器具。

第3节　妊娠合并急性病毒性肝炎

案例 6-3　　初孕妇，26岁，孕34周。近4天自感乏力、食欲差，曾在当地治疗，两日来病情加重，伴恶心、呕吐，巩膜黄染而转入院。查体：生命体征正常，胎心率150次／分；谷丙转氨酶160U/L，胆红素182mmol/L，凝血酶原时间百分活度35%。

问题：1. 患者可能患了什么疾病，确诊本病例最佳辅助检查方法是什么？

　　　2. 如何对该患者进行分娩期护理和健康指导？

　　　3. 对该患者分娩的新生儿进行预防接种与正常新生儿有何不同？

病毒性肝炎是由肝炎病毒引起，以肝细胞变性坏死为主要病变的传染性疾病。根据病毒类型分为甲型（HAV）、乙型（HBV）、丙型（HCV）、丁型（HDV）、戊型（HEV）等，其中以乙型最为常见。由于妊娠妇女特殊的生理变化，肝炎对母儿健康危害较大，重型肝炎是我国孕产妇死亡的主要原因之一。

一、概　　述

（一）妊娠、分娩对病毒性肝炎的影响

妊娠期某些生理变化可使肝脏负担加重或使原有肝脏疾病的病情复杂化，从而发展为重症肝炎。

1. 由于孕早期妊娠反应，母体摄入减少，但机体基础代谢率增高，各种营养物质需要量增加，肝内糖原储备降低，使肝脏负担加重。

2. 孕妇体内雌激素水平增高，雌激素需在肝内灭活，胎儿代谢产物也需经母体肝内解毒，从而加重肝脏负担。

3. 妊娠期某些并发症、分娩期的疲劳、缺氧、产后出血、手术及麻醉等均加重肝脏负担。

（二）病毒性肝炎对妊娠、分娩的影响

1. 对孕产妇的影响　妊娠早期可使早孕反应加重。妊娠晚期易患妊娠期高血压疾病、分娩时因肝功能受损导致凝血因子减少，产后出血发生率增加。重型肝炎常并发弥散性血管内凝血（DIC）等并发症，出现全身出血倾向，直接威胁母儿生命。

2. 对胎儿及新生儿的影响　妊娠期合并病毒性肝炎，可使胎儿畸形、流产、早产、死胎、死产和新生儿死亡率明显增加。

3. 乙型肝炎病毒母婴传播

（1）垂直传播：HBV 通过胎盘引起宫内传播。

（2）产时传播：是母婴传播的主要途径，胎儿通过产道接触母血、羊水、阴道分泌物或子宫收缩使胎盘绒毛破裂，母血进入胎儿血液循环，导致新生儿感染。产程越长，感染率越高。目前还没有足够证据支持剖宫产可降低母婴传播风险。

（3）产后传播：与新生儿密切接触母亲的唾液和乳汁有关。关于母乳喂养问题，多年来一直存在争议。

（考点：急性病毒性肝炎和妊娠的相互影响）

二、护 理 评 估

（一）健康史

评估有无与肝炎患者密切接触史或半年内曾输血、注射血制品史，有无肝炎病家族史及当地流行病史等。重症肝炎应评估其诱发因素，同时评估患者的治疗用药情况及家属对肝炎相关知识的知晓程度。

（二）身心状况

1. 躯体反应

（1）孕妇出现食欲减退、恶心、呕吐、腹胀、厌油腻、乏力、肝区叩击痛等消化系统症状。

（2）重型肝炎起病急、病情重，多见于妊娠末期，表现为畏寒发热、皮肤巩膜黄染迅速、尿色深黄、食欲极度减退、频繁呕吐、腹胀、腹水、肝臭气味、肝脏进行性缩小，另外可有急性肾衰竭及不同程度的肝性脑病症状,如嗜睡、烦躁、神志不清甚至昏迷。

(3)妊娠早、中期可触及肝大,肝区有叩痛,妊娠晚期肝脏极少被触及,如能触及应考虑异常。

2. 心理-社会状况　孕妇担心感染胎儿,造成胎儿畸形或给孩子带来不幸,同时疾病需要隔离,会产生焦虑、情绪低落及自卑心理。

(三)辅助检查

1. 肝功能检查　主要包括谷丙转氨酶(GPT)和谷草转氨酶(GOT)增高等,其中GPT是肝细胞损伤程度最常用的敏感指标,数值高于正常10倍以上。血清胆红素＞17μmol/L,尿胆红素阳性对病毒性肝炎有诊断意义。胆红素持续上升而氨基转移酶下降,称为"胆酶分离",提示重型肝炎的肝细胞坏死严重,预后不良。凝血酶原时间百分活度(PTA)＜40%是诊断重型肝炎的重要指标之一。

2. 血清病原学检测及其临床意义

(1)甲型病毒性肝炎:急性期患者血清中抗HAV-IgM阳性有诊断意义。

(2)乙型病毒性肝炎:人感染HBV后血液中可出现一系列有关的血清学标志物(表6-1)。

表6-1　乙型肝炎病毒血清病原学检测及其意义

项目	阳性时临床意义
HBsAg	HBV感染的特异性标志,与乙型病毒性肝炎传染性强弱相关,预测抗病毒治疗效果
HBsAb	是保护性抗体,机体具有免疫力,也是评价接种疫苗效果的指标之一
HBeAg	肝细胞内有HBV活动性复制,具有传染性
HBeAb	血清中病毒颗粒减少或消失,传染性减低
HBeAb-IgM	阳性提示急性乙肝
HBcAb-IgG	慢性感染、恢复期或既往感染

(3)丙型病毒性肝炎:血清中检测出HCV抗体多为既往感染,不可作为抗病毒治疗的证据。

(4)丁型病毒性肝炎:急性感染时HDV-IgM出现阳性。慢性感染者HDV-IgM呈持续阳性。

(5)戊型病毒性肝炎:由于HEV抗原检测困难,而抗体出现较晚,需反复检测。

3. 影像学检查　主要是B型超声检查,主要观察肝脾大小,有无肝硬化和腹水。

4. 凝血功能及胎盘功能检查　凝血酶原时间,HPL及孕妇血或尿雌三醇检测等。

(四)治疗要点

感染HBV的育龄女性在妊娠前应行肝功能、血清HBV-DNA检测及肝脏B型超声检查。最佳的受孕时机是肝功能正常、血清HBV-DNA低水平、肝脏B型超声无特殊改变。

1. 妊娠期轻型肝炎与非妊娠期肝炎患者相同,主要采用护肝、对症、支持疗法。有黄疸者立即住院,按重症肝炎处理。

2. 妊娠期重症肝炎应抗病毒护肝,预防肝性脑病,预防DIC及肾衰竭。妊娠末期重症肝炎者,经积极治疗24小时后,以剖宫产结束妊娠。

治疗期间严密监测肝功能、凝血功能等指标。患者经治疗后病情好转,可继续妊娠。治疗效果不好、肝功能及凝血功能继续恶化的孕妇，应考虑终止妊娠。分娩方式以产科指征为主，但对于病情较严重者或血清胆汁酸明显升高的患者建议剖宫产。

三、护 理 问 题

1. 知识缺乏：缺乏有关病毒性肝炎的相关知识。
2. 潜在并发症：肝性脑病、产后出血。
3. 焦虑　与担心自身安全及传染胎儿有关。

四、护 理 措 施

（一）非妊娠期

重视围婚期保健，提倡生殖健康，夫妇一方患有肝炎者应使用避孕套以免交叉感染。患急性肝炎者应于痊愈后半年，最好 2 年后在医生指导下妊娠。

（二）妊娠期

1. 妊娠合并轻型肝炎者　护理内容与非妊娠期肝炎患者相同，更需注意以下内容。

（1）一般护理：保证休息，避免体力劳动。加强营养，增加优质蛋白、高维生素、富含糖类、低脂肪食物的摄入，保持大便通畅。

（2）定期产前检查：观察胎儿生长发育情况，监测孕妇肝功能变化及肝炎病毒血清病原学标志物，积极治疗各种妊娠并发症和各种感染。

（3）防止交叉感染：医疗机构需开设隔离诊室，所有用物使用 2000mg/L 含氯制剂浸泡，严格执行《中华人民共和国传染病防治法》中的有关规定。

2. 妊娠合并重症肝炎者　保护肝脏，积极防治肝性脑病，预防感染，支持对症治疗，防治并发症，严密观察病情变化，病情稳定后终止妊娠。遵医嘱给予各种保肝药物。严格限制蛋白质的摄入量，每日应<0.5g/kg，增加糖类的摄入量，保持大便通畅。口服新霉素或甲硝唑抑制大肠杆菌，以减少游离氨及其他毒素的产生及吸收，严禁肥皂水灌肠。严密观察患者有无性格改变，如行为异常、扑翼样震颤等肝性脑病前驱症状。预防 DIC 及肝肾综合征。

（三）分娩期

1. 密切观察产程进展，促进产妇身心舒适　将产妇安排在隔离待产室和产房，防止交叉感染。注意休息和进食，注意语言保护，避免各种不良刺激，提供无痛分娩措施，防止并发症发生。

2. 监测凝血功能　为防止 DIC，于分娩前 1 周、产时肌内注射维生素 K$_1$20～40mg/d，配新鲜血液备用。密切观察产妇有无口鼻、皮肤黏膜出血倾向，监测出血、凝血时间及凝血酶原等。

3. 正确处理产程，防止母婴传播及产后出血　第二产程予阴道助产，严格执行操作程序，避免软产道损伤及新生儿产伤等引起的母婴传播。胎儿娩出后，抽脐血做血清病原学检查及肝功能检查。正确应用缩宫素，预防产后出血。

4. 预防感染并严格执行消毒隔离制度　产时严格消毒并应用对肝脏损害小的广谱抗生素。凡病毒性肝炎产妇使用过的医疗用品均需用 2000mg/L 含氯消毒液浸泡后按相关规定处理。

（四）产褥期

1. 预防产后出血　观察子宫收缩及阴道流血，继续遵医嘱给予对肝脏损害较小的抗生素预防感染。

2. 指导母乳喂养 新生儿在出生 12 小时内注射乙型肝炎免疫球蛋白（HBIG）和乙型肝炎疫苗后，可接受 HBsAg 阳性母亲的哺乳。HBeAg 阳性者不宜哺乳，应教会产妇和家人人工喂养的知识和技能，退奶可口服生麦芽或乳房外敷芒硝，不宜使用雌激素或溴隐亭。

3. 新生儿免疫 我国《慢性乙型肝炎防治指南（2015 年版）》指出，HBsAg 阳性母亲的新生儿，应在出生后 24 小时内尽早（最好在出生后 12 小时内）注射 HBIG，剂量应≥100U，同时在不同部位接种 10μg 重组酵母乙型肝炎疫苗。在 1 个月和 6 个月时分别接种第 2 和第 3 针乙型肝炎疫苗，可显著提高阻断母婴传播的效果。

（考点：妊娠合并病毒性肝炎的处理）

（五）心理护理

详细讲解疾病的相关知识，取得家属的理解和配合。减缓孕妇的自卑心理，提高自我照顾能力，评估孕妇在妊娠期母亲角色获得情况，并及时给予帮助。

五、健 康 教 育

1. 遵医嘱继续为产妇提供保肝治疗指导。

2. 进行产后康复，必要时及时就诊。

3. 加强休息和营养，指导避孕措施。

第 4 节 妊娠合并贫血

案例 6-4 初孕妇，25 岁，妊娠 29 周。近 1 周来出现头晕、乏力、心悸。查体：生命体征正常，面色苍白，下肢水肿（+）。宫底高度 24cm，头先露，胎心率 146 次/分，实验室检查：红细胞 2.5×10^{12}/L，血红蛋白 65g/L，白细胞、血小板正常，尿蛋白（-）。既往身体健康，月经量偏多，妊娠早期呕吐严重，持续到 22 周。

问题：1. 该孕妇贫血类型可能是什么？原因是什么？

2. 如何对该孕妇进行护理和健康指导？

贫血是由多种病因引起，使人体外周血红细胞容量减少，低于正常范围下限的一种常见的临床症状。常以血红蛋白（HB）浓度作为诊断标准。孕妇外周血血红蛋白＜110g/L 及血细胞比容＜0.33 为妊娠期贫血，以缺铁性贫血最常见，占妊娠期合并贫血的 95%。本节着重讲述妊娠合并缺铁性贫血。

（考点：妊娠期贫血的诊断标准）

一、概 述

（一）妊娠对贫血的影响

妊娠期妇女由于血容量增加需铁 650～750mg，胎儿生长发育需铁 250～350mg，妊娠期共需铁 1000mg。孕妇每日从饮食中可摄取铁 10～15mg，但机体吸收利用率仅为 10%，即 1～1.5mg。因此，每日需从食物中摄取至少 4mg。妊娠晚期，机体对铁的最大吸收率虽已达 40%，但仍不能满足母儿需求，如不及时给予补充铁剂，则易耗尽体内储存铁导致贫血或使原有的贫血加重。

（二）贫血对妊娠的影响

1. 对母体的影响　贫血使孕妇妊娠风险增加。由于贫血母体耐受力差，孕妇易产生疲倦感，而长期倦怠感会影响孕妇在妊娠期的心理适应及产后心理康复。重度贫血可导致贫血性心脏病、妊娠期高血压疾病性心脏病、产后出血、失血性休克、产褥感染等并发症的发生，危及孕产妇生命。

2. 对胎儿的影响　一般胎儿缺铁程度不会太严重。若孕妇重度贫血，则缺乏胎儿生长发育所需的营养物质和胎盘养分，可造成胎儿生长受限、胎儿宫内窘迫、早产、死胎或死产等不良后果。

二、护 理 评 估

（一）健康史

评估既往有无月经过多等慢性失血性病史，有无因不良饮食习惯，如长期偏食或胃肠道功能紊乱导致营养不良等病史，有无妊娠早期剧吐等。

（二）身心状况

1. 躯体表现

（1）轻度贫血者多无明显症状或只有皮肤、口唇黏膜和睑结膜苍白。重者可表现为头晕、乏力、耳鸣、心悸、气短、面色苍白、倦怠、食欲缺乏、腹胀、腹泻等症状，甚至出现贫血性心脏病、妊娠期高血压疾病性心肌病、胎儿生长受限、胎儿窘迫、早产、死胎、死产等并发症的相应症状。同时，由于贫血孕产妇机体抵抗力低下，易导致各种感染性疾病的发生。

（2）出现皮肤黏膜苍白，毛发干燥、无光泽、易脱落，指（趾）甲扁干、脆薄易裂或反甲（指甲呈勺状），并可伴发口腔炎、舌炎等，部分孕妇出现轻度脾大。

2. 心理 - 社会状况　孕妇及家属担心贫血对母儿的不利影响而紧张甚至焦虑。

（三）辅助检查

1. 血象　为小红细胞低血红蛋白性贫血。血红蛋白<110g/L，血细胞比容<0.33，红细胞<3.5×10^{12}/L，白细胞计数及血小板计数均在正常范围内。其中血红蛋白≤60g/L 为重度贫血。

2. 骨髓象　指红细胞系统呈轻度或中度增生活跃，细胞外铁减少明显。中、晚幼红细胞增生为主，骨髓铁染色可见细胞内外铁均减少，细胞外铁较明显。

3. 血清铁测定　正常成年妇女血清铁为 7～27μmol/L，如果孕妇血清铁<6.5μmol/L，可诊断缺铁性贫血。

（四）治疗要点

治疗病因，补充铁剂、输血、积极纠正贫血，治疗并发症；预防产后出血和感染。

三、护 理 问 题

1. 有活动无耐力的危险　与贫血引起的乏力有关。

2. 有感染的危险　与血红蛋白低、机体免疫力低下有关。

3. 有受伤的危险　与贫血引起的头晕、目眩等症状有关。

四、护 理 措 施

（一）预防

妊娠前应积极治疗慢性失血性疾病，改变长期偏食等不良饮食习惯，调整饮食结构，增加营养，必要时补充铁剂，以增加铁的储备。

（二）妊娠期

1. 一般护理　注意休息，建议孕妇摄取含铁丰富的食物如动物血、动物肝脏、瘦肉等，同时多摄入富含维生素C的蔬菜、水果以促进铁的吸收和利用。纠正偏食、挑食等不良习惯。

2. 正确补充铁剂　铁剂的补充应首选口服制剂。每日遵医嘱服用铁剂，同时服用维生素C，促进铁的吸收。铁剂对胃黏膜有刺激作用，可引起恶心、呕吐及胃部不适等症状，应饭后或餐中服用。向患者解释，服用铁剂后，由于铁与肠内硫化氢作用而形成黑色便。服用抗酸药时须与铁剂交错时间服用。对于妊娠末期重度缺铁性贫血或不能口服铁剂者，可采用右旋糖酐铁及山梨醇铁深部肌内注射，利用率高达90%～100%。

（考点：妊娠合并缺铁性贫血口服铁剂的治疗配合）

3. 加强母儿监护　产前检查时给予血常规检测，妊娠晚期应复查。注意胎儿宫内生长发育状况的评估，积极地预防各种感染。

（三）分娩期

1. 重度贫血产妇于临产后应配血备用。输血时监控输血速度和输注总量，以防发生急性左心衰竭。

2. 严密观察产程，鼓励产妇进食；加强胎心监护，给予低流量吸氧；防止产程过长，必要时阴道助产缩短第二产程，但应避免发生产伤。

3. 积极预防产后出血，当胎儿前肩娩出后，肌内注射或静脉注射缩宫素10～20U。若无禁忌证，胎盘娩出后可应用前列腺素类制剂，同时，应用缩宫素20U加于5%葡萄糖注射液中静脉滴注，持续至少2小时。出血多时应及早输血。

4. 产程中严格无菌操作，产时、产后应用广谱抗生素预防感染。

（四）产褥期

1. 密切观察子宫收缩及阴道流血情况，按医嘱补充铁剂纠正贫血，继续应用抗生素预防和控制感染。

2. 指导母乳喂养，对于因重度贫血不宜哺乳者，说明原因，指导产妇及家人掌握人工喂养的方法。用口服生麦芽或芒硝外敷乳房的方式退奶。

3. 提供家庭支持，增加休息和营养，避免疲劳。加强亲子互动，提供避孕指导，避免产后出血。

（五）心理护理

关心理解孕妇，加强沟通，提供正面信息，缓解紧张和焦虑，使其积极配合治疗。

五、健 康 教 育

注意劳逸结合，依据贫血的程度安排工作及活动量。促进家庭支持，加强营养，纠正偏食、挑食的习惯，摄取高铁、高蛋白、富含维生素C的食物。注意卫生，预防感染。

自测题

A_1/A_2 型题

1. 下列心脏病患者可以妊娠的是（　　）
   A. 心功能Ⅲ级
   B. 肺动脉高压
   C. 心功能Ⅰ级
   D. 右向左分流型先天性心脏病
   E. 围生期心肌病遗留有心脏扩大

2. 心脏病孕妇的主要死亡原因是（　　）
   A. 心脏病的种类　　B. 孕妇的年龄
   C. 心力衰竭　　　　D. 未经产前检查
   E. 医疗技术条件

3. 孕妇，孕37周，临产。关于妊娠合并心脏病心功能Ⅰ级，孕妇的分娩期处理正确的是（　　）
   A. 必须行剖宫产　　B. 缩短第二产程
   C. 嘱产妇屏气用力　D. 无感染者不用抗生素
   E. 为预防产后出血，应注射麦角新碱

4. 以下关于妊娠合并心脏病产后的护理措施中，错误的是（　　）
   A. 产后24小时绝对卧床休息
   B. 产后3天内应严密观察心功能情况
   C. 产后住院时间与正常分娩者相同
   D. 心功能Ⅰ级、Ⅱ级者可哺乳，但应避免过度劳累及乳房胀痛
   E. 作计划生育指导

5. 初孕妇，30岁，孕35周。有风湿性心脏病病史，无心力衰竭史，诉昨日受凉后出现胸闷、气急咳嗽，夜间不能平卧，检查心率120次/分，下肢水肿，处理应是（　　）
   A. 立即行剖宫产术
   B. 控制心力衰竭后静脉滴注缩宫素
   C. 积极控制心力衰竭，继续妊娠
   D. 控制心力衰竭后行剖宫产术
   E. 静脉滴注缩宫素引产

6. 某产妇，G_1P_1，妊娠合并心脏病，顺产一女婴，其产褥期的处理错误的是（　　）
   A. 产后1周内仍容易产生心力衰竭
   B. 产后应继续使用抗生素预防感染
   C. 凡不宜再妊娠者，应在产后第3天施行输

卵管结扎术
   D. 产前待产时曾有过心力衰竭的产妇，产后仍需继续使用强心药物
   E. 心功能Ⅲ级、Ⅳ级者不宜哺乳

7. 糖尿病孕妇不易发生下列哪种合并症（　　）
   A. 前置胎盘　　　　B. 胎盘早剥
   C. 急性肾盂肾炎　　D. 羊水过多
   E. 肩难产

8. 某妊娠合并糖尿病产妇，胎盘娩出后，胰岛素的用量应（　　）
   A. 及时下调　　　　B. 维持原量
   C. 增加1倍　　　　D. 增加2倍
   E. 增加3倍

9. 关于妊娠合并糖尿病分娩后的处理不正确的是（　　）
   A. 所生婴儿一律早产儿处理
   B. 预防产褥期感染，保持皮肤清洁
   C. 一般不主张母乳喂养
   D. 避免感染
   E. 产后长期避孕，但是最好不用药物避孕及宫内避孕器具

10. 初产妇，40岁。空腹血糖8.0mmol/L，下列与妊娠合并糖尿病无关的是（　　）
   A. 羊水过多
   B. 巨大胎儿
   C. 妊娠呕吐
   D. 外阴假丝酵母菌性阴道炎
   E. 畸形儿

11. 以下关于妊娠合并急性病毒性肝炎的叙述，错误的是（　　）
   A. 肝炎病毒存在于血液、体液中
   B. 乙型肝炎病毒可通过母婴传播
   C. 妊娠合并急性肝炎患者不宜母乳喂养
   D. 肝炎患者的胎盘不能做血制品
   E. HBsAg和HBeAg阳性者，可在一般诊室就诊

12. 对于妊娠合并病毒性肝炎的产妇，下列正确的做法是（　　）

A. 妊娠早期积极保胎

B. 妊娠中期终止妊娠

C. 终止妊娠前用维生素 K_1

D. 应剖宫产终止妊娠

E. 新生儿哺乳不受影响

13. 妊娠合并病毒性肝炎的新生儿护理，正确的是（　　）

A. 新生儿免疫接种后可母乳喂养

B. 乙型肝炎病毒不会通过母乳传播

C. 乙型肝炎疫苗对新生儿无保护作用

D. 出生后只能注射乙型肝炎免疫球蛋白

E. 母亲为乙肝病毒携带者，新生儿免疫接种后可母乳喂养

14. 母亲缺铁严重，不会导致胎儿（　　）

A. 巨大儿　　　　B. 早产

C. 胎儿宫内窘迫　D. 胎儿生长受限

E. 死胎

15. 某孕妇，孕 15 周，自觉乏力、食欲缺乏，诊断为妊娠期贫血，不正确的是（　　）

A. 妊娠期贫血可由铁缺乏引起

B. 轻度的贫血对妊娠期孕妇及胎儿的影响不大

C. 产妇对重度贫血的耐受性好，不易发生失血性休克

D. 贫血可降低产妇的抵抗力，易并发产褥感染

E. 重度贫血可导致胎儿宫内发育迟缓、早产或死胎

16. 某孕妇，G_1P_0，孕 20 周。自觉头晕、乏力，诊断为缺铁性贫血，其测得的血清铁的值（　　）

A. ＜5.5μmol/L　B. ＜6.5μmol/L

C. ＜7.5μmol/L　D. ＜8.5μmol/L

E. ＜9.5μmol/L

17. 某孕妇，孕 28 周。自觉头晕、乏力、食欲缺乏，诊断为缺铁性贫血，在口服铁剂时应同时服用（　　）

A. 维生素 A　　B. 维生素 B

C. 维生素 C　　D. 维生素 D

E. 维生素 E

A_3/A_4 型题

（18、19 题共用题干）

某孕妇，28 岁，妊娠 30 周。测空腹血糖，两

次＞5.8mmol/L，诊断为妊娠期糖尿病。

18. 该孕妇在妊娠期最不可能出现的并发症是（　　）

A. 过期妊娠　　　B. 妊娠期高血压疾病

C. 羊水过多　　　D. 胎膜早破

E. 泌尿系统感染

19. 关于该孕妇，以下不恰当的护理措施是

A. 监测血糖变化

B. 控制孕妇饮食

C. 指导正确口服降糖药的方法

D. 告知胰岛素治疗的注意事项

E. 适度运动

（20、21 题共用题干）

患者，女性，25 岁。孕 8 周，患先天性心脏病，妊娠后表现为一般体力活动受限，活动后感觉心悸，轻度气短，休息时无症状。患者现在很紧张，询问是否能继续妊娠。

20. 护士应告诉她决定的依据主要是（　　）

A. 年龄　　　　B. 心功能分级

C. 胎儿大小　　D. 心脏病种类

E. 病变发生部位

21. 患者整个妊娠期心脏负担最重的时期是（　　）

A. 孕 12 周内　　B. 孕 24～26 周

C. 孕 28～30 周　D. 孕 32～34 周

E. 孕 36～38 周

（22～24 题共用题干）

初孕妇，27 岁，妊娠 36 周。近 1 周来有恶心、呕吐、食欲欠佳，无皮肤瘙痒。查体：生命体征正常，皮肤、巩膜黄染，子宫底高度 32cm，胎心率 142 次 / 分，ALT 为 400U/L，血胆红素 180μmol/L，尿胆红素阳性。

22. 首选的诊断是（　　）

A. 药物性肝炎

B. 病毒性肝炎

C. 妊娠期高血压疾病肝脏损害

D. 妊娠肝内胆汁淤积症

E. 急性胃肠炎

23. 最有帮助的诊断方法是（　　）

A. 便常规

B. 血清胆红素测定

C. 肝炎病毒抗原抗体测定

D．血清胆汁酸测定

E．眼底检查

24．产后处理错误的是（　　）

A．肌内注射麦角新碱

B．雌激素回奶

C．新生儿注射乙型肝炎免疫球蛋

D．给予广谱抗生素

E．继续给予保肝药物

（25～27 题共用题干）

某孕妇，27 岁。自幼患风湿性心脏病，平时一般体力活动略受限制，休息时舒适如常。目前停经 12 周，在日常体力活动时及活动后感疲劳、心悸、气急。

25．该孕妇妊娠前心功能状况是（　　）

A．心功能Ⅰ级　　B．心功能Ⅱ级

C．心功能Ⅲ级　　D．心功能Ⅳ级

E．心功能完全正常

26．若该孕妇安全妊娠至 37 周，进一步处理为（　　）

A．立即剖宫产

B．静脉滴注缩宫素引产

C．人工破膜引产术

D．前列腺素引产

E．根据子宫颈条件计划分娩

27．以下预防心力衰竭的措施，错误的是（　　）

A．避免过度劳累和情绪激动

B．限制食盐摄入量

C．纠正贫血

D．预防早产

E．防治上呼吸道感染

（28、29 共用题干）

初孕妇，孕 33 周。感头晕、乏力、食欲缺乏半个月。查体：生命体征正常，面色苍白，胎心音、胎位、骨盆外测量正常，血红蛋白 80g/L，血细胞比容 0.28。既往月经量多，偏食，考虑缺铁性贫血。

28．该孕妇贫血原因与下列哪项无关（　　）

A．铁储备不足　　B．铁需要量增加

C．铁摄入量不足　　D．妊娠期血液稀释

E．红细胞破坏增加

29．该孕妇首选的治疗是（　　）

A．终止妊娠　　B．增加营养

C．口服铁剂　　D．肌内注射铁剂

E．输血

（张佩勉）

第 7 章

异常分娩妇女的护理

产力、产道、胎儿及产妇的精神心理因素是决定分娩能否顺利进行的四个因素，任何一个因素异常或四个因素彼此不能相互适应，使分娩过程受阻，称为异常分娩或难产。在分娩过程中，各因素之间相互联系并相互影响。

第1节 产 力 异 常

案例 7-1 某产妇，30岁，G_1P_0，妊娠38周。因下腹阵发性疼痛3小时于7时入院。现在规律宫缩17小时。查体：体温37℃，血压120/85mmHg，脉搏100次/分，呼吸20次/分，宫缩持续20秒，间隔6～7分钟，强度弱，胎位枕左前位，胎心148次/分。肛查：子宫颈管消失，宫口开大2cm，先露头 S^{-2}。

问题：1. 产程进展是否正常？存在什么问题？依据是什么？
2. 目前的主要护理问题是什么？
3. 作为护士，此时应采取哪些护理措施？

在分娩的过程中，子宫收缩力的节律性、对称性及极性不正常或强度、频率异常称为产力异常，产力异常分为子宫收缩乏力和子宫收缩力过强两种。

根据子宫收缩有无对称性和极性，每种又分为协调性子宫收缩和不协调性子宫收缩。

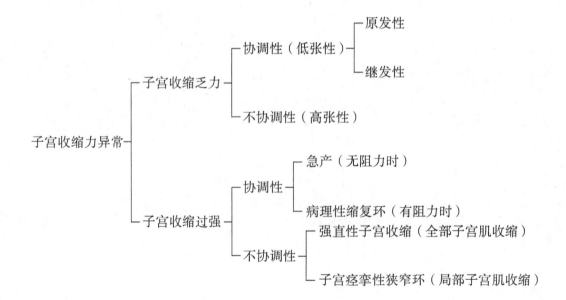

一、子宫收缩乏力

（一）概述

1. 分类　根据子宫收缩是否有正常的节律性、对称性和极性，分为协调性宫缩乏力和不协调性宫缩乏力。协调性宫缩乏力依据发生的时间分为原发性和继发性两种。原发性协调性宫缩乏力指产程开始就乏力，初产妇多见；继发性协调性宫缩乏力指临产开始宫缩正常，但产程进展到某一阶段后宫缩减弱，产程进展缓慢甚至停滞。常见于中骨盆及骨盆出口平面狭窄，因胎先露下降受阻，形成持续性枕横位或枕后位，导致继发性宫缩乏力。

2. 病因

（1）产道或胎儿因素：头盆不称或胎位异常，胎儿先露部在临产后下降受阻，不能紧贴子宫下段及子宫颈内口，不能反射性引起子宫收缩，是导致继发性子宫收缩乏力最常见的原因。

（2）子宫因素：子宫发育不良、子宫畸形（如双角子宫）、子宫肌瘤使子宫收缩失去正常特点；子宫壁过度膨胀（如双胎、羊水过多、巨大儿等）使子宫肌纤维过度伸展；子宫急慢性炎症等，均能引起子宫收缩乏力。

（3）药物因素：临产后大剂量使用麻醉剂、镇静剂、镇痛剂等，使子宫收缩受到抑制。

（4）内分泌因素：临产后产妇体内雌／孕激素比例失调，缩宫素、前列腺素分泌不足等影响子宫肌纤维的收缩力。

（5）精神因素：产妇精神过度紧张，临产后进食减少、过多的体力消耗等，均可导致子宫收缩乏力。

3. 对母儿的影响

（1）对母体的影响：①体力消耗：因产程延长，产妇体力过度消耗，容易出现精神疲惫、全身疲乏无力、尿潴留、肠胀气等，严重者可引起脱水、水电解质紊乱；②产伤：由于第二产程延长，致使产妇软产道及膀胱、直肠受压过久，可引起局部组织缺血、水肿，导致局部组织坏死而形成尿瘘或粪瘘；③产后出血：因宫缩乏力影响胎盘的娩出和子宫壁血窦的关闭，引起产后出血；④产褥感染：多次肛查和阴道检查及产后出血可增加感染的机会。

（2）对胎儿的影响：由于产程延长增加了手术助产的机会，容易引起新生儿产伤、颅内出血、新生儿窒息等并发症；不协调宫缩乏力时子宫壁不能完全放松，子宫胎盘血流灌注减少，容易发生胎儿窘迫；由于头盆不称胎膜早破容易造成脐带受压或脐带脱垂导致胎儿宫内窘迫。

（二）护理评估

1. 健康史　了解产妇的年龄、身体发育状况，对分娩的认识情况；了解产妇产前检查骨盆测量值、胎儿大小及头盆关系；了解产妇既往疾病史、妊娠及分娩史；了解在分娩过程中是否应用镇静剂，了解产妇的饮食、睡眠情况。

2. 身心状况

（1）躯体表现

1）协调性子宫收缩乏力：又称低张性子宫收缩乏力。子宫收缩具有正常的节律性、对称性和极性，但收缩力弱，宫缩持续时间短，间歇期长且不规律，在宫缩高峰期子宫体隆起不明显，用手指按压宫底部肌壁仍可出现凹陷。胎先露部不能如期下降，宫口不扩张或扩张缓慢，导致产程延长或停滞。

2）不协调性子宫收缩乏力：又称高张性子宫收缩乏力。子宫收缩失去正常的节律性、对称性，宫缩极性倒置。宫缩时子宫底部收缩力弱而下段强，宫缩间歇期子宫壁也不能完全放松，致使宫口不能如期扩张，胎先露不能下降，属无效宫缩。此种宫缩容易使产妇自觉宫缩强，持续腹痛、拒绝按压，精神紧张，烦躁不安，体力消耗，产程延长或停滞，严重者出现脱水、电解质紊乱、肠胀气、尿潴留、胎儿窘迫等。产科检查：下腹部有压痛，宫缩间歇期不明显，胎位触不清，胎心不规律，产程进展异常。

3）产程异常：产程进展的标志是宫口扩张和胎先露下降。临床上将这两个指标的记录连线称为产程图。宫缩乏力可导致以下 8 种产程曲线异常（图 7-1）。

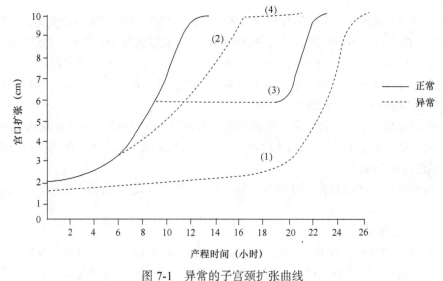

图 7-1 异常的子宫颈扩张曲线
（1）潜伏期延长；（2）活跃期延长；（3）活跃期停滞；（4）第二产程延长

A．潜伏期延长：从临产规律宫缩开始至宫口扩张 3cm 称为潜伏期。初产妇正常约需 8 小时，最大时限 16 小时，超过 16 小时称潜伏期延长。

B．活跃期延长：从宫口扩张 3cm 开始至宫口开全称活跃期。初产妇活跃期正常约需 4 小时，最大时限 8 小时，超过 8 小时称活跃期延长。

C．活跃期停滞：进入活跃期后，宫口不再扩张达 4 小时，称活跃期停滞。

D．第二产程延长：第二产程初产妇超过 2 小时，经产妇超过 1 小时尚未分娩，称第二产程延长。

E．第二产程停滞：第二产程达 1 小时胎头下降无进展，称第二产程停滞。

F．胎头下降延缓：活跃期晚期及第二产程，胎头下降速度初产妇每小时＜1cm，经产妇每小时＜2cm，称胎头下降延缓。

G．胎头下降停滞：活跃期晚期胎头停留在原处不下降达 1 小时以上，称胎头下降停滞。

H．滞产：总产程超过 24 小时。

（考点：产力异常的躯体表现）

（2）心理-社会状况：由于产程延长，产妇及家属表现出恐惧、焦虑，担心母儿的安危，对阴道分娩失去信心。

3．辅助检查

（1）监测宫缩和胎心：用胎儿电子监护仪监测宫缩的频率、强度及胎心的情况，可发现宫缩异常及胎心率变化。

（2）实验室检查：尿液检查可出现尿酮体阳性，血常规及血电解质检查可出现水电解质紊乱，二氧化碳结合力可降低。

4．治疗要点

（1）协调性宫缩乏力：改善产妇全身状况，加强宫缩，若产程仍无进展或出现胎儿宫内窘迫应行剖宫产或阴道助产术。

（2）不协调性宫缩乏力：应先使其恢复协调性，然后再加强宫缩。给予镇静剂恢复宫缩的节律性和极性。恢复宫缩后若未能纠正或出现胎儿宫内窘迫应尽早行剖宫产或阴道助产术。

（三）护理问题

1．疼痛　与子宫收缩异常有关。

2．疲乏　与产程延长、产妇体力过度消耗、水电解质紊乱有关。

3．焦虑　与担心母儿安危有关。

4．潜在并发症：产程延长、胎膜早破、产后出血。

（四）护理措施

1．一般护理

（1）活动与休息：如协调性宫缩乏力且无胎膜早破，鼓励产妇多在室内活动以促进产程进展。如产妇疲劳或出现不协调性宫缩乏力应嘱产妇安静休息，保存体力。

（2）饮食：鼓励产妇多进易消化、高热量饮食，以增强体力。

2．观察产程　密切观察产妇的宫缩情况、宫口开大、胎先露下降情况以及胎心音；观察产妇的膀胱及直肠是否充盈；观察产妇的精神状态及早发现异常。

3．配合治疗护理

（1）改善全身状况：产妇过度疲劳或烦躁不安者，遵医嘱缓慢静脉注射地西泮 10mg 或肌内注射哌替啶 100mg；不能进食者静脉补充营养；纠正产妇水电解质紊乱；排空充盈的膀胱和直肠。

（2）纠正异常宫缩：严密监测，及时发现异常宫缩确定其类型并给予纠正。

1）协调性宫缩乏力：常用加强宫缩的方法有以下几种。①人工破膜：宫口扩张≥3cm、无头盆不称，胎头已衔接者，可行人工破膜，使先露部紧贴子宫下段及子宫颈内口，反射性加强子宫收缩。②静脉滴注缩宫素：必须专人监护，严密观察宫缩、胎心及血压。先将缩宫素 2.5U 加入 0.9% 生理盐水 500ml 内摇匀，以 4～5 滴 / 分开始静脉滴注，根据宫缩强弱进行调整。每隔 15 分钟观察 1 次子宫收缩、胎心、血压、脉搏及产程进展并记录。如宫缩不强可逐渐加快滴速，最大滴速不超过 60 滴 / 分（20mU/min），以宫缩持续 40～60 秒，间隔 2～3 分为宜。③针刺穴位：针刺合谷、三阴交、太冲等穴位，可增强子宫收缩。④刺激乳头可加强宫缩。

2）不协调性宫缩乏力：遵医嘱给予镇静剂，如哌替啶 100mg，产妇充分休息后多可恢复为协调性宫缩，在宫缩未恢复协调性之前，严禁用缩宫素。

（3）做好手术准备：严密观察宫缩及胎心变化，若经上述处理后宫缩未能恢复正常或伴胎儿窘迫，应协助医生做好阴道助产或剖宫产术前准备。

（4）防止产后出血：①对有异常分娩因素的患者，分娩前遵医嘱查血型、备血，做好输血输液的准备；②协助医生积极处理宫缩乏力，避免产程延长；③胎儿娩出后及时注射缩宫素、按摩子宫；检查胎盘胎膜是否完整，软产道有无损伤；④产后2小时密切观察血压、脉搏、宫缩、阴道出血、膀胱充盈情况，指导哺乳。

（考点：产力异常的护理措施）

4．心理护理　及时提供分娩的相关知识，解答患者及家属的疑问，缓解他们紧张焦虑的情绪，对于疼痛者，指导产妇做深呼吸，腹部画线式按摩减轻疼痛，必要时遵医嘱给予止痛剂。帮助患者增强分娩的信心，理解并配合医护人员的工作。

（五）健康教育

1．加强产前教育　通过产前宣教，让患者及家属了解分娩的全过程，树立经阴道分娩的信心。临产后，指导患者合理休息和饮食，及时排空膀胱和直肠。

2．指导产后康复　产后指导产妇注意观察宫缩、阴道出血情况；观察恶露的色、量及气味；鼓励产妇及早下床活动，及时排空膀胱；保持外阴清洁；指导母乳喂养；指导避孕；嘱产后42天到产科门诊做产后检查。

二、子宫收缩力过强

（一）概述

1．分类　根据子宫收缩是否有正常的节律性、对称性和极性，将子宫收缩过强分为协调性和不协调性，协调性宫缩过强分为急产和病理性缩复环；不协调性宫缩过强分为强直性子宫收缩和子宫痉挛性狭窄环。

2．病因　目前不十分明确，但与以下因素有关。

（1）经产妇：几乎所有急产都发生于经产妇，主要原因是软产道阻力小。

（2）使用缩宫素不当：如剂量过大或个体过于敏感，梗阻性分娩或胎盘早剥子宫胎盘卒中时，均可导致强直性子宫收缩。

（3）产妇精神过度紧张：产程长、极度疲劳、胎膜早破及粗暴地宫腔内操作等，可引起子宫壁某部分肌肉呈痉挛性不协调性宫缩过强。

3．对母儿的影响

（1）对母体的影响：急产可导致软产道裂伤，产后出血、产褥感染机会增加，严重者造成子宫破裂。

（2）对胎儿的影响：易发生胎儿窘迫、新生儿窒息、新生儿颅内出血、坠地伤等。

（二）护理评估

1．健康史　询问子宫收缩情况，了解经产妇有无急产史，评估临产后有无缩宫素使用不当，宫腔内操作过多或不当，过度疲劳、精神过度紧张等诱发因素。

2．身心状况

（1）躯体表现

1）协调性子宫收缩过强：子宫收缩的节律性、对称性和极性正常，但宫缩的强度过强、过频，若产道无阻力，分娩可在短时间内结束，初产妇总产程不足3小时称为急产。若产道有梗阻或瘢痕子宫，可以发生病理性缩复环，甚至引起子宫破裂。

2）不协调性子宫收缩过强：①强直性子宫收缩：常见于使用缩宫素不当或产妇对缩宫

素过于敏感，使子宫收缩失去节律性，子宫肌层出现强直性痉挛性收缩，间歇期短或无间歇期。产妇表现为烦躁不安、持续性腹痛，胎位、胎心不清。有时子宫下段被拉长，形成一明显的环形凹陷，并随宫缩上升达脐部或以上，称病理性缩复环，腹部呈葫芦状，子宫下段压痛明显，导尿出现血尿。如不及时处理可发生子宫破裂。②子宫痉挛性狭窄环：多因精神紧张、过度疲劳或人为因素导致。子宫局部肌肉呈痉挛性收缩形成环状狭窄，持续不放松，称为子宫痉挛性狭窄环。可发生在子宫颈、子宫体的任何部位，也可在胎体的某一狭窄处，以胎儿颈部、腰部等最常见，可阻碍胎儿的下降（图 7-2）。产妇表现为持续性腹痛、烦躁不安，子宫颈扩张缓慢，先露下降停滞，胎心不规则。此环与病理性缩复环的不同点是不随宫缩上升，不引起子宫破裂。

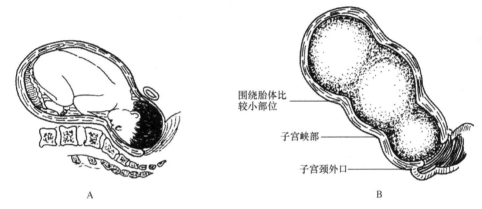

图 7-2　子宫痉挛性狭窄环
A. 狭窄环围绕胎颈；B. 狭窄环容易发生的部位

（2）心理－社会状况：产妇疼痛难忍，表现为烦躁不安、恐惧，担心自身及胎儿的安危。

3．辅助检查　胎儿电子监护监测宫缩及胎心的变化。

4．治疗要点　认真查找宫缩过强形成的原因，及时纠正、正确处理急产。必要时使用宫缩抑制剂，如未能纠正或出现胎儿宫内窘迫现象，应行剖宫产术结束分娩。

（三）护理问题

1．疼痛　与子宫收缩过强、过频有关。

2．焦虑　与担心母儿安危有关。

3．潜在并发症：子宫破裂、胎儿宫内窘迫、新生儿产伤。

（四）护理措施

1．一般护理

（1）活动与休息：产妇休息时最好取左侧卧位。

（2）饮食：鼓励产妇进食易消化、高热量饮食。

2．观察产程　密切观察产妇的宫缩情况、宫口开大、胎先露下降情况。嘱产妇有便意时不能随意去厕所，避免发生意外。做好抢救新生儿的准备。

3．配合治疗护理

（1）用药护理：如发现子宫收缩过强、过频，立即停用缩宫素，停止一切刺激性操作，及时通知医生。

（2）防止受伤：①有急产史的孕妇，嘱其在预产期前1～2周不要外出，提前2周住院待产；②如宫口已经开全，指导产妇宫缩时张口哈气，不要屏气用力，减慢分娩过程，做好接产及抢救新生儿窒息的准备；③产后及时检查软产道和新生儿，发现损伤及时处理；④分娩过快未经消毒者，遵医嘱给予母儿抗生素及破伤风抗毒素治疗。新生儿注射维生素 K_1 以预防颅内出血；⑤如出现胎儿窘迫，嘱产妇左侧卧位、吸氧，并做好手术的准备。

4．心理护理　提供陪伴分娩，多给予关心和指导，消除紧张焦虑心理。及时向患者及家属提供产程进展的信息，说明产程中可能出现的问题及采取的措施，以取得理解和配合。

（五）健康教育

教会产妇观察生命体征、子宫复旧、会阴伤口、阴道出血等情况，进行产褥期健康教育及出院指导。指导母乳喂养。如新生儿发生意外，给予产妇及家属充分的体贴与安慰，使他们顺利度过悲伤期，为今后的生育提供指导。

第2节　产道异常

案例 7-2　　某产妇，30岁，G_2P_0，孕39周。规律宫缩10小时。查体：一般状态良，宫缩间隔30～40秒，持续4分钟，强度中，枕左前位，胎心142次/分，跨耻征阳性。骨盆外测量：髂棘间径23cm，髂嵴间径25cm，骶耻外径17cm，坐骨结节间径9cm。内诊：子宫颈管消退，宫口开大3cm，先露头 S^{-3}。对角径10cm，坐骨棘间径10cm。

问题： 1. 分析一下该产妇骨盆是否正常？依据是什么？

2. 此时应采取哪些护理措施？

一、骨产道异常

（一）概述

1．分类及病因　产道包括骨产道和软产道，临床以骨产道异常多见。由于骨盆径线过短或形状异常，导致骨盆腔小于胎先露可通过的限度，阻碍胎先露下降，影响产程进展，称为狭窄骨盆。此型骨盆可以是一个径线过短或多个径线过短，也可以是一个平面狭窄或多个平面狭窄，需要综合分析判断。常见的狭窄骨盆包括扁平骨盆、漏斗骨盆、均小骨盆、畸形骨盆。引起骨盆异常的疾病有佝偻病、结核病、骨软化症等。

2．对母儿的影响

（1）对母体的影响：临产后胎先露下降受阻，可导致产程延长、产程停滞甚至子宫破裂；膀胱受压过久易形成生殖道瘘；阴道检查与手术产机会增多，易导致产褥感染和产后出血。

（2）对胎儿的影响：胎膜早破、脐带脱垂的发生率增高，易导致胎儿窘迫；胎头受压过久或手术助产，使新生儿颅内出血、产伤的概率增加。

（二）护理评估

1．健康史　详细了解产妇既往有无引起骨盆异常的疾病，如佝偻病、结核病、骨软化症等；测量身高，身高在145cm以下者应警惕均小骨盆；观察孕妇有无跛足、脊柱及髋关节畸形、米氏菱形窝不对称等，警惕畸形骨盆。

2．身心状况

（1）躯体表现

1）胎头跨耻征检查：评估头盆是否相称。孕妇排尿后取仰卧位，两腿伸直。检查者一手放在耻骨联合上方，另一手将胎头向骨盆腔方向推压。如胎头低于耻骨联合平面，为胎头跨耻征阴性，表示头盆相称；如胎头与耻骨联合在同一平面，为胎头跨耻征可疑阳性，表示头盆可能不称；如胎头高于耻骨联合平面，为胎头跨耻征阳性，表示头盆明显不称（图 7-3）。

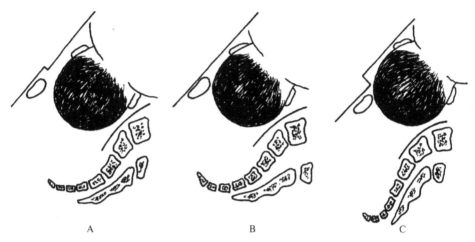

图 7-3　检查头盆相称程度

A．头盆相称；B．头盆可疑不称；C．头盆不称

2）骨盆入口平面狭窄：骨盆入口平面呈扁圆形，骶耻外径＜18cm，入口前后径＜10cm，对角径＜11.5cm。常见于扁平骨盆（图 7-4、图 7-5），可影响胎头的衔接，跨耻征检查阳性。

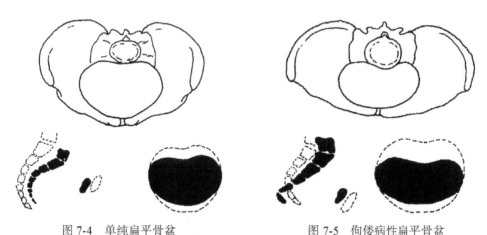

图 7-4　单纯扁平骨盆　　　　图 7-5　佝偻病性扁平骨盆

3）中骨盆及出口平面狭窄：常见于漏斗骨盆，坐骨棘间径＜10cm，坐骨结节间径＜8cm，耻骨弓角度＜90°，出口横径与后矢状径之和＜15cm（图 7-6）；可影响胎头内旋转受阻，出现持续性枕横位或枕后位。

4）三个平面均狭窄：骨盆外形属女型骨盆，但各平面径线均小于正常值 2cm 或以上，称为均小骨盆，胎儿通过三个平面均困难，多需剖宫产。

5）畸形骨盆：骨盆形态不规则、不对称（图 7-7）。

（考点：骨产道异常的躯体表现）

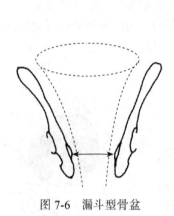

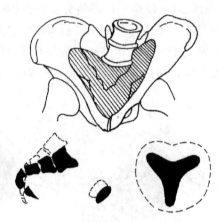

图 7-6　漏斗型骨盆　　　　　　　图 7-7　畸形骨盆

（2）心理 - 社会状况：产前检查确诊为产道明显异常的孕妇被告知需要进行剖宫产时，常常表现为对手术的恐惧和紧张。需要经试产才能确定分娩方式者，孕妇及其家属常常因不能预知分娩结果而焦虑。

3．辅助检查

（1）B 型超声检查：测量胎头径线，判断胎儿能否通过产道。

（2）胎儿电子监护仪：监测子宫收缩和胎儿胎心率情况。

4．治疗要点　明确骨盆狭窄类型及程度，根据胎位、胎心、胎儿大小、宫缩及宫口扩张情况、胎先露下降程度等进行综合判断，决定经阴道分娩还是剖宫产。

（三）护理问题

1．有母儿受伤的危险　与分娩困难造成软产道损伤和新生儿产伤有关。

2．焦虑　与手术、担心母儿安危有关。

3．潜在并发症：胎儿窘迫、新生儿窒息、子宫破裂。

（四）护理措施

1．观察产程　严密观察宫缩、宫口扩张及胎先露下降情况，发现异常及时报告医生，并协助医生查明原因，及时处理。

2．配合治疗护理

（1）骨盆入口平面狭窄：明显头盆不称者，遵医嘱做好剖宫产术的术前准备；轻度头盆不称者，应在严密监护下试产。试产过程中不用镇静、镇痛药，应专人守护，少肛查，禁止灌肠。试产时间 2～4 小时，如果胎头仍未入盆或出现胎儿宫内窘迫，则改为剖宫产结束分娩。

（2）中骨盆及出口平面狭窄：中骨盆狭窄主要影响胎头俯屈和内旋转，容易发生持续性枕横位或枕后位。如宫口已经开全，胎头双顶径达坐骨棘水平或以下，可用胎头吸引器进行阴道助产，并做好抢救新生儿窒息的准备；如胎头未达坐骨棘水平或出现胎儿宫内窘迫征象，应做好剖宫产术前准备。出口平面狭窄应遵医嘱做好剖宫产术的准备。

（3）均小骨盆：根据胎儿大小及胎位情况决定阴道分娩或剖宫产，做好接产或手术的准备。

（4）畸形骨盆：多数需剖宫产，遵医嘱做好术前准备。

3．防治并发症

（1）严密观察宫缩、胎心、羊水及产程进展情况，发现有胎儿宫内窘迫征象，及时给予孕妇吸氧，嘱其左侧卧位，及时通知医生并配合处理。预防胎膜早破、脐带脱垂和子宫破裂。

（2）产程中注意无菌操作，肛查和阴道检查的次数不宜过多；产后做好会阴的护理，保持局部清洁干燥；密切观察有无体温升高、宫底压痛、恶露臭味、伤口肿痛等感染征象；必要时遵医嘱使用抗生素。

4．心理护理 向产妇及家属讲明产道异常对母儿的影响，及时告知他们产程进展情况，缓解焦虑心理，引导产妇及家属配合医护人员的各项检查及操作；决定手术者，向产妇及家属介绍手术的必要性，解除其顾虑。

（五）健康教育

指导产妇母乳喂养，向产妇介绍手术产儿的护理知识及产褥期注意事项，告知其产后检查的时间和必要性。

二、软产道异常

软产道包括子宫下段、子宫颈、阴道及骨盆底软组织构成的弯曲管道。软产道异常临床较少见，易被忽视。应在妊娠早期常规进行妇科检查，了解软产道有无异常。

1．外阴异常

（1）外阴坚韧、瘢痕：分娩时应行会阴后－侧切开术。

（2）外阴水肿：可用 50% 硫酸镁局部湿热敷，或分娩时在严格消毒下多点穿刺放液。

（3）外阴尖锐湿疣：为预防新生儿感染，宜行剖宫产术。

2．阴道异常

（1）阴道横隔：多位于阴道上、中段，可影响胎先露下降。薄的横隔，可做 X 形切开；若横隔高且厚，需行剖宫产术。

（2）阴道纵隔：纵隔薄可自行断裂，若纵隔厚阻碍胎先露下降时，需在中间剪断才能分娩。

（3）阴道肿瘤：阴道壁囊肿较大阻碍胎先露下降，可行囊肿穿刺抽出其内容物；阴道内肿瘤影响胎先露下降又不能经阴道切除者，应行剖宫产术，原有病变待产后再处理。

3．子宫颈异常

（1）子宫颈水肿、子宫颈坚韧：子宫颈水肿多因产妇过早使用腹压，子宫颈长时间受压所致。子宫颈坚韧常见于高龄初产妇，子宫颈不易扩张。可在子宫颈处分点注射 0.5% 利多卡因 5～10ml 或静脉注射地西泮 10mg。处理无效时可行剖宫产术。

（2）子宫颈肌瘤：若肌瘤较大，占据盆腔或阻塞骨盆入口时，应行剖宫产术。若肌瘤不阻塞产道，则可经阴道分娩。

4．子宫异常 主要指子宫畸形和瘢痕子宫。子宫畸形合并妊娠者临产后严密观察，适当放宽剖宫产手术指征。瘢痕子宫再孕分娩时子宫破裂的风险增加。根据具体情况酌情决定分娩方式。

第3节 胎儿异常

案例 7-3 某孕妇，27岁，G_1P_0，孕30周。今日来院进行产检，体重、血压无异常。腹部检查：子宫呈纵椭圆形，子宫底部触及圆而硬的胎头，有浮球感，胎心音在脐上方左侧听得最清楚，胎心145次/分。

问题： 1. 该孕妇胎位是否正常？
2. 应采取哪些护理措施？

胎儿异常包括胎位异常和胎儿发育异常。

一、概　述

分娩时除枕前位为正常胎位外，其余均为异常胎位。胎位异常主要包括胎头位置异常、臀先露、肩先露等。臀先露是最常见的异常胎位。在分娩过程中，胎头以枕后位或枕横位衔接，在下降过程中，绝大多数能转成枕前位而自然分娩。若胎头枕部持续位于母体骨盆的侧方或后方，于分娩后期仍不能转向前方者，称为持续性枕后位、枕横位。胎儿发育异常常见的有巨大胎儿和脑积水。

1. 病因

（1）持续性枕后位、枕横位常见的原因：骨盆异常、胎头俯屈不良、子宫收缩乏力、头盆不称等。

（2）臀位常见的原因：羊水过多、腹壁松弛、子宫畸形、前置胎盘、骨盆狭窄等。

2. 对母儿的影响

（1）对母体的影响：胎位异常及胎儿发育异常可致产程延长、软产道损伤、子宫破裂、产后出血和感染等。

（2）对胎儿的影响：可致胎膜早破、脐带脱垂、胎儿窘迫、新生儿窒息、新生儿产伤等。

二、护理评估

（一）健康史

评估产前检查情况，了解身高、骨盆测量值、胎位。估计胎儿大小、羊水量，有无前置胎盘、过期妊娠、糖尿病史，评估产程进展和胎头下降情况等。

（二）身心状况

1. 躯体表现

（1）持续性枕后位、枕横位：在分娩过程中，胎头枕部持续位于母体骨盆的后方或侧方，于分娩后期仍不能转向前方，称为持续性枕后位、枕横位（图7-8）。因枕骨持续位于骨盆后

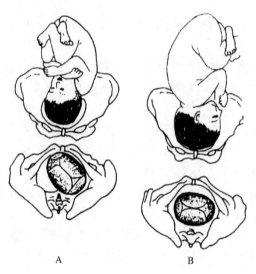

图 7-8　持续性枕后位、枕横位
A. 枕左后位；B. 枕右横位

方压迫直肠，产妇自觉肛门坠胀及排便感，致使宫口尚未开全而过早使用腹压，可导致子宫颈水肿和产妇疲劳，常致第二产程延长。

（2）臀位：子宫呈纵椭圆形，宫底部触诊为圆而硬的胎头，耻骨联合上方为宽而软的胎臀，胎心音在脐上左或右侧听诊最清楚。因胎头比胎臀大，分娩时产道扩张不充分及后出胎头娩出困难，需手术助产。易致胎膜早破、脐带脱垂、胎儿窘迫、新生儿窒息、新生儿产伤等。

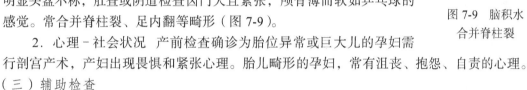

（考点：胎位异常的躯体表现）

（3）巨大胎儿：新生儿出生体重达到或超过 4000g。腹部检查：子宫大于孕周，胎体大，胎心听诊位置较高。常发生头盆不称、肩难产，导致母儿受伤。

（4）脑积水：大量脑脊液潴留在脑室内，使头颅体积增大。表现为明显头盆不称，肛查或阴道检查囟门大且紧张，颅骨薄而软如乒乓球的感觉。常合并脊柱裂、足内翻等畸形（图 7-9）。

图 7-9 脑积水合并脊柱裂

2. 心理 - 社会状况 产前检查确诊为胎位异常或巨大儿的孕妇需行剖宫产术，产妇出现畏惧和紧张心理。胎儿畸形的孕妇，常有沮丧、抱怨、自责的心理。

（三）辅助检查

1. B 型超声检查 确定胎位及胎儿发育情况。

2. 实验室检查 甲胎蛋白增高有助于诊断胎儿神经管畸形。

（四）治疗要点

加强产前检查，及时发现胎位异常。臀位妊娠 30 周前胎位不固定，可等待自然转正胎位。妊娠 30 周后仍未转为头位，可采用胸膝卧位（图 7-10）、艾灸或激光照射至阴穴、外倒转术等矫正胎位。分娩困难者行阴道助产或剖宫产。胎儿畸形者，及时终止妊娠。

（考点：臀位的治疗要点）

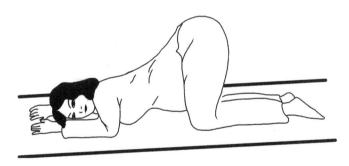

图 7-10 膝胸卧位

三、护 理 问 题

1. 有母儿受伤的危险 与产程延长、手术产引起的产道损伤及新生儿产伤有关。

2. 焦虑 与担心自身及胎儿的安危有关。

3. 潜在并发症：胎膜早破、脐带脱垂、胎儿窘迫、新生儿窒息、产后出血、产褥感染等。

四、护理措施

1. 加强监护，减少母儿受伤的危险

（1）指导有明显头盆不称、胎位异常、胎儿巨大的孕妇，按医嘱做好助产及剖宫产术前准备与护理。发现胎儿发育异常时，及时终止妊娠。

（2）加强营养支持，产程中鼓励产妇进食、进水，指导产妇多休息，避免体力过度消耗。持续性枕后位者，嘱其不要过早屏气用力，以防子宫颈水肿。

（3）臀位护理：妊娠 30 周后采用膝胸卧位法矫正，每日 2 次，每次 15 分钟。临产后尽量卧床休息，少做肛查，禁止灌肠。一旦发现胎膜破裂，应立即听胎心，抬高床尾。提前做好助产及抢救新生儿窒息的准备。

2. 防治并发症 待产过程中，一旦胎膜破裂立即听胎心音，抬高臀部，观察羊水的性状及量，及早发现脐带脱垂，尽快纠正胎儿窘迫。产后观察母体有无软产道裂伤、产后出血及感染征象，按医嘱及时应用缩宫素与抗生素，做好会阴护理。观察新生儿有无产伤，按高危儿护理。

3. 心理护理 针对产妇及家属的疑虑，给予充分的解答，消除其疑虑，增强产妇分娩的自信心，使其安全度过分娩期。对胎儿发育异常的家庭，应耐心帮助其与分析可能发生异常的原因，树立再次妊娠的信心。

五、健 康 教 育

加强妊娠期保健，定期产前检查。教会孕妇胸膝卧位的方法；产后指导产妇产褥期保健和母乳喂养知识，提供避孕和生育方面的指导。

自 测 题

A_1/A_2 型题

1. 活跃期延长是指时间超过（　　）
   A. 5 小时　　　　B. 6 小时
   C. 8 小时　　　　D. 10 小时
   E. 12 小时

2. 活跃期停滞是指宫口扩张停滞达（　　）
   A. 1 小时以上　　B. 1.5 小时以上
   C. 2 小时以上　　D. 3 小时以上
   E. 4 小时以上

3. 初产妇第二产程延长是指第二产程时间（　　）
   A. 超过 0.5 小时　B. 超过 1 小时
   C. 超过 2 小时　　D. 超过 3 小时
   E. 超过 4 小时

4. 急产是指总产程不超过（　　）
   A. 3 小时　　　　B. 4 小时

C. 5 小时　　　　D. 6 小时
E. 7 小时

5. 初产妇临产后 4 小时胎头仍未入盆，此时测量骨盆径线最有价值的是（　　）
   A. 骶耻内径　　　B. 骶耻外径
   C. 骶棘间径　　　D. 坐骨棘间径
   E. 坐骨结节间径

6. 某孕妇，孕足月，有规律宫缩 17 小时，宫口开大 2cm，胎心 140 次 / 分，枕左前位。宫缩开始尚好，随产程进展，间歇 15～20 分钟一次，每次持续 20 秒左右，诊断为（　　）
   A. 不协调性宫缩乏力
   B. 正常宫缩　　　C. 协调性宫缩乏力
   D. 子宫收缩过强　E. 子宫麻痹状态

7. 初产妇，妊娠足月临产，规律性宫缩已 18 小

时。肛查：宫口开大 2cm，胎心 146 次 / 分，该产妇的产程可判断为（　　）

A. 正常产程　　　B. 潜伏期延长

C. 滞产　　　　　D. 活跃期延长

E. 活跃期停滞

8. 某孕妇，26 岁。宫口开大 4cm 后产程进展缓慢，诊断为协调性子宫收缩乏力，产妇因此烦躁不安，情绪不稳定，对自然分娩失去信心，针对此孕妇最主要的护理措施是（　　）

A. 提供心理支持，减轻焦虑

B. 促进子宫收缩，加快产程

C. 鼓励孕妇多进食，恢复体力

D. 做剖宫产准备

E. 开放静脉

9. 某孕妇，25 岁。身体矮小，匀称。骨盆外测量结果如下：髂棘间径 22cm，髂嵴间径 24cm，骶耻外径 17cm，出口横径 7.5cm，对角径 11.5cm。此孕妇骨盆为（　　）

A. 扁平骨盆　　　B. 畸形骨盆

C. 漏斗骨盆　　　D. 横径狭小骨盆

E. 均小骨盆

10. 初产妇，孕 39 周。宫口开全 2 小时，产妇频频用力，未见胎头拨露。检查：宫底部为臀，腹部前方触及胎儿小部分，未触及胎头。肛查：胎头已达坐骨棘下 2cm，矢状缝与骨盆前后径一致，大囟门在前方。诊断为（　　）

A. 骨盆入口轻度狭窄

B. 骨盆入口头盆不称

C. 原发宫缩无力

D. 持续性枕后位

E. 持续性枕横位

A_3/A_4 型题

（11～13 题共用题干）

初产妇，孕足月。枕左前位，规律宫缩已 17 个小时，宫口开大 3cm，胎心 140 次 / 分，产妇一般情况良好。宫缩较初期间歇时间长，10～15 分钟 1 次，持续时间 30 秒，宫缩高峰时，子宫硬，经详细检查无头盆不称、骨盆狭窄。

11. 该产妇除宫缩乏力外，还应诊断（　　）

A. 第二产程延长　B. 活跃期延长

C. 活跃期缩短　　D. 潜伏期延长

E. 潜伏期缩短

12. 以下对该产妇正确的处理是（　　）

A. 剖宫产术　　　B. 胎头吸引术

C. 待其自然分娩　D. 缩宫素静脉滴注

E. 立即产钳结束分娩

13. 以下对该产妇护理中不正确的是（　　）

A. 做好心理护理

B. 注意定时听胎心

C. 指导产妇 8～10 小时排尿 1 次

D. 严密观察产程进展

E. 鼓励产妇进食

（14～17 题共用题干）

初产妇，29 岁，宫内妊娠 39^{+5} 周。胎膜早破 18 小时，规律宫缩 16 小时，未分娩。入院检查：血压 120/75mmHg，枕左前位，胎头浮，胎心 144 次 / 分。肛查：宫口开 2.5cm，先露头 S^{-3}，宫缩持续 20 秒，间隔 6～7 分钟，且弱，出口横径 8cm。

14. 此产妇目前的主要诊断是（　　）

A. 潜伏期延长　　B. 活跃期延长

C. 活跃期停滞　　D. 第二产程延长

E. 滞产

15. 此产妇引起产程延长的主要原因是（　　）

A. 子宫收缩不协调 B. 原发宫缩无力

C. 继发宫缩无力　D. 子宫收缩力过强

E. 不协调性子宫收缩过强

16. 此产妇目前为确定能否阴道分娩，应检查的骨盆径线是（　　）

A. 后矢状径

B. 坐骨棘间径

C. 出口横径＋后矢状径

D. 出口横径

E. 入口前后径

17. 关于该产妇以下处理中不正确的是（　　）

A. 预防应用抗生素

B. 检查血常规

C. 若骨盆正常，应用缩宫素加强宫缩

D. 温水灌肠刺激宫缩

E. 若积极处理无改善，剖宫产终止妊娠

（18～20 题共用题干）

初产妇，阴道流液伴腹痛 3 小时入院。诉说宫缩疼痛难忍,宫缩时频频呼叫,食欲缺乏。骨盆外测量:髂棘间径26cm,髂嵴间径28cm,骶耻外径19cm,坐骨结节间径9cm。检查:宫缩持续40秒,间歇2~3分钟,枕左前位,胎心率140次/分,先露头已入盆,宫口开大2cm,已破膜。

18. 该产妇骨盆类型属于( )

    A. 扁平骨盆   B. 均小骨盆

    C. 漏斗骨盆   D. 畸形骨盆

    E. 正常骨盆

19. 该产妇首优的护理诊断是( )

    A. 焦虑

    B. 疼痛

    C. 有感染的危险

    D. 潜在并发症:胎儿宫内窘迫

    E. 潜在并发症:宫缩乏力

20. 以下关于该产妇胎膜破裂后的护理措施,错误的是( )

    A. 卧床休息取平卧位

    B. 消毒液擦洗外阴2次/天

    C. 分娩后给予抗生素

    D. 注意观察胎心及羊水的情况

    E. 增加肛查次数

(21~24题共用题干)

初产妇,孕39[+2]周。已有规律宫缩而入院待产。诉在外院检查骨盆不正常。现检查:枕左前位,胎心140次/分,宫口开大3cm,胎头浮。

21. 下述情况可以试产的是( )

    A. 骨盆入口狭窄(轻度),胎儿头位

    B. 中骨盆狭窄   C. 出口狭窄

    D. 入口狭窄,臀位 E. 入口狭窄,横位

22. 如试产,应观察的时间为( )

    A. 2~4小时   B. 8~10小时

    C. 6~8小时   D. 10~12小时

    E. 16~18小时

23. 试产过程中应观察的项目不包括( )

    A. 胎头下降情况   B. 胎方位有无变化

    C. 宫缩情况   D. 有无血尿

    E. 有无子宫下段的压痛

24. 若试产时自然破水,下列注意事项错误的是( )

    A. 重新调整宫缩   B. 应观察胎心变化

    C. 观察羊水性状   D. 立即停止试产

    E. 有无脐带脱垂

(韩桂芬)

第 8 章

分娩期并发症妇女的护理

第 1 节 产 后 出 血

案例 8-1　　　　初产妇，26 岁，足月妊娠自然分娩一成熟活男婴。产后 1 小时产妇出现头晕、心悸、出冷汗的症状。体格检查：体温 37.3℃，血压 90/60mmHg，脉搏 108 次 / 分，呼吸 20 次 / 分，面色苍白。妇科检查：子宫轮廓不清，按压宫底时有大量暗红色血流出，约 600ml，有血块，软产道无裂伤。

问题：1. 造成该患者出血的原因是什么？

2. 应对该患者采取哪些措施？

产后出血指胎儿娩出后 24 小时内阴道分娩者出血量超过 500ml，剖宫产者超过 1000ml。产后出血是分娩期严重的并发症，居我国产妇死亡原因首位，其发生率占分娩总数的 2%～3%，其中 80% 以上发生在产后 2 小时内。短时间大量出血可发生失血性休克甚至死亡。存活者可因休克时间过长引起垂体前叶缺血性坏死，继发严重的腺垂体功能减退症，即席汉综合征。

（考点：产后出血的概念）

知识链接

席汉综合征

席汉综合征又称垂体前叶功能减退症。是由多种病因所致腺垂体激素分泌不足，继发性腺、甲状腺、肾上腺皮质功能低下所出现的临床症候群。常在产后大出血、休克致垂体前叶缺血坏死的情况下发生。表现为消瘦、乏力、脱发、畏寒、闭经、乳房萎缩等，严重者可致死。预防产后出血、避免失血性休克可减少本病的发生。

一、概　　述

（一）病因

引起产后出血的原因依次是子宫收缩乏力、胎盘因素、软产道损伤和凝血功能障碍。这些因素可以共存、互为因果或相互影响。

1. 子宫收缩乏力　是产后出血最常见的病因，占产后出血总数的 70%～80%。分娩后，子宫肌纤维收缩对肌束间的血管能起到有效的压迫作用，控制出血。影响子宫收缩的因素，均可引起产后出血。

（1）全身因素：产妇精神紧张，对分娩过度恐惧；产程延长或难产，造成产妇体力消耗过度；产妇体质虚弱；临产后使用过多镇静剂、麻醉剂或子宫收缩抑制剂；产妇合并全身急慢性疾病等使子宫收缩乏力。

（2）局部因素：①子宫肌纤维过度伸展，如多胎妊娠、巨大胎儿、羊水过多等。②子宫肌纤维发育不良，如子宫畸形或子宫肌瘤，影响子宫平滑肌正常收缩。③子宫肌壁损伤，如瘢痕子宫，产次过多或急产。④子宫肌层水肿或渗血，如妊娠期高血压疾病、严重贫血、宫腔感染等产科并发症导致子宫肌层水肿或渗血。⑤胎盘早剥导致子宫胎盘卒中及前置胎盘附着的子宫下段收缩不良均可导致子宫收缩乏力，引起产后出血。

2. 胎盘因素　根据胎盘剥离情况，造成产后出血的胎盘因素有以下 3 种。

（1）胎盘滞留：胎儿娩出后，胎盘多在 15 分钟内娩出，若超过 30 分钟尚未娩出者称胎盘滞留。胎盘滞留使胎盘剥离面血窦不能正常关闭而引起出血。

（2）胎盘粘连或植入：胎盘绒毛全部或部分黏附于子宫肌层表面，不能自行剥离者称为胎盘粘连。胎盘绒毛植入子宫肌层者称为胎盘植入。完全性胎盘粘连或植入因胎盘未剥离而出血不多；部分性胎盘粘连或植入因胎盘部分剥离血窦开放而引起出血。引起胎盘粘连或植入的常见原因有子宫内膜损伤、瘢痕子宫、胎盘附着部位异常等。

（3）胎盘、胎膜部分残留：部分胎盘小叶、副胎盘或部分胎膜残留于宫腔内影响子宫收缩而引起产后出血。

3. 软产道损伤　由于外阴组织弹性差、子宫收缩过强、急产、巨大儿、阴道手术助产操作不当等引起，可造成会阴、阴道、子宫颈裂伤引起出血。会阴裂伤分为 4 度：Ⅰ度裂伤为会阴皮肤及阴道入口处黏膜撕裂；Ⅱ度裂伤为会阴体肌层及筋膜撕裂，累及阴道后壁黏膜；Ⅲ度裂伤为裂伤向会阴深部扩展，肛门外括约肌撕裂；Ⅳ度裂伤为裂伤达直肠前壁。

4. 凝血功能障碍　见于：①产科并发症，如妊娠期高血压疾病、重度胎盘早剥、羊水栓塞、死胎等并发 DIC 时。②妊娠合并凝血功能障碍性疾病，如血小板减少、白血病、再生障碍性贫血、肝脏疾病等。

（考点：产后出血的病因）

二、护理评估

（一）健康史

评估有无诱发产后出血的全身性疾病和局部病变。

评估本次妊娠和分娩的全过程，如有无导致产后出血的妊娠并发症，是否存在宫缩乏力、产程延长、软产道裂伤、不当使用镇静剂或麻醉剂等情况。

（二）身心状况

1. 躯体反应　主要是胎儿娩出后阴道流血及失血性休克、严重贫血的临床表现。

（1）阴道流血：不同病因导致的产后出血特点不同（表 8-1）。

表 8-1　评估产后出血的原因

病因	出血特点
子宫收缩乏力	胎盘娩出后间歇性阴道出血，色暗红；或阴道出血量不多，但按压子宫底时阴道涌出大量血液、混有血块；子宫底较高，子宫体软，轮廓不清；按摩子宫及用宫缩剂后子宫变硬出血减少
胎盘因素	胎盘娩出前阴道出血过多考虑胎盘剥离延缓；胎儿娩出后多量阴道流血考虑胎盘胎膜残留，检查胎盘胎膜不完整

续表

病因	出血特点
软产道裂伤	胎儿娩出后立即出现持续不断鲜红色出血，血液能自凝。检查见子宫收缩良好，软产道有裂伤出血的部位
凝血功能障碍	阴道多量持续性出血，血液不凝，伴全身出血倾向

（考点：产后出血原因的评估）

（2）失血性休克征象：表现为头晕、心悸、烦躁、皮肤苍白湿冷、脉搏细数、脉压缩小、血压下降等。

（3）评估产后出血量：可作为制定输液、输血治疗方案的参考，需及时收集出血，准确测量失血量。

知识链接

常用估计出血量的方法

1. 称重法 失血量（ml）≈（有血敷料重－干敷料重）÷1.05（血液比重为 1.05g/ml）。

2. 容积法 用产后接血容器收集血液，用量杯测定。

3. 面积法 按接血纱布（4 层纱布）血湿面积来估计出血量，即每 10cm×10cm 血湿面积折合 10ml 血量。

4. 休克指数法 休克指数（SI）＝脉率/收缩压（mmHg），休克指数为 1，失血量约为 1000ml；休克指数为 1.0～1.5，则失血量为 1000～1500ml，占全身血容量的 20%～30%；休克指数为 1.5～2.0，则失血量为 1500～2500ml，占全身血容量的 30%～50%；休克指数为 2.0 以上，失血量≥2500ml，占全身血容量的 50% 以上。

2. 心理-社会状况 产妇和家属因产后出血会危及产妇生命安全，往往表现为紧张、焦虑甚至恐惧。

（三）辅助检查

1. 实验室检查 血常规、血型、出凝血时间、血小板、纤维蛋白原、凝血酶原时间、3P 试验。其中血红蛋白每下降 10g/L，估计出血量为 400～500ml。DIC 时血小板、纤维蛋白原、凝血酶原时间异常，3P 试验阳性。

2. 测量中心静脉压 若中心静脉压低于 $2cmH_2O$，提示血容量不足。

（四）治疗要点

针对出血原因，迅速止血；补充血容量，防治休克和感染。

三、护 理 问 题

1. 潜在并发症：失血性休克。

2. 有感染的危险 与失血过多、手术操作有关。

3. 恐惧 与担心产后大出血危及生命有关。

四、护 理 措 施

（一）积极预防产后出血

1. 妊娠期 加强妊娠前及妊娠期保健，定期产检，积极治疗高危妊娠，必要时及早终止妊娠。对有可能造成产后出血的孕妇，应提前住院，做好及早处理的准备工作并提供积极的心理支持。

2. 分娩期 严密观察和处理产程。

（1）第一产程：消除产妇紧张情绪，注意产妇休息和进食，防止宫缩乏力和产程延长。

（2）第二产程：指导产妇正确运用腹压，注意保护会阴，避免胎儿娩出过快；娩出胎儿前肩后即给予缩宫素；适时切开会阴，以免造成软产道裂伤。

（3）第三产程：准确识别胎盘剥离征象，适时协助胎盘娩出；胎盘娩出后仔细检查胎盘和胎膜是否完整，有无软产道损伤，按摩子宫，估计出血量。

3. 产褥期 产后 24 小时，特别是产后 2 小时内要密切观察生命体征、子宫收缩和阴道出血情况，鼓励产妇及时排尿，指导早期哺乳，促进子宫收缩，减少出血，对可能发生产后出血的高危产妇，注意保暖，保持静脉通畅，充分做好输液、输血的准备。

（二）协助医生迅速止血

1. 子宫收缩乏力 加强宫缩是简单而最有效的止血方法。

（1）按摩子宫：①腹壁单手按摩宫底法：是最常用的方法。助产者一手置于产妇腹部，拇指在前壁，其余四指在后壁，均匀有节律地按摩子宫，促使子宫收缩（图 8-1）。②腹壁双手按摩子宫法：助产者一手在产妇耻骨联合上缘按压下腹中部，将子宫向上拖起，另一手握住子宫体，使其高出盆腔，在子宫底部进行有节律地按摩子宫，同时压迫宫底，排出宫腔积血（图 8-2）。③腹部 - 阴道双手按摩子宫法：助产者一手握拳置于阴道穹前部，顶住子宫前壁，另一手自腹壁按压子宫后壁使子宫体前屈，双手相对紧压子宫并进行按摩（图 8-3）。

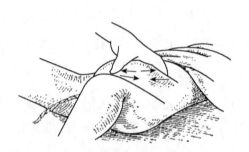

图 8-1 腹壁单手按摩宫底法

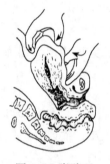

图 8-2 腹壁双手按摩子宫法

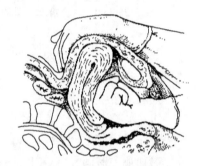

图 8-3 腹部 - 阴道双手按摩子宫法

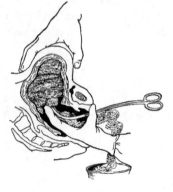

图 8-4 宫腔填塞

（2）应用宫缩剂：按摩子宫的同时遵医嘱肌内注射或静脉滴注缩宫素或麦角新碱（心脏病、高血压者慎用），缩宫素无效时应尽早遵医嘱使用前列腺素类药物，如米索前列醇或地诺前列酮。

（3）宫腔内填塞纱布：在无输血及手术条件的情况下，可采用宫腔内填塞纱布压迫止血（图 8-4）。需严格无菌操作，均匀填塞，不留空隙，严密观察生命体征，防止隐性出血和感染。24 小时后缓慢取出纱条，取出前使用宫缩剂，并给抗生素预防感染。

（4）做好手术止血的术前准备：经以上方法止血无效，可考虑结扎盆腔血管，行髂内动脉或子宫动脉栓塞术，必要时行子宫次全切或全切术，应遵医嘱迅速做好各项术前准备。

2. 胎盘因素　胎盘剥离不全、残留或粘连时应协助医生徒手剥离取出；疑胎盘植入需行子宫切除者，应尽快做好术前准备；胎盘嵌顿者，遵医嘱肌内注射阿托品 0.5mg 或 1% 肾上腺素 1ml，待子宫狭窄环松解后，用手取出胎盘。

3. 软产道损伤　检查软产道裂伤情况，按解剖层次逐层缝合，彻底止血。

4. 凝血功能障碍　首先排除其他原因引起的产后出血，遵医嘱输新鲜血液、应用药物改善凝血功能。若并发 DIC 者按 DIC 处理。如阴道流血不止需切除子宫者，应做好手术的准备。

（三）失血性休克的处理

1. 一般护理　迅速置产妇于平卧位或中凹卧位，给予吸氧、保暖。

2. 严密观察病情

（1）测量血压、呼吸、脉搏、体温，观察面色、表情、意识状态。

（2）检查宫底高度、硬度，并按摩子宫，观察有无血液自阴道涌出；查看软产道有无裂伤，对会阴裂伤进行分度。

（3）准确估计产后出血量，注意血液是否凝固。

（4）检查胎盘、胎膜是否有缺损。

（5）采集血样标本，迅速送验并收集查看结果。

3. 治疗配合　快速建立静脉通路，遵医嘱输液、抽血查血型及交叉配血，准备输血。

（四）预防感染

病室要定时消毒；严格执行无菌操作规程；保持会阴清洁，每日用 0.1% 苯扎溴铵擦洗会阴 2 次，使用消毒会阴垫；监测体温、恶露、会阴伤口及子宫复旧情况；按医嘱给予抗生素预防感染。

（考点：产后出血的护理措施）

（五）心理护理

及时为产妇提供心理支持，多陪伴产妇，鼓励其说出内心的感受，并给予安慰，避免产妇精神紧张，增加安全感。向产妇及家属恰当地解释病情及实施各种措施的目的，缓解其恐惧感。

五、健 康 教 育

1. 教会产妇按摩子宫及会阴伤口自我护理的方法。

2. 告知产妇子宫复旧及恶露的生理变化过程，发现异常，及时就医。

3. 指导产妇尽早哺乳，以促进子宫复旧。

4. 指导产妇科学饮食、合理安排休息与活动，产褥期禁止性生活及盆浴。

5. 告知产妇产后 42 天到医院复查。

第2节　胎膜早破

　　　　　初孕妇，30岁，妊娠37周。白天做家务忙碌一天，晚上入睡前突然感觉阴道有较多液体流出，活动时流液增多，无阴道流血，无腹痛，遂入院。

问题：1. 孕妇可能出现了什么情况，引起此情况最主要的原因是什么？

　　　2. 孕妇目前主要的护理诊断有哪些？

　　　3. 应对该孕妇采取什么样的护理措施？

　　胎膜早破是指胎膜在临产前发生自然破裂。是常见的分娩期并发症，其发生率占分娩总数的2.7%～7%。依据发生的孕周不同可将其分为足月胎膜早破和未足月胎膜早破，后者是指在妊娠20周以后、未满37周发生的胎膜破裂。胎膜早破可引起早产、脐带脱垂及宫腔感染等并发症，使围生儿死亡率及产褥感染率增加。

一、概　述

（一）病因

1. 生殖道感染　生殖道病原体上行感染引起胎膜炎，使胎膜抗张能力下降而破裂。

2. 羊膜腔内压力增高　多胎妊娠、羊水过多、巨大儿时羊膜腔压力增高，覆盖在子宫颈内口处的胎膜易发生破裂。此外，咳嗽、负重、便秘时用力排便亦可使羊膜腔压力突然升高而引起胎膜早破。

3. 胎膜受力不均　头盆不称、胎位不正使胎先露与骨盆衔接不良，前羊膜囊受力不均而导致胎膜破裂。

4. 营养因素　孕妇维生素C及微量元素缺乏造成胎膜抗张能力下降，致胎膜脆弱而破裂。

5. 其他　子宫颈内口松弛、妊娠后期性生活、机械力的作用等亦能使其破裂。

（考点：胎膜早破的病因）

（二）对母儿的影响

1. 对孕妇的影响　易发生羊膜腔感染、胎盘早剥、羊水过少、产后出血和产褥感染。

2. 对胎儿的影响　易发生绒毛膜羊膜炎、脐带受压、脐带脱垂、胎儿窘迫、早产、新生儿呼吸窘迫综合征、新生儿肺炎等，围生儿死亡率为2.5%～11%。

二、护　理　评　估

（一）健康史

　　评估诱发胎膜早破的原因，确定胎膜破裂的时间，妊娠周数，是否有宫缩、阴道流血和感染。

（二）身心状况

1. 躯体表现

（1）阴道流液是胎膜早破的主要症状。孕妇常突然感到有较多液体自阴道流出，且流液不能自控，继而少量间断性阴道流液，当体位变化或腹压增加时（如咳嗽、打喷嚏、负重）

液体排出量增多。无腹痛等其他产兆。

（2）阴道窥器检查可见液体从宫颈口流出或阴道穹后部有较多积液。肛查时触不到前羊膜囊，上推胎先露时阴道流液量增多。

2. 评估孕妇有无并发症　绒毛膜羊膜炎是胎膜早破的主要并发症，主要表现为体温升高、脉搏加快、胎心加快、宫底有压痛、阴道分泌物有异味等，但大部分不典型。脐带脱垂是最严重的并发症，表现为破膜后立即出现胎儿缺氧、胎心音异常，严重者导致胎死宫内。

3. 评估胎儿宫内情况　包括胎心、胎动、胎儿成熟度、胎儿大小等。

4. 心理-社会状况　突然发生胎膜破裂，孕妇及家属常惊慌失措，担心胎儿及孕妇的安危。

（考点：胎膜早破身心状况的评估）

（三）辅助检查

1. 阴道流液酸碱度测定　正常阴道液 pH 为 4.5～5.5，羊水 pH 为 7.2，用石蕊试纸测定阴道流液，pH≥6.5 提示胎膜早破，准确率达 90%，注意尿液、黏液、精液、滑石粉等可使试纸出现假阳性。

2. 阴道流液涂片检查　阴道液干燥涂片检查见羊齿植物叶状结晶为羊水，经苏丹Ⅲ染色见黄色脂肪小粒，确定羊水准确率达 95%。

3. 羊水培养　超声引导下抽取羊水检查是协助诊断绒毛膜羊膜炎的重要方法，可行革兰染色、白细胞计数及各种酶的测定。

4. 羊膜镜检查　看不到前羊膜囊，直视胎儿先露部，可确诊胎膜已破。

5. B 型超声检查　发现羊水量少可协助诊断。

（四）治疗要点

发病后应住院待产，卧床休息，预防脐带脱垂和感染。根据孕龄、胎儿及母体情况决定处理方案。

1. 妊娠<24 周，按流产处理。

2. 妊娠 24～28 周，根据孕妇及家属的要求进行保胎或终止妊娠，但要充分告知保胎过程中的风险。

3. 妊娠 28～35 周，若胎肺不成熟，不伴感染，无胎儿窘迫者，可进行保胎治疗。若胎肺成熟或有明显感染时，应终止妊娠。

4. 对胎儿窘迫的孕妇或妊娠>36 周者，终止妊娠。

三、护　理　问　题

1. 有感染的危险　与破膜后易造成羊膜腔内感染有关。

2. 潜在并发症：脐带脱垂、早产、胎盘早剥。

3. 焦虑　与担心胎儿的安危有关。

四、护　理　措　施

1. 一般护理　胎先露尚未衔接的孕妇应绝对卧床，抬高臀部，预防脐带脱垂。积极预防卧床时间过久导致的并发症，如血栓形成、肌肉萎缩等。护士应协助做好孕妇的基本生活需求，将呼叫器放在孕妇方便可及的地方，协助孕妇在床上排泄。

2．减少刺激　避免腹压增加的动作。治疗与护理时，动作应轻柔，减少对腹部的刺激。应尽量减少不必要的肛查和阴道检查。

3．观察病情　评估胎心、胎动、羊水性质、羊水量、宫缩和胎儿宫内情况。指导孕妇监测胎动情况。测量体温和血常规。

4．预防感染　保持外阴清洁，使用消毒会阴垫，会阴擦洗每日 2 次；破膜超过 12 小时者，按医嘱使用抗生素；严密观察生命体征、子宫有无压痛以及羊水有无臭味，定期复查白细胞计数，发现感染征象者及时报告医生。

5．治疗配合　如果足月胎膜早破后未临产，在排除其他并发症的情况下，无剖宫产指征者破膜后 12 小时内积极引产。有剖宫产指征者协助医生做好术前、术中和术后护理。

6．心理护理　向孕妇及家属说明治疗方案和注意事项，鼓励孕妇说出自己担心的问题和内心感受，用合适的语言给予解释和安慰，缓解焦虑，使孕妇及家属主动配合治疗。

（考点：胎膜早破的护理措施）

五、健 康 教 育

1．注意妊娠期卫生，预防和及时治疗生殖器炎症。

2．妊娠 32 周后禁止性生活，避免负重和腹部受撞击。子宫颈内口松弛者，于妊娠 14～16 周行子宫颈环扎术。头盆不称、胎位异常的孕妇提前住院待产，临产后卧床休息。

3．孕妇一旦发生胎膜早破应抬高臀部，立即住院遵医嘱积极配合治疗，避免脐带脱垂和感染，降低围生儿死亡率。

第 3 节　脐带脱垂与脐带先露

 案例 8-3　　初孕妇，24 岁，妊娠 39 周。临产 5 小时，胎头高浮，胎心音 140 次 / 分，宫口开大 2cm。30 分钟后破膜，立即听胎心率减至 85 次 / 分。

问题： 1．患者可能出现了什么情况，最严重的危害是什么？

2．应对该患者采取什么护理措施？

胎膜破裂后脐带脱出于宫颈口外进入阴道内，甚至露于外阴部，称为脐带脱垂（图 8-5）。胎膜未破时脐带位于胎先露部前方或一侧，称为脐带先露，又称隐性脐带脱垂（图 8-6）。

一、概 述

（一）病因

凡胎儿先露部与骨盆入口平面不能严密衔接，在两者之间留有空隙者，均可引起脐带脱垂。

1．胎头未衔接　骨盆狭窄或胎儿过度发育，头盆不称或胎头入盆困难，胎膜破裂时羊水流出可使脐带脱出。

2．异常胎先露　是发生脐带脱垂的主要原因。臀位与横位易发生。

3．其他　脐带过长或胎盘低置、羊水过多，胎膜破裂时，因宫腔压力过高，羊水流出速度快易引起脐带脱垂。

（考点：脐带脱垂的原因）

（二）对母儿的影响

　　1. 对产妇的影响　剖宫产、手术助产率增加。

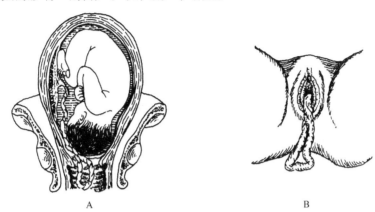

图 8-5　脐带脱垂

A. 脐带脱垂于阴道；B. 脐带脱垂于会阴

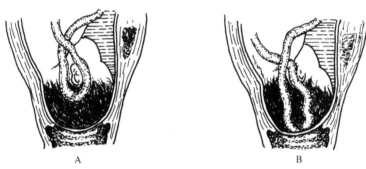

图 8-6　脐带先露

A. 隐性脐带先露；B. 脐带先露

　　2. 对胎儿的影响　脐带先露者，若胎先露尚未入盆，宫缩时胎先露下降，脐带可因一时性受压导致胎心率异常。若胎先露已入盆，胎膜已破者，脐带受压于胎先露与骨盆之间，引起胎儿缺氧，胎心率异常甚至消失。以头先露最严重，肩先露最轻。若脐带血液循环阻断超过 7 分钟，则胎死宫内。

二、护 理 评 估

（一）健康史

　　评估有无引起脐带脱垂的原因存在，如骨盆狭窄、胎位不正等。

（二）身心状况

　　1. 躯体表现

　　（1）脐带先露：若胎膜未破，胎动、宫缩后胎心率突然变慢，改变体位、上推胎先露及抬高臀部后迅速恢复。

　　（2）脐带脱垂：破膜后立即听胎心，出现胎心率异常。阴道检查在阴道内触到条索状物，可伴有搏动。

　　2. 心理-社会状况　孕妇及家属因担心胎儿的安危而紧张、焦虑。

（三）辅助检查

1. 胎儿电子监护仪　连续监测胎心音变化可发现胎心异常。

2. B型超声检查　有助于明确诊断。

（四）治疗要点

宫口未开全、胎心音尚好、胎儿存活者，立即行剖宫产术；宫口开全、先露已入盆，应立即行阴道助产术；有困难者或初产妇，应行剖宫产。确诊胎儿已死，可等待自然分娩。

三、护 理 问 题

1. 有胎儿受损的危险　与脐带脱垂有关。

2. 焦虑　与脐带脱垂后担心胎儿安全有关。

3. 有感染的危险　与增加阴道检查的次数有关。

四、护 理 措 施

1. 休息与体位　破膜发生脐带脱垂者，立即采取向脐带脱出的对侧卧位或平卧位，抬高臀部以预防脐带脱垂造成胎儿缺氧。

2. 病情观察　注意破膜后胎心音变化，正确判断是否脐带脱垂。密切观察宫口扩张、胎先露下降情况和胎心音变化。遵医嘱吸氧。

3. 治疗配合　根据病情需要，配合医生做好脐带还纳或剖宫产准备。

4. 遵医嘱使用抗生素预防感染。

（考点：脐带脱垂的护理措施）

5. 心理护理　护士应保持镇静，紧张有序地参加抢救。向孕妇及家属讲述脐带脱垂对胎儿的威胁和处理方法，并给予安慰和心理支持，以取得其理解和配合。

五、健 康 教 育

指导产妇科学饮食、合理安排休息与活动。教会产妇子宫复旧及恶露的观察，保持外阴清洁，发现异常及时就诊。产褥期禁止盆浴和性生活。产后42天复查。

第4节　羊 水 栓 塞

 案例 8-4　初孕妇，25岁，妊娠39周。临产后因宫缩不佳静脉滴注缩宫素调整宫缩，破膜后约2分钟突然出现寒战、呛咳、烦躁不安、胸闷、气急，继而出现呼吸困难、面色青紫，血压85/55mmHg。

　　问题：1. 患者可能出现了什么情况？

　　　　　2. 患者目前主要的护理诊断有哪些？

　　　　　3. 应对该患者采取哪些护理措施？

羊水栓塞是指在分娩过程中羊水突然进入母体血液循环，引起急性肺栓塞、过敏性休克、弥散性血管内凝血、肾衰竭或猝死等一系列病理改变的分娩严重并发症。发病急而凶险，产妇死亡率高达60%以上。也可发生在妊娠早、中期的流产或引产及钳刮术中，但情况较为缓和，死亡率低。近年研究认为，羊水栓塞主要是过敏反应，建议命名为"妊娠过敏反应综合征"。

一、概　　述

（一）病因

一般认为羊水栓塞是由于胎粪污染的羊水中的有形物质（胎脂、上皮细胞、毳毛）经子宫颈静脉、胎盘附着处的静脉窦进入母体血液循环引起。

1. 羊膜腔压力增高（子宫收缩过强）、胎膜破裂和子宫颈或子宫体损伤处有开放的静脉或血窦，是羊水栓塞发生的基本条件。

2. 高龄初产妇和多产妇（较易发生子宫损伤），宫缩过强或宫缩剂使用不当，胎膜早破或人工破膜，剖宫产、前置胎盘、胎盘早剥、子宫破裂、钳刮术或引产术等是引起羊水栓塞的诱因。

（二）病理

羊水进入母体血液循环后，阻塞肺的小血管，引起机体的反应和凝血机制异常，使机体发生一系列病理生理变化。

1. 肺动脉高压　羊水进入母体血液循环后，其有形成分如胎脂、上皮细胞、毳毛、胎粪等直接形成栓子，经肺动脉进入血液循环，引起机械性肺小血管栓塞，导致肺动脉高压。同时羊水中大量的促凝物质激活机体的凝血系统，在肺毛细血管内形成大量微血栓，进一步阻塞肺小血管，反射性引起迷走神经兴奋，引起小支气管痉挛，加重肺动脉高压，导致右心衰竭，继而出现呼吸循环功能衰竭。

2. 过敏性休克　羊水中抗原成分成为致敏原作用于机体，导致母体发生 I 型超敏反应而致过敏性休克。

3. 弥散性血管内凝血（DIC）　妊娠时母体血液呈高凝状态，羊水中大量的促凝物质激活机体的凝血系统，在血管形成大量微血栓，因大量凝血物质的消耗和纤溶系统的激活，迅速由高凝转为纤溶亢进，血液不能凝固，而发生严重的产后出血及失血性休克。

4. 急性肾衰竭　因休克和 DIC，导致重要器官微血管形成，常见为急性肾缺血导致急性肾衰竭。

分娩期常以肺动脉高压、心力衰竭和中枢神经系统功能严重损害为主要表现，而产后则以出血和凝血功能障碍为主要特征。

二、护 理 评 估

（一）健康史

评估有无羊水栓塞发病的基本条件和诱因，如胎膜早破、宫缩过强、前置胎盘、胎盘早剥、剖宫产及钳刮术等。

（二）身心状况

1. 躯体表现　羊水栓塞起病急，多发生于分娩过程中，尤其是胎儿娩出前后的短时间内。

（1）典型羊水栓塞：以骤然的血压下降（血压与失血量不符合）、组织缺氧和消耗性凝血病为特征的急性综合征。典型的临床经过分为以下 3 个阶段。

1）心肺功能衰竭和休克：一般发生在分娩过程中，尤其是刚破膜不久，产妇突然表现为烦躁不安、寒战、恶心、呕吐、气急等先兆症状，继而出现呛咳、呼吸困难、发绀、心率加快、肺底湿啰音、面色苍白、血压下降、四肢厥冷等。病情严重者，仅惊叫一声或打一个哈欠，血压便会迅速下降或出现心搏骤停，于数分钟内死亡。

2）出血：表现为以子宫出血为主的全身出血倾向，如难以控制的大量阴道流血、皮肤黏膜出血、针孔和切口渗血，血尿、消化道出血等，血液不凝。

3）急性肾衰竭：出现少尿、无尿和尿毒症表现。

（2）不典型羊水栓塞：症状隐匿，病情发展慢，可表现为一过性呛咳、寒战，之后阴道大量出血、切口渗血等，出血不凝。

（考点：羊水栓塞身心状况的评估）

2．心理－社会状况　该病急而凶险，产妇及胎儿生命受到极大威胁，家属常无法接受这样的现实，表现为恐惧、否认、愤怒、激动，甚至有过激行为。

（三）辅助检查

1．实验室检查　痰涂片或下腔静脉血，镜检可见羊水有形物质；DIC 各项血液检查指标呈阳性。

2．胸部 X 线摄片　可见双肺弥散性点片状阴影，沿肺门周围分布，伴有右心扩大。

3．心电图检查　显示右心房、右心室扩大。

4．尸检　可见肺水肿、肺泡出血，主要脏器如肺、胃、心、脑等血管及组织中或心内血液经离心处理，镜检找到羊水有形物质。

（四）治疗要点

采取紧急措施抢救产妇。病程初期主要是抗休克、抗过敏，解除肺动脉高压，纠正缺氧，防治呼吸衰竭和心力衰竭。DIC 阶段早期应抗凝，晚期抗纤溶并补充凝血因子。第三阶段主要防治肾衰竭。病情稳定后应迅速终止妊娠。

三、护 理 问 题

1．气体交换受损　与肺动脉高压、肺水肿有关。

2．外周组织灌流量不足　与 DIC 及失血有关。

3．潜在并发症：休克、肾衰竭、DIC。

四、护 理 措 施

（一）羊水栓塞的预防

1．密切观察产程进展，掌握缩宫素的正确使用方法，避免宫缩过强。

2．加强产前检查，发现前置胎盘、胎盘早剥等诱发因素及时处理。

3．不得在宫缩时行人工破膜，人工破膜时不宜同时剥膜，破口要小，控制羊水流出速度。

4．钳刮术时先刺破胎膜，流出羊水，再钳夹胎儿、胎盘。

5．严格掌握剖宫产指征，尽量避免产道损伤。

（二）急救配合护理

1．吸氧　立即使产妇取半卧位，加压给氧、协助医生气管插管或气管切开，维持有效呼吸。

2．抗过敏　遵医嘱迅速静脉注射氢化可的松或地塞米松。

3. 解除肺动脉高压　罂粟碱、阿托品、氨茶碱静脉缓慢注射，解除支气管痉挛，降低肺动脉高压。其中罂粟碱为首选药物，与阿托品同时应用效果更佳。

4. 抗休克　迅速建立静脉通道，遵医嘱输液、输血，维持有效循环血量，多巴胺或间羟胺升压，毛花苷丙纠正心力衰竭，5% 碳酸氢钠纠正酸中毒等。

5. 防治 DIC　早期应抗凝，按医嘱使用肝素钠，晚期抗纤溶并补充凝血因子。

6. 防治肾衰竭　补充血容量仍尿少者，按医嘱予 20% 甘露醇或呋塞米等利尿剂。

7. 预防感染　严格无菌操作，遵医嘱使用抗生素预防感染。

8. 产科处理　原则上产妇呼吸循环功能改善、凝血功能障碍纠正后再处理分娩。

（1）临产者密切观察产程进展、宫缩强度与胎儿情况，有羊水栓塞前驱症状者，立即停止使用缩宫素，密切监测患者生命体征的变化，记录出入量。

（2）第一产程发病者剖宫产结束分娩，第二产程发病者阴道助产，并密切观察子宫出血。

（3）难以控制的产后出血，抢救休克的同时迅速做好子宫切除的术前准备。

（考点：羊水栓塞的护理措施）

（三）心理护理

向产妇及家人恰当地解释该病的危险程度及预后，对于家属的愤怒表示理解并给予安慰。对胎儿死亡的产妇，护理人员要表示同情，应陪伴产妇及家人，耐心解释、安慰，消除其怒气、哀伤。

五、健 康 教 育

1. 注意休息和适当的活动。注意加强营养，进高蛋白、高热量、高维生素、含铁丰富的饮食。

2. 嘱产妇保持会阴清洁，以免感染。指导产妇及家属按医嘱用药。

3. 讲解哺乳及照顾婴儿的知识，如丧失胎儿者，应指导产妇退乳。

4. 产后 42 天入院复查。

第 5 节　子 宫 破 裂

案例 8-5　　某孕妇，32 岁，G_4P_1，孕 38 周。因头位临产，瘢痕子宫入院。诉规律性下腹疼痛 2 小时，3 年前剖宫产 1 次。入院时胎心音正常，宫高 36cm，腹围 98cm，入院测血压时产妇突然大叫，诉腹部撕裂样剧痛，后缓解，立即测胎心音为 90 次 / 分，血压 120/60mmHg。3 分钟后产妇再诉下腹疼痛，拒按，呼吸急促、发绀，胎心音、血压进行性下降。

问题：1. 患者可能出现了什么情况？

　　　2. 患者目前主要的护理诊断有哪些？

　　　3. 作为护士，应配合医生采取哪些护理措施？

子宫破裂是指在妊娠晚期或分娩期子宫体部或下段发生破裂，是直接危及产妇及胎儿生命的严重并发症。多发生于经产妇，尤其是瘢痕子宫的孕妇。随着剖宫产率的增加及我国人口政策的调整，子宫破裂的发生率有上升的趋势。

一、概　述

（一）病因

1. 瘢痕子宫　是近年来导致子宫破裂的常见原因。如剖宫产术、子宫肌瘤剥除术后短时间内再次妊娠，妊娠晚期和临产后瘢痕部位子宫破裂的危险性更大。

2. 梗阻性难产　骨盆狭窄、头盆不称、胎位不正或胎儿畸形等阻碍胎先露下降，子宫收缩强烈，子宫下段被拉长变薄，最终导致子宫破裂。

3. 宫缩剂使用不当　胎儿娩出前不正确使用子宫收缩剂，导致宫缩过强，加上先露下降受阻或瘢痕子宫等原因，最终造成子宫破裂。

4. 产科手术损伤　多发生于不适当或粗暴的难产手术，如内倒转术、产钳术、穿颅术、臀牵引术等，常可发生子宫颈撕裂，严重时可波及子宫下段。

5. 其他　子宫畸形、子宫发育不良或多次宫腔操作，局部肌肉菲薄也可导致子宫破裂。

（二）分类

按发生的原因子宫破裂分为自发性破裂和创伤性破裂；按发生时间分为妊娠期破裂和分娩期破裂；按破裂程度分完全性破裂和不完全性破裂；按发生的部位分为子宫体部破裂和子宫下段破裂。

（考点：子宫破裂病因的评估）

二、护 理 评 估

（一）健康史

询问既往孕产史，本次妊娠和分娩过程，主要评估有无子宫瘢痕、梗阻性难产、宫缩剂使用不当和手术创伤等诱因。

（二）身心状况

1. 躯体表现　子宫破裂多发生于分娩期，多数可分为先兆子宫破裂和子宫破裂两个阶段。瘢痕子宫和损伤性破裂常无典型先兆破裂征象。

（1）先兆子宫破裂：常发生于产程长、梗阻性难产因素的产妇。此情况若不及时处理，子宫破裂即将发生。

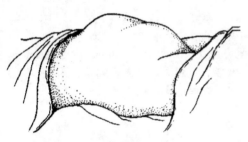

图8-7　先兆子宫破裂时腹部外观
（病理性缩复环）

1）下腹剧痛：子宫收缩呈强直性，产妇自觉下腹剧痛难忍，拒按，甚至呼叫、烦躁不安，表情痛苦、呼吸急促、脉搏加速。

2）病理性缩复环：因胎先露下降受阻，强有力的宫缩使子宫下段逐渐拉长变薄，而子宫体由于收缩与缩复逐渐增厚变短，两者间形成明显的环状凹陷，压痛明显，称病理性缩复环（图8-7），腹壁可见此凹陷逐渐上升达脐部或脐部以上，子宫呈葫芦状，下段有明显压痛。

3）血尿：胎先露压迫膀胱导致排尿困难或血尿。

4）胎心率改变：强烈宫缩导致胎儿缺氧，胎心率异常或听不清。

（2）子宫破裂：根据破裂程度分为不完全性破裂与完全性破裂。

1）不完全性破裂：子宫肌层部分或全部断裂，但浆膜层完整，宫腔与腹腔不相通。腹部检查子宫破裂处有明显压痛，胎心异常。

2）完全性破裂：子宫内膜、肌层及浆膜层全部裂开，宫腔和腹腔相通，胎儿及附属物被挤入腹腔。子宫破裂时产妇突感腹部撕裂样剧烈疼痛，随之宫缩消失，腹痛暂时减轻。不久，因羊水和血液进入腹腔刺激腹膜，产妇又感到全腹疼痛，并迅速进入休克状态。腹部检查全腹有压痛及反跳痛，腹壁下可清楚扪及胎体，胎心和胎动消失，子宫缩小偏向一侧。阴道检查可见鲜血流出，扩张的宫口较前缩小，先露部升高，破口位置较低可自阴道扪及子宫破裂口。

（考点：子宫破裂身体状况的评估）

2. 心理－社会状况　产妇因剧烈的腹痛和担心母儿安危而焦躁不安；当子宫破裂发生后，孕妇及家属常可能出现悲伤、恐惧甚至抱怨、愤怒情绪。

（三）辅助检查

1. B型超声检查　可协助确定子宫破裂的部位及胎儿与子宫的关系。

2. 实验室检查　血常规可见血红蛋白值下降，白细胞计数升高。尿常规可见红细胞或肉眼血尿。

（四）治疗要点

发现先兆子宫破裂，应立即抑制子宫收缩，如给予哌替啶或全身麻醉剂，之后立即行剖宫产术；子宫破裂一旦确诊，无论胎儿是否存活，应在输液、输血抢救休克的同时迅速行剖腹探查术，无手术条件者应输血、输液、包扎腹部后方可转送。

三、护 理 问 题

1. 急性疼痛　与强烈宫缩、病理性缩复环或子宫破裂有关。

2. 组织灌流量不足　与子宫破裂大量内出血有关。

3. 有感染的危险　与多次阴道检查、宫腔内损伤、大量出血有关。

四、护 理 措 施

1. 先兆子宫破裂患者的护理　密切观察产程进展，及时发现导致难产的诱因，注意胎心音变化。若发现宫缩过强及下腹部压痛或腹部出现病理性缩复环时，应立即报告医生，停止子宫收缩剂的使用和一切操作，同时密切监测产妇生命体征，按医嘱给予抑制宫缩、吸氧并做好剖宫产术前准备。做好心理护理，安抚产妇及家属的紧张、恐惧情绪。

2. 子宫破裂患者的护理　平卧位、吸氧、保暖，严密观察生命体征。遵医嘱迅速给予输液、输血、吸氧等处理，短时间内补足血容量，补充电解质及碱性药物，纠正酸中毒，积极抗休克。快速做好术前准备，术中、术后遵医嘱用抗生素预防感染。

（考点：子宫破裂的护理措施）

3. 心理护理　耐心安慰产妇，向产妇及家属解释子宫破裂的治疗计划及对再次妊娠的影响；对产妇及家属因子宫切除、胎儿死亡所表现的悲哀情绪表示同情和理解，耐心倾听他们的感受，帮助其尽快调整情绪，接受现实，尽快解脱悲哀，树立起生活的信心。

五、健 康 教 育

1. 注意休息，加强营养。对胎儿已死亡的产妇，告知其退乳方法。

2. 介绍子宫破裂的高危因素，嘱其下次妊娠后定期产前检查，及时纠正引起子宫破裂的高危因素。不能纠正者，应指导产妇提前2周住院待产。

3. 宣传计划生育，减少分娩、流产的次数。对行子宫修补术后的患者，指导其2年后再孕，可选用药物或避孕套避孕。

自 测 题

A₁/A₂ 型题

1. 产后出血最易发生在产后（　　）

　　A. 2小时内　　　　B. 6小时内

　　C. 12小时内　　　D. 24小时内

　　E. 48小时内

2. 以下关于产后出血的处理，不妥的是（　　）

　　A. 应迅速而有条不紊地抢救

　　B. 医生到后方可采取止血措施

　　C. 宫缩乏力引起的出血立即按摩子宫

　　D. 压出宫腔积血可促进宫缩

　　E. 注射子宫收缩剂

3. 一位产妇，产后检查胎盘胎膜完整，触诊子宫体柔软，出血为间歇性，按摩子宫，收缩加强后出血明显减少，可能的出血原因是（　　）

　　A. 软产道损伤　　　B. 宫缩乏力

　　C. 胎盘胎膜残留　　D. 凝血功能障碍

　　E. 多种因素造成的出血

4. 某孕妇，26岁，G₁P₀，妊娠29周。胎动胎心音消失1周入院，经人工破膜及静脉滴注缩宫素娩出一个死婴后开始阴道出血，人工剥离胎盘和按摩子宫同时注射缩宫素处理后无效，出血不止且无凝血块，出血原因是（　　）

　　A. 宫缩乏力　　　　B. 软产道损伤

　　C. 胎盘残留　　　　D. 胎盘滞留

　　E. 凝血功能障碍

5. 某孕妇，29岁，G₃P₀，孕40周。顺产一3000g女婴后40分钟胎盘尚未娩出，阴道阵发性流血500ml，色暗红。该产妇出血原因最可能是（　　）

　　A. 宫缩乏力　　　　B. 胎盘粘连

　　C. 软产道损伤　　　D. 凝血功能障碍

　　E. 胎儿过大

6. 某孕妇，29岁，G₂P₁，妊娠39周，顺产一女婴后40分钟胎盘尚未娩出，经检查为胎盘植入，对该患者处理正确的是（　　）

　　A. 切除子宫

　　B. 静脉滴注缩宫素

　　C. 人工徒手剥离胎盘

　　D. 大号刮匙清除

　　E. 结扎子宫动脉

7. 某孕妇，30岁，G₁P₀，妊娠41周。因臀位行牵引术，胎儿娩出后5分钟阴道出血约500ml。检查血压为100/60mmHg，脉搏100次/分，宫底平脐，适宜的护理措施是（　　）

　　A. 检查软产道有无裂伤

　　B. 静脉滴注缩宫素

　　C. 人工徒手剥离胎盘

　　D. 大号刮匙清除

　　E. 按摩子宫

8. 胎膜早破是指胎膜破裂发生在（　　）

　　A. 临产前　　　　　B. 潜伏期

　　C. 活跃期　　　　　D. 第一产程末

　　E. 第二产程末

9. 以下关于胎膜早破的健康教育中，不正确的是（　　）

　　A. 积极预防和治疗下生殖道感染

　　B. 妊娠后期禁止性生活，避免负重及腹部受压

　　C. 补充微量元素

D. 子宫颈松弛者妊娠14～16周行子宫颈环扎术

E. 一旦破膜，待有宫缩再住院待产

10. 胎膜早破时应禁止（　　）

A. 听胎心　　　　B. 卧床休息

C. 应用抗生素　　D. 抬高臀部

E. 灌肠

11. 某孕妇，26岁，G_1P_0，停经37周。阴道不自主流水1小时，发生胎膜早破。其护理不正确的是（　　）

A. 立即听胎心音并记录破膜时间

B. 破膜超过12小时尚未临产者遵嘱使用抗生素

C. 卧床休息，抬高臀部

D. 头先露不需要观察脐带脱垂情况

E. 注意羊水的形状和颜色

12. 关于脐带脱垂和脐带先露的叙述正确的是（　　）

A. 胎膜未破，脐带脱出于阴道或外阴部为脐带脱垂

B. 胎膜已破，脐带脱出于阴道或外阴部为脐带脱垂

C. 胎膜未破，脐带脱出于宫颈口外为脐带先露

D. 胎膜已破，脐带脱出于宫颈口外为脐带先露

E. 胎膜未破，脐带位于胎先露部前方或一侧为脐带脱垂

13. 羊水栓塞多发生于下列哪种情况（　　）

A. 中期引产　　　B. 足月分娩

C. 钳刮术　　　　D. 剖宫产术

E. 胎头吸引术

14. 预防羊水栓塞的护理措施不正确的是（　　）

A. 严格掌握缩宫素引产指征

B. 子宫收缩时进行人工破膜

C. 缩宫素静脉滴注的速度宜慢

D. 人工破膜时不宜胎膜剥离

E. 胎儿娩出前不宜肌内注射缩宫素

15. 关于羊水栓塞的处理正确的是（　　）

A. 解除肺动脉高压，纠正缺氧

B. 立即终止妊娠，可提高治愈率

C. 出血不止时，立即应用肝素抗凝

D. 慎用肾上腺皮质激素

E. 休克早期禁用右旋糖酐

16. 完全性子宫破裂典型的临床表现是（　　）

A. 产程中出现肉眼血尿

B. 出现病理性缩复环

C. 产妇喊叫出，腹痛难忍

D. 子宫缩小，腹壁下清楚扪及胎体

E. 胎动消失伴阴道大量出血

17. 初产妇，孕40周。临产10小时，宫口开大4cm，静脉滴注缩宫素10U，宫缩持续不缓解，胎心率100次/分，脐上有压痛，腹部有一个环状凹陷，应考虑（　　）

A. 胎盘早剥　　　B. 先兆子宫破裂

C. 高张性宫缩乏力 D. 子宫收缩过强

E. 痉挛性子宫

18. 某孕妇，因子宫破裂，胎儿死亡，行子宫切除术，术后制订心理调适的护理措施，下列不妥的是（　　）

A. 允许产妇说出内心的感受

B. 安排与哺乳产妇同住一室

C. 适当时候向产妇解释胎儿死亡的原因

D. 鼓励家属多陪伴产妇

E. 观察产妇情绪变化

A_3/A_4 型题

（19、20题共用题干）

某孕妇，30岁，G_1P_0，停经35周，双胎妊娠。分娩过程中第二个胎儿娩出后，阴道出血约500ml。检查见胎盘、胎膜完整，子宫时软时硬，轮廓不清，血色暗红，患者面色苍白，神情淡漠，血压下降。

19. 该产妇出血的原因为（　　）

A. 子宫收缩乏力　B. 软产道损伤

C. 胎盘残留　　　D. 胎盘滞留

E. DIC

20. 应首先采取的护理措施是（　　）

A. 协助医生刮除残留胎盘

B. 缝合软产道

C. 遵医嘱给予抗凝药物

D. 配合医生人工剥离胎盘

E. 按摩子宫同时注射缩宫素

（21～23 题共用题干）

某孕妇，30 岁，妊娠 38 周。臀位，住院待产，床边排尿时突感有羊水持续性地从阴道流出。

21. 该患者正确的诊断是（　　）
    A. 胎儿窘迫　　　B. 胎膜早破
    C. 前置胎盘　　　D. 胎盘早剥
    E. 临产
22. 对患者的护理措施不恰当的是（　　）
    A. 嘱孕妇绝对卧床休息，左侧卧位，抬高

臀部
    B. 及时听取胎心
    C. 观察羊水性状
    D. 记录破膜时间
    E. 协助去 B 型超声室检查
23. 该患者易发生的是（　　）
    A. 新生儿窒息　　B. 脐带脱垂
    C. 早产　　　　　D. 过期产
    E. 宫缩过强

（张佩勉）

第**9**章

异常产褥期妇女的护理

产褥期虽然是一个生理过程，但母体各系统，尤其是生殖系统发生着急剧的变化，如不注意护理和保健，可出现感染、出血等异常情况。

第1节 产 褥 感 染

案例 9-1 　　某孕妇，G_2P_1，孕 39 周。因"胎膜早破"入院，产钳助产一女活婴。产后 5 日，患者出现发热、下腹痛，恶露量多且有臭味。体格检查：体温 38.5℃，脉搏 90 次／分，宫底脐下 1 指，有压痛。实验室检查：血白细胞 $15.5 \times 10^9/L$，中性粒细胞 85%。

问题：1. 该产妇出现了什么问题？可能原因是什么？

　　　2. 该产妇目前主要的护理问题有哪些？

　　　3. 作为护士，应对该产妇做哪些护理工作？

产褥感染是指分娩时及产褥期生殖道受病原体侵袭，引起局部或全身的炎症变化。发病率约为 6%，是产妇死亡的常见原因之一。产褥病率是指分娩 24 小时以后的 10 天内，用口表每日测量体温 4 次，有 2 次≥38℃。

产褥病率的原因以产褥感染为主，其次包括乳腺炎、上呼吸道感染、泌尿系统感染等。

一、概　　述

（一）诱因

分娩降低或破坏了女性生殖道的防御功能和自净作用，增加了病原体侵入生殖道的机会。若产妇体质虚弱、营养不良、妊娠期贫血、妊娠晚期性生活、胎膜早破、胎盘或胎膜残留、手术产、滞产、产前产后出血过多等，均可成为产褥感染的诱因。

（二）病原体种类

以厌氧菌占优势，常发生几种细菌的混合感染。常见的病原体有厌氧性链球菌、厌氧类杆菌属、需氧性链球菌、大肠杆菌属、葡萄球菌等。支原体和衣原体引起的感染近年明显增多。

（三）感染途径

1. 内源性感染　寄生于正常孕妇生殖道或其他部位的病原体多数并不致病，当抵抗力降低等感染诱因出现时可致病，引起感染。

2. 外源性感染　被污染的衣物、用具、各种手术器械、物品等均可造成感染。

近年研究表明，内源性感染更重要，因为产妇生殖道病原体不仅可以导致产褥感染，而且还能通过胎盘、胎膜、羊水间接感染胎儿，导致流产、早产、胎儿发育不良、胎膜早破、死胎等。

二、护理评估

（一）健康史

评估产褥感染的诱因，如是否有贫血及生殖道、泌尿道的感染，产妇的个人卫生习惯等；了解有无妊娠合并症及并发症，了解分娩时是否有胎膜早破、产程延长、软产道损伤、手术助产、产后出血等。

（二）身心状况

产褥感染的三大主要症状是发热、疼痛及恶露异常。因感染的部位及程度不同，临床表现也不尽相同。

1. 躯体表现

（1）急性外阴、阴道、宫颈炎：分娩时会阴裂伤或手术导致感染。表现为局部灼热、疼痛、坐位困难，局部伤口红肿、发硬、伤口裂开，脓液流出；阴道裂伤及挫伤感染表现为黏膜充血、溃疡、脓性分泌物增多，日后导致阴道壁粘连甚至闭锁；子宫颈裂伤感染向深部蔓延，可达宫旁组织，引起盆腔结缔组织炎。

（2）急性子宫内膜炎、子宫肌炎：最常见，病原体经胎盘剥离面侵入，扩散到子宫蜕膜层称急性子宫内膜炎，侵入肌层称子宫肌炎，两者常伴发。表现为发热、恶露增多有臭味、下腹疼痛及压痛、白细胞计数升高等感染征象。

（3）急性盆腔结缔组织炎、急性输卵管炎：病原体沿淋巴管和血行播散达宫旁组织，出现急性炎性反应而形成炎性包块，同时波及输卵管系膜、管壁。产妇表现为寒战、高热、下腹胀痛，严重者侵及整个盆腔形成"冰冻骨盆"。

（4）急性盆腔腹膜炎及弥漫性腹膜炎：炎症继续发展，扩散至子宫浆膜，形成急性盆腔腹膜炎，继而发展成弥漫性腹膜炎。出现全身中毒症状，如高热、恶心、呕吐、腹胀，检查时下腹部有明显压痛、反跳痛、肌紧张，并可在直肠子宫陷凹形成局限性脓肿。

（5）血栓性静脉炎：来自胎盘剥离处的感染性栓子，经血行播散可形成盆腔血栓性静脉炎，常侵及子宫静脉、卵巢静脉、髂内静脉、髂总静脉及阴道静脉。病变单侧居多，产后1～2周多见，表现为寒战、高热并反复发作。当髂总静脉或股静脉栓塞时可影响下肢静脉回流，出现下肢疼痛、肿胀、皮肤发白，习称"股白肿"。

（6）脓毒血症及败血症：感染血栓脱落进入血液循环可引起脓毒血症；当侵入血液的细菌大量繁殖可形成败血症，可出现严重全身症状及感染性休克症状，如持续高热、寒战、脉搏细速、血压下降、尿量减少等，可危及生命。

（考点：产褥感染的临床表现）

2. 心理-社会状况　产褥期妇女心理上较脆弱，加之感染所致的发热、疼痛和频繁的检查、治疗，严重影响了产妇的休息和心情，会加重其烦躁、焦虑的情绪。母婴分离或担心无法亲自照顾、哺育新生儿，产妇会更加不安，而出现不同程度的沮丧和担忧，并产生失落和内疚感。

（三）辅助检查

1. 血液检查　白细胞计数升高，尤其是中性粒细胞明显升高；红细胞沉降率加快；血清 C-反应蛋白增高有助于早期感染的诊断。

2. 病原体检查　取宫腔分泌物、脓肿穿刺物等做细菌培养和药物敏感试验，必要时做血培养和厌氧菌培养。病原体抗原和特异抗体检测可快速检测病原体。

3. 影像学检查　B 型超声能够了解宫腔内有无残留；彩色超声多普勒、CT、磁共振等，能够对感染形成的炎性包块、脓肿及静脉血栓做出定位和定性诊断。

（四）治疗要点

积极控制感染并改善全身状况。

1. 支持疗法　加强营养，增强全身抵抗力，纠正水、电解质失衡，病情严重或贫血者，可多次少量输血或血浆。

2. 切开引流　会阴或腹部伤口感染应及时切开引流，盆腔脓肿可经腹或阴道穹后部切开引流。

3. 清除宫腔残留物　在有效抗感染的同时，清除宫腔内容物。

4. 应用抗生素　未确定病原体时，可根据临床经验选用广谱抗生素，联合应用；确定病原体后，则按药敏试验调整抗生素的种类和剂量。中毒症状严重者，可短期选用肾上腺皮质激素。

5. 治疗血栓性静脉炎　在应用大量抗生素的同时，加用肝素钠、尿激酶，或口服双香豆素、阿司匹林等。

6. 手术治疗　严重子宫感染经积极治疗无效时，应及时行子宫切除术，以清除感染源，挽救生命。

三、护 理 问 题

1. 体温过高　与病原体感染及抵抗力降低有关。

2. 疼痛　与感染有关。

3. 焦虑　与担心自身感染和母子分离有关。

四、护 理 措 施

1. 一般护理

（1）环境：保持病室安静、清洁、空气流通，保持被单、衣物的清洁，注意保暖。

（2）饮食：加强营养，给予高蛋白、高维生素、高热量、易消化饮食，多饮水，保证足够的液体摄入。

（3）体位：盆腔感染者取半卧位，以利于恶露的流出；会阴伤口感染者，取健侧卧位，防止恶露浸渍伤口；血栓性静脉炎患者，应绝对卧床休息，抬高患肢，局部保暖并给予热敷，以促进血液循环减轻肿胀。

2. 病情观察　密切观察患者生命体征，尤其是体温的变化；观察恶露的颜色及气味，子宫复旧情况，会阴伤口愈合情况；观察是否有恶心、呕吐、腹胀、腹痛等情况。

3. 配合治疗护理

（1）抗感染：遵医嘱使用有效的抗生素，注意抗生素使用的间隔时间，维持血液有效浓度。如用甲硝唑，应暂停母乳喂养。

（2）手术配合：配合做好清宫术、脓肿引流术、阴道穹后部穿刺术、子宫切除术等手术的术前准备及术后护理。

（3）对症护理：高热者进行物理降温；摄入量不足者遵医嘱静脉输液；做好会阴部的护理。

（4）心理护理：耐心解答患者及家属的疑虑，让其了解疾病的治疗和护理情况，增加治疗的信心；并说明暂停哺乳的原因及待感染控制后可继续哺乳，消除产妇顾虑。

五、健 康 教 育

1. 讲解产褥感染的原因及预防措施，指导产妇注意饮食营养，充分休息，适当活动。保持会阴清洁，勤换卫生巾，产褥期禁止性生活，不宜盆浴。

2. 指导产妇自我观察，如出现恶露异常、腹痛、发热等要及时就诊。

3. 指导母乳喂养的方法，协助暂停哺乳的产妇定时吸乳，防止乳汁淤积，保持乳腺管通畅。

第 2 节　晚期产后出血

某产妇，30 岁，G_2P_1，孕 39 周顺产一女活婴。产后 15 天，血性恶露持续不断，入院前 2 小时突然阴道流血多，约 300ml。检查：子宫底位于耻骨联合上 3 横指，轻压痛，子宫颈容两指，有血块及烂肉样物堵塞。

问题：1. 该患者可能患了什么疾病？

2. 患者目前主要护理问题是什么？

3. 作为护士，该患者入院后应做哪些护理工作？

晚期产后出血是指分娩 24 小时后，在产褥期内发生的子宫大量出血。以产后 1～2 周发病最常见。阴道流血可为少量或中量，持续或间断；亦可表现为急剧大量流血，失血过多时可导致严重贫血或休克。

一、概　　　述

导致晚期产后出血的常见原因：

1. 胎盘、胎膜残留　是最常见的原因，产后部分胎盘小叶、胎膜残留在宫腔，形成胎盘息肉。当息肉坏死脱落时，即可引起子宫大量出血。病理检查可见变性绒毛。

2. 蜕膜残留　胎盘附着处的蜕膜多在产后 1 周内脱落，并随恶露排出。若蜕膜剥离不全长时间残留，将影响子宫复旧，继发子宫内膜炎，可引起晚期产后出血。病理检查可见坏死蜕膜，无绒毛组织。

3. 胎盘附着面复旧不全或感染　如胎盘附着面发生感染，血栓溶解脱落，血窦重新开放，将引起子宫大量出血。

4. 剖宫产术后子宫伤口裂开　术中如切口位置选择不当、止血不良、缝合技术不当等都有可能导致子宫伤口裂开，从而导致大出血。

5. 其他　产后滋养细胞肿瘤，子宫黏膜下肌瘤等引起出血。

（考点：晚期产后出血最常发生的时间、最常见的原因）

二、护 理 评 估

（一）健康史

了解疾病发生的诱因，有无感染的因素等；了解患者分娩的方式、有无清宫术、产后恶露的变化等；了解出血的时间、量、色，有无腹痛、发热等。

（二）身心状况

1. 躯体表现 不同致病因素引起晚期产后出血的表现不同。

（1）胎盘、胎膜残留：多发生在产后 10～20 天。表现为血性恶露持续时间延长，反复出血或突然大量流血。检查发现子宫复旧不全，宫口松弛，有时可触及残留组织。

（2）蜕膜残留：临床表现同胎盘胎膜残留。宫腔刮出物病理检查可见坏死蜕膜，混以纤维素、蜕膜细胞和红细胞，但不见绒毛。

（3）子宫胎盘附着面感染或复旧不全：多发生在产后 2 周左右。表现为突然阴道大量流血，检查发现子宫大而软，宫口松弛，阴道及宫口有血块堵塞。

（4）剖宫产术后子宫伤口裂开：多发生在产后 2～3 周，各种因素可导致肠线溶解脱落后，血窦重新开放，出现大量阴道流血。

2. 心理－社会状况 突然发生大量出血，患者往往没有思想准备，措手不及；加之因治疗需与新生儿暂时分离，表现出焦虑、不安与担心。

（三）辅助检查

1. 实验室检查 血常规表现为红细胞数量、血红蛋白低于正常。如同时伴有感染，则白细胞计数及中性粒计数偏高。

2. B 型超声检查 了解宫腔内有无残留物、子宫切口愈合状况。

3. 病理检查 若有宫腔刮出物或切除子宫标本，应依靠病理检查明确诊断。

（四）治疗要点

1. 药物治疗 少量或中等量阴道流血，应给予足量广谱抗生素、子宫收缩剂以及支持疗法治疗。必要时可给予低分子右旋糖酐或新鲜全血。

2. 手术治疗 疑有胎盘、胎膜、蜕膜残留或胎盘附着部位复旧不全者，在使用广谱抗生素的同时，行刮宫术，刮出物送病理检查；剖宫产伤口裂开者，应及时行开腹探查术，若组织坏死范围小，炎性反应轻，患者又无子女，可选择清创缝合以及髂内动脉、子宫动脉结扎法从而保留子宫。否则，宜切除子宫。

三、护 理 问 题

1. 组织灌注无效 与阴道大量出血有关。

2. 有感染的危险 与失血导致机体抵抗力下降、胎盘胎膜残留有关。

3. 焦虑 与担心自身生命安全有关。

4. 潜在并发症：失血性休克。

四、护 理 措 施

1. 一般护理 保持室内空气新鲜，加强会阴护理，给予高蛋白、高维生素、易消化饮食。

2. 病情观察 密切观察生命体征、尿量、皮肤颜色及子宫收缩、阴道出血情况，有阴道排出物及时送病理检查。

3. 配合治疗护理

（1）纠正休克：遵医嘱大量、快速输血补液，以纠正血容量。

（2）抗感染：遵医嘱给予有效抗生素。

（3）加强子宫收缩：按摩子宫，遵医嘱使用宫缩剂。

（4）手术配合：需要清宫、剖腹探查的患者，遵医嘱做好术前准备、术后护理。

4. 心理护理　主动为产妇提供生活护理，避免劳累；为产妇及家属提供有关知识，取得其配合，消除恐惧心理；加强婴儿护理，促进母婴情感交流。

五、健康教育

指导产妇自我监护和自我护理的方法，如保持会阴部清洁、能识别异常的恶露等。如血性恶露时间长，有异味，或有腹痛、发热等应到医院检查，及早发现异常，及时治疗。

自 测 题

A₁/A₂ 型题

1. 产褥病率的主要原因是（　　）

　　A. 乳腺炎　　　　　B. 泌尿系统感染

　　C. 产褥感染　　　　D. 消化系统感染

　　E. 呼吸系统感染

2. 以下关于产褥感染的病因，叙述错误的是（　　）

　　A. 产道内细菌　　　B. 妊娠末期性交、盆浴

　　C. 缩宫素的使用

　　D. 医源性感染　　　E. 产程延长及手术助产

3. 产褥感染体温过高的护理措施，错误的是（　　）

　　A. 鼓励产妇多饮水　B. 嘱产妇卧床休息

　　C. 给予易消化的饮食

　　D. 可给予物理降温　E. 多穿衣服出汗

4. 初产妇，产后第3天突然出现畏寒、高热，体温40℃，伴有恶心、呕吐，下腹剧痛，压痛、反跳痛、腹肌紧张感明显。最可能的诊断是（　　）

　　A. 子宫内膜炎　　　B. 下肢血栓性静脉炎

　　C. 急性盆腔结缔组织炎

　　D. 急性盆腔腹膜炎　E. 产后宫缩

5. 晚期产后出血最常见的时间是（　　）

　　A. 24小时～1周　　B. 1～2周

　　C. 3～4周　　　　　D. 4～5周

　　E. 6周

A₃/A₄ 型题

（6、7题共用题干）

　　某产妇，足月产后3天，出现下腹部痛，体温

38.8℃，恶露多，有臭味，宫底脐下1cm，子宫软。

6. 最可能的诊断是（　　）

　　A. 阴道炎　　　　　B. 宫颈炎

　　C. 子宫肌炎　　　　D. 盆腔结缔组织炎

　　E. 腹膜炎

7. 对此患者护理措施错误的是（　　）

　　A. 抬高床头　　　　B. 采取平卧位

　　C. 做好心理护理　　D. 做好会阴护理

　　E. 严密观察病情

（8～10题共用题干）

　　初产妇，产钳助产。产后4天，产妇自述发热，下腹微痛。检查：体温38℃，双乳稍胀，无明显压痛，子宫脐下2指，轻压痛，恶露多而混浊，有臭味。

8. 首先考虑的疾病是（　　）

　　A. 乳腺炎　　　　　B. 慢性盆腔炎

　　C. 急性胃肠炎　　　D. 肾盂肾炎

　　E. 急性子宫内膜炎

9. 在护理中，应采取的体位是（　　）

　　A. 俯卧位　　　　　B. 平卧位

　　C. 半坐卧位　　　　D. 头低足高位

　　E. 侧卧位

10. 在护理中，应采取的隔离措施是（　　）

　　A. 保护隔离　　　　B. 床边隔离

　　C. 呼吸道隔离　　　D. 严密隔离

　　E. 消化道隔离

（张建红）

第10章
胎儿窘迫和新生儿窒息的护理

第1节 胎儿窘迫

 案例 10-1　　初孕妇，27岁，妊娠39周。因自觉胎动频繁急诊入院。护士立即给予监测胎心，其胎心率为180次/分，遂马上采取紧急措施并通知医生。

问题：1. 胎儿可能发生了什么问题？
　　　2. 护士要做出哪些护理诊断？
　　　3. 此时护士应采取的护理措施是什么？

胎儿窘迫是指胎儿在宫内有缺氧征象，危及胎儿健康和生命者。胎儿窘迫分急性和慢性两种，急性胎儿窘迫主要发生在分娩过程中，慢性胎儿窘迫常发生在妊娠晚期，但可延续至分娩期并加重。胎儿窘迫对胎儿影响很大，尤其是急性胎儿窘迫，不及时采取处理措施，可造成胎死宫内。

一、概　　述

（一）病因

1. 急性胎儿窘迫

（1）胎盘因素：如前置胎盘、胎盘早剥，胎盘剥离面积大，可引起胎儿缺氧甚至胎死宫内。

（2）脐带因素：脐带脱垂、打结、扭转等，血运受阻，严重威胁胎儿安全。

（3）其他：母体严重血循环障碍致胎盘灌注急剧减少，如各种原因所致休克；缩宫素使用不当，致子宫收缩过强等。

2. 慢性胎儿窘迫

（1）母体血氧含量不足：孕妇患有心脏病、肺功能不全及重度贫血等。

（2）子宫胎盘血管病变：如妊娠合并慢性肾炎、糖尿病、妊娠期高血压疾病、过期妊娠等。

（3）胎儿运输及利用氧的能力降低：如严重的胎儿先天性心血管畸形、各种原因所致的溶血性贫血等。

（二）病理生理

胎儿窘迫是由于缺血缺氧引起的一系列病理生理变化。缺氧早期或者一过性缺氧，胎儿交感神经兴奋，血压上升，心率加快，血流重新分布使肾的血供较少，胎儿尿液形成减少，羊水量下降；若缺氧状态继续发展，胎儿迷走神经兴奋，动、静脉血管扩张，有效循环血量减少，主要脏器缺血缺氧加重，甚至引起严重的脏器功能损害；中枢神经系统功能抑制，胎动减少，胎心基线变异降低甚至消失；肠蠕动增强，肛门括约肌松弛，引起胎粪排出。重度缺氧可导致胎儿呼吸运动加深、羊水吸入，出生后可发生新生儿吸入性肺炎。

二、护理评估

（一）健康史

了解孕妇的年龄、生育史、既往史；本次妊娠经过；产程情况等。

（二）身心状况

1. 躯体表现

（1）急性胎儿窘迫

1）胎心率异常：是胎儿窘迫最早出现的临床征象。缺氧初期无宫缩时胎心率加快，>160次/分；严重缺氧时，胎心率减慢，<110次/分，胎儿电子监护可出现晚期减速，当胎心率<100次/分，伴频繁晚期减速，提示胎儿严重缺氧，可随时胎死宫内。

2）羊水胎粪污染：随着缺氧程度的加重，羊水污染分3度：Ⅰ度呈淡绿色，Ⅱ度呈黄绿色、混浊，Ⅲ度呈棕黄色、稠厚。臀先露时羊水污染不是胎儿窘迫的征象。

3）胎动异常：缺氧初期胎动频繁，进而减少至消失。

（2）慢性胎儿窘迫：此类胎儿缺氧是逐渐发生的，临床表现主要为胎动减少和胎儿生长受限。最早的信号是胎动减少，胎动<10次/12小时为胎动减少，随缺氧程度的加重胎动逐渐消失，临床上常见胎动消失24小时后胎心也消失。

（考点：胎儿窘迫的临床表现）

2. 心理－社会状况　因胎儿宫内缺氧，孕产妇及家人担心胎儿安全而紧张、焦虑，对需要手术结束分娩产生犹豫及无助感。对于胎儿不幸死亡的孕产妇，感情上受到强烈的创伤，通常会经历否认、愤怒、抑郁、接受的过程。

（三）辅助检查

1. 胎儿头皮血血气分析　用于急性胎儿窘迫，若pH<7.20，提示胎儿酸中毒。

2. 胎儿电子监护　胎心基线>160次/分或<110次/分。急性胎儿窘迫表现为频繁的晚期减速或变异减速；慢性胎儿窘迫表现为NST无反应型，OCT可见晚期减速或变异减速。

3. 胎盘功能检查　妊娠晚期连续多次测定尿E_3<10mg/24h或急骤减少30%～40%，提示胎盘功能低下。

4. 羊膜镜检查　见羊水混浊呈黄染至深褐色，有助于胎儿窘迫诊断。

（四）治疗要点

急性胎儿窘迫者，积极寻找原因并进行宫内复苏，采取一系列干预措施以提高胎儿的血氧饱和度。病情紧迫或经宫内复苏无效者，立即剖宫产。慢性胎儿窘迫者，应根据孕周、胎儿成熟度和胎儿缺氧程度决定处理方案。

三、护理问题

1. 气体交换受损（胎儿）　与子宫动脉血氧含量、母胎间血氧运输及交换障碍有关。

2. 焦虑　与担心胎儿安全有关。

3. 预感性悲哀　与胎儿生命遭遇危险有关。

四、护理措施

1. 一般护理　指导产妇取左侧卧位休息，改善子宫－胎盘循环，增加胎儿血供；通过面罩或鼻导管给氧，提高胎儿血氧饱和度。

2. 病情观察　如缩宫素致宫缩过强者，应立即停用缩宫素。密切观察胎心、胎动、产程进展。做好新生儿复苏的准备。

3. 配合治疗护理

（1）遵医嘱静脉补液，增加子宫－胎盘血液灌注，积极纠正脱水、酸中毒、低血压及电解质紊乱。

（2）急性胎儿窘迫经以上处理未见好转者，应迅速结束分娩。宫口开全，胎头双顶径已达坐骨棘以下，应尽快阴道助产；宫口未开全或胎头双顶径在坐骨棘之上，应立即剖宫产。做好抢救新生儿窒息的准备。

（3）慢性胎儿窘迫尽量保守治疗延长孕周，不能改善者，应在促胎肺成熟后终止妊娠。

（考点：胎儿窘迫的护理措施）

4. 心理护理　向孕产妇提供相关信息，耐心解释胎儿目前情况、产程进展、治疗措施、预期结果，以减轻其焦虑并积极配合。对胎儿不幸死亡的产妇，护士或家人多陪伴她，倾听她诉说悲伤，给予精神安慰和悉心照顾，帮助缓解心理压力，接受现实，尽快度过悲伤期。

五、健 康 教 育

指导孕妇休息时采取左侧卧位，改善胎盘血氧供应；积极治疗妊娠合并症和妊娠并发症，防止胎儿窘迫的发生；教会孕妇胎动计数方法进行自我监护，发现异常及时就诊；加强产前检查，高危孕妇酌情提前入院待产。

第 2 节　新生儿窒息

案例 10-2　　　　新生儿出生后 1 分钟，护士评估时发现全身青紫，心率80次 / 分，弱而不规则，呼吸微弱，肌张力松弛，喉反射消失。

问题：1. 该新生儿出现了什么情况？
　　　2. 护士怎么给该新生儿进行 Apgar 评分？
　　　3. 此时护士对新生儿应首先采取的护理措施是什么？

新生儿窒息是指由于分娩过程中的各种原因使新生儿出生后不能建立正常呼吸，而引起缺氧、酸中毒，严重时可导致全身多脏器损害的一种病理生理状况。为新生儿死亡和致残的主要原因，必须争分夺秒地进行抢救，精心护理，以有效降低新生儿死亡率、预防远期后遗症。

一、概 　 述

新生儿窒息的病因包括以下几方面。

1. 呼吸中枢抑制　难产、急产、臀位、阴道助产不顺利等原因，使胎儿宫内缺氧，呼吸中枢受损；分娩过程中产妇使用麻醉剂、镇静剂等，抑制呼吸中枢。

2. 呼吸道阻塞　胎儿在分娩过程中吸入羊水、胎粪、黏液、血液等未及时清除，致呼吸道阻塞。

3. 其他　新生儿患有上呼吸道、肺部及心血管先天畸形等。

二、护理评估

（一）健康史

了解有无胎儿窘迫病史，以及导致新生儿窒息的诱因，如产程延长、使用镇静剂等。

（二）身心状况

1. 躯体表现　出生后 1 分钟根据 Apgar 评分对新生儿窒息程度进行临床评价。

（1）轻度（青紫）窒息：Apgar 评分 4～7 分。新生儿躯干红、四肢皮肤青紫；呼吸表浅或不规则；心跳规则而有力，心率多减慢（80～120 次/分）；对外界刺激有反应，喉反射存在；肌张力较好，四肢稍屈。

（2）重度（苍白）窒息：Apgar 评分 0～3 分。新生儿口唇青紫、皮肤苍白；呼吸微弱或无呼吸；心跳不规则，弱而慢（＜80 次/分）；喉反射消失；肌张力松弛，对外来刺激无反应。

（考点：新生儿窒息的表现）

2. 心理 - 社会状况　产妇可产生焦虑、悲伤心理，害怕失去孩子，表现为分娩疼痛、切口疼痛暂时消失，急切询问新生儿情况，神情不安。

（三）辅助检查

1. 血气分析　了解低氧血症的程度，判断呼吸功能和体液酸碱平衡，指导氧疗和机械通气。监测血液 pH（正常 7.35～7.45）、PaO_2（正常 60～90mmHg）、$PaCO_2$（正常 35～45mmHg）。

2. 影像学检查　头颅 B 型超声、CT 或磁共振均有助于缺血缺氧性脑病及颅内出血的评估。

（四）治疗要点

以预防为主，估计胎儿娩出后有窒息的危险时应做好复苏准备。一旦发生新生儿窒息，应立即实施新生儿复苏计划，以降低新生儿死亡率，预防远期后遗症。

三、护理问题

1. 气体交换受损　与未建立规律呼吸有关。
2. 有受伤的危险　与抢救操作及脏器缺氧有关。

四、护理措施

1. 复苏前准备　分娩前做好新生儿复苏的设备和物品准备。检查新生儿复苏气囊安全阀门是否在工作状态，安装吸痰管并测试是否在工作状态。准备气管插管、喉镜，打开开关检查电量是否充足，旋紧小灯泡。准备复苏药品。

2. 快速评估　新生儿出生后立即快速评估 4 项指标：①足月吗？②羊水清吗？③有哭声或呼吸吗？④肌张力好吗？如 4 项均为"是"，应快速彻底擦干新生儿，将其与产妇皮肤接触，进行常规护理。如 4 项中有 1 项为"否"，则需进行初步复苏。若羊水有胎粪污染，应进行有无活力的评估以及决定是否气管插管。

3. 复苏程序

（1）初步复苏：包括以下 5 个步骤。保暖（减少氧耗）；摆正体位（打开气道）；清理呼吸道（通畅气道）；擦干全身，撤掉湿巾（进一步保暖），重新摆正体位；触觉刺激诱发呼吸。初步复苏后评估内容为新生儿呼吸、心率、皮肤颜色。

（2）正压通气：新生儿复苏成功的关键是建立充分的通气。正压通气的指征：①呼吸暂停或喘息样呼吸；②心率＜100 次 / 分；③心率虽大于 100 次 / 分，但有呼吸困难或持续发绀者。正压通气可以在气囊面罩、T- 组合复苏器或气管插管下进行，频率为 40～60 次 / 分，持续正压通气 30 秒后，再次评估新生儿心率。

（3）胸外心脏按压：在有效的 30 秒正压通气 2 次后，若新生儿心率仍低于 60 次 / 分，在正压通气的同时行胸外按压。按压方法：①拇指法：双手拇指的指端按压胸骨，根据新生儿体型不同，双拇指重叠或并列，双手环胸廓支撑背部；②双指法：右手示指和中指 2 个指尖放在胸骨上进行按压，左手支撑背部。按压时间应稍短于放松时间，放松时手指不离开胸壁。由于通气障碍是新生儿窒息的首要原因，因此，胸外按压和正压通气的比例为 3∶1，即 90 次 / 分按压和 30 次 / 分呼吸，达到每分钟约 120 个动作。

（4）药物复苏：45～60 秒的正压通气和胸外按压后重新评估心率，若心率持续低于 60 次 / 分，除继续胸外按压外，应给予 1∶10 000 肾上腺素；若心率在 60～100 次 / 分，应停止心脏按压，继续正压通气；若心率＞100 次 / 分，可停止心脏按压和正压通气，给予新生儿常压吸氧。

4．复苏后护理　复苏后还需要加强新生儿护理，保护呼吸道通畅，密切观察生命体征、血氧饱和度、神志、肌张力、面色及皮肤、尿量等。合理给氧，注意喂养，做好重症监护记录。新生儿出生后 5 分钟 Apgar 评分仍低于 6 分，新生儿神经系统受损较明显，应注意观察是否出现神经系统症状。

（考点：新生儿窒息复苏的护理）

5．心理护理　提供情感支持，抢救紧张有序，避免大声喧哗，以免加重产妇焦虑；抢救无效，新生儿死亡时，选择合适的语言和时机告知产妇，使产妇能接受现实。

五、健康教育

指导产妇学会观察新生儿的面色、呼吸、哭声、大小便的变化，发现异常及时就诊；指导母乳喂养；应保持婴儿安静，暂不沐浴，延期哺乳，静脉补液维持营养。对于重度窒息复苏时间较长的新生儿，指导产妇及家人注意观察精神状态及远期表现，提防智障发生。

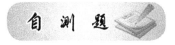

自测题

A₁/A₂ 型题

1．以下引起胎儿窘迫最常见的原因是（　　　）

　A．妊娠期高血压疾病

　B．胎盘功能不良　　C．羊水过多

　D．脐带脱垂　　　　E．臀位

2．某孕妇妊娠 28 周来院做产科检查，咨询护士最简便而又较准确地测定胎儿安危的方法是（　　　）

　A．胎动计数　　　　B．测定孕妇尿雌三醇值

　C．胎心监测　　　　D．羊膜镜检查

　E．B 型超声检查

3．诊断胎儿窘迫的胎儿头皮血 pH 应为（　　　）

　A．7.30～7.34　　　B．7.20～7.24

C．7.25～7.29　　　D．7.50～7.54

E．＜7.20

4．新生儿窒息时，首先要进行的处置是（　　　）

　A．胸外按压　　　　B．口对口人工呼吸

　C．清理呼吸道　　　D．脐静脉注射碳酸氢钠

　E．吸氧

5．连续测 12 小时的胎动总数，提示为胎儿窘迫的是（　　　）

　A．5 次以下　　　　B．15 次以下

　C．20 次以下　　　　D．10 次以下

　E．25 次以下

6．胎儿窘迫的基本病理生理变化是（　　　）

A. 心血管系统功能障碍

B. 缺氧   C. 宫内感染

D. 子宫过度膨胀   E. 子宫不协调性收缩

7. 某孕妇，孕 41 周。护士为其做产检时发现胎心率为 180 次 / 分，最可能提示（   ）

A. 临产先兆   B. 正常现象

C. 急性胎儿窘迫   D. 羊水栓塞

E. 以上说法均正确

8. 初孕妇，33 岁，孕 38 周。查出胎儿窘迫住院待产，此时宫口开全，胎先露已达坐骨棘平面以下 3cm，以下做法正确的是（   ）

A. 给予吸氧

B. 使用缩宫素

C. 嘱产妇左侧卧位

D. 应尽快助产经阴道娩出胎儿

E. 密切监护病情变化

9. 某新生儿娩出后，被诊断为窒息，迅速进行抢救，护士应明确平均多长时间评价一次新生儿情况（   ）

A. 10 秒   B. 20 秒

C. 30 秒   D. 60 秒

E. 3 分钟

10. 某新生儿出生时因吸入羊水，导致窒息，抢救过程中，第二步抢救措施是（   ）

A. 注射肾上腺素   B. 胸外按压

C. 建立静脉通道   D. 建立呼吸，增加通气

E. 保暖

11. 36 周新生儿，体重 2100g，羊水Ⅲ度污染，出生时 Apgar 评分 1 分钟 0 分，以下处理正确的是（   ）

A. 首选胸外心脏按压

B. 正确复苏 45 分钟无反应，再停止抢救

C. 注射纳洛酮

D. 首先保持呼吸道通畅，气管插管

E. 首先给予皮下或者脐静脉注射肾上腺素

A₃/A₄ 型题

（12、13 题共用题干）

某三甲儿童医院 NICU 接到另一家二甲综合医院的急诊转运电话，称一产妇因患有先天性心脏病，妊娠 35 周欲结束妊娠，试产失败，有胎儿宫内窘迫，准备紧急行剖宫产，需转运小组立即去待产。

12. 新生儿出生时羊水Ⅱ度污染，即刻只有心跳，转运小组应首先做何处理（   ）

A. 应用药物   B. 保暖

C. 清理呼吸道   D. 口对口人工呼吸

E. 迅速进行胸外心脏按压

13. 经气管插管、人工呼吸及胸外心脏按压等及时处理后该患儿仍无自主呼吸，心率为 50 次/分，还应进行的处理是（   ）

A. 人工呼吸   B. 电击复律

C. 肾上腺素   D. 气管插管

E. 胸外心脏按压

（14～16 题共用题干）

某孕妇，妊娠 39 周，因感到胎动减少来院，产检胎心 95 次 / 分，紧急行剖宫产术，新生儿出生时全身发绀，四肢微屈，呼吸弱，羊水Ⅱ度。

14. 护士在为该新生儿复苏时，应首先采取的措施为（   ）

A. 建立呼吸，增加通气

B. 给纳洛酮

C. 维持正常循环，保证足够心排血量

D. 尽量吸净呼吸道黏液，保证呼吸道通畅

E. 经脐静脉给予肾上腺素

15. 经初步复苏后，出现哪种情况需要加用复苏囊（   ）

A. 心率<120 次 / 分

B. 肌张力明显减弱

C. 四肢青紫

D. 初步复苏后仍无自主呼吸

E. 对刺激无反应

16. 在进行复苏时，该患儿出现哪种情况需要进行气管插管（   ）

A. 面罩正压给氧无效时

B. 复苏 5 分钟 Apgar 评分 7 分

C. 复苏后心率为 80 次 / 分

D. 呼吸不规则

E. 呼吸道有分泌物

（姜思艳）

第11章

产科手术妇女的护理

第 1 节　会阴切开与缝合术

案例 11-1　　某产妇，30 岁，G_1P_0。患有先天性心脏病，心功能 II 级并无心衰现象。宫高 33cm，4 时产妇出现规律宫缩，胎心率 140 次 / 分。现阴道流出不能自控的透明液体，阵痛加剧，宫口开 10cm，进入产房。

问题：应该给予该产妇什么产科手术？为什么？

会阴切开缝合术是产科常用手术之一，包括会阴左后 - 侧切开术及会阴正中切开术。目的主要是减少胎儿经阴道娩出的阻力，缩短第二产程及减少产妇会阴严重裂伤。

一、适 应 证

1. 需行产钳术、胎头吸引术、臀位助产术。

2. 产妇患有某种疾病（如重度子痫前期、心脏病、胎儿窘迫）需要缩短第二产程。

3. 会阴过紧、会阴坚韧、胎儿偏大可能引起会阴严重裂伤者。

4. 早产儿预防新生儿颅内出血。

二、麻 醉

一般采用阴部神经阻滞麻醉或局部浸润麻醉（图 11-1）。

三、物 品 准 备

无菌会阴切开包 1 个（内有剪刀 1 把、弯止血钳 4 把、巾钳 4 把、持针器 1 把、20ml 注射器 1 个、长穿刺针头 1 个、圆针 1 枚、治疗巾 4 块、纱布 10 块、1 号丝线、0 号肠线 1 根或可吸收缝合线 1 根、2% 利多卡因 10ml 等）。

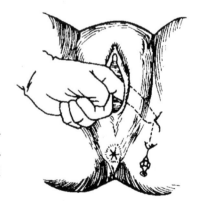

图 11-1　局部浸润麻醉

四、操 作 步 骤

1. 会阴左后 - 侧切开术

（1）切开：术者左手示、中两指伸入阴道内置于胎先露前方，撑起左侧阴道壁，以保护胎儿并指示切口位置，右手持侧切剪放入，与会阴后联合中线左侧成 45°角，会阴高度膨隆时可为 60°角，于宫缩时一次全层剪开会阴（皮肤、皮下组织、肌层和阴道黏膜）。切口一般

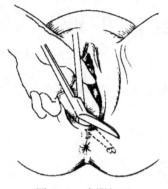

图 11-2 会阴切开

长 4～5cm（图 11-2）。出血处立即用纱布压迫止血，小动脉出血时应予结扎。

（2）缝合：胎盘娩出后阴道内放入一带尾纱布卷，防止宫腔血液外流影响手术野。用 0 号或 1 号铬制羊肠线，自阴道切口顶端上 0.5cm 处开始向外连续或间断缝合阴道黏膜及黏膜下组织，直至处女膜环；再用 2/0 可吸收缝线间断缝合会阴肌层、皮下组织；最后用 1 号丝线间断缝合切口皮肤或 3/0 可吸收缝合线作切口皮内缝合（图 11-3）。缝合时要解剖层次清楚、对合整齐、严密止血、不留无效腔、深浅度适宜。

（3）缝合后处理：缝合完毕取出阴道内纱布卷，按压宫底

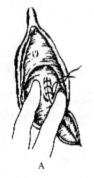 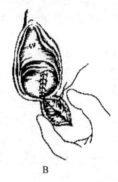 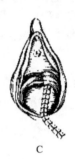

A   B   C

图 11-3 会阴缝合术
A. 缝合阴道黏膜；B. 缝合肌层；C. 缝合皮肤

排出残留血液。常规肛查，如发现肠线穿过肠壁，应立即拆除，重新缝合。术后记录皮肤缝合针数。

2. 会阴正中切开缝合术 麻醉采用局部浸润麻醉。切开会阴时沿会阴后联合的中央向肛门方向垂直切开，长 2.5～3cm，注意不要伤及肛门括约肌（图 11-4）。待胎儿胎盘娩出后逐层缝合切口，缝合后处理同会阴左后－侧切开缝合术。会阴正中切开出血少，易缝合，缺点是切口延长可能造成会阴Ⅲ度裂伤，故不主张应用，目前多采用会阴后－侧切开术。

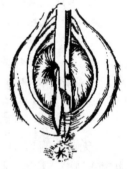

图 11-4 会阴正中切开

五、护理要点

1. 术前护理 向产妇讲清会阴切开术的目的，取得产妇积极配合，做好术前准备。

2. 把握会阴切开时机 会阴切开过早出血多、易感染。接产人员必须密切观察产程进展，自然分娩者估计胎儿娩出前 5～10 分钟行会阴切开；手术产者在准备工作完毕，对产道和胎儿的情况完全查明后切开。

3. 术后护理 每日检查会阴伤口，及时发现感染征象，如有感染，应提前拆线引流或行扩创引流，并定时换药。会阴伤口肿胀疼痛者，可用 95% 酒精纱布湿敷或 50% 硫酸镁湿热敷，每日 2 次，每次 15 分钟。遵医嘱酌情应用抗生素，一般术后 3～5 天拆线。

（考点：会阴侧切伤口的护理）

4. 健康教育　保持外阴部清洁、干燥，及时更换会阴垫，每天进行会阴冲洗 2 次，术后 5 日内，每次大小便后用消毒液棉球擦洗外阴。加强产褥期护理（详见第 4 章第 2 节）。

第 2 节　胎头吸引术

胎头吸引术是将胎头吸引器置于胎头上，形成一定负压后吸住胎头，通过牵引协助胎儿娩出的一种助产手术。常用的胎头吸引器有金属直形、牛角形空筒及金属扁圆形胎头吸引器（图 11-5）。

一、适应证、必备条件

1. 因产妇或胎儿异常情况（主要是胎儿窘迫）需缩短第二产程者。
2. 持续性枕后位或枕横位需做胎头内旋转并牵引胎头者。
3. 第二产程延长者。
4. 必备条件为头盆相称、活胎、顶先露、胎头双顶径已达坐骨棘水平以下、宫颈口开全且胎膜已破。

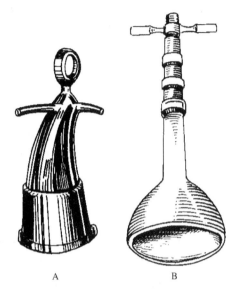

图 11-5　胎头吸引器
A. 金属牛角形胎头吸引器；B. 硅胶喇叭形胎头吸引器

二、禁　忌　证

1. 有严重头盆不称、面先露、产道阻塞、尿瘘修补术后等，不能或不宜经阴道分娩者。
2. 宫口未开全或胎膜未破者。
3. 胎头位置高，未达阴道口者。

三、麻　　醉

一般经产妇不需麻醉，初产妇或会阴较紧者，可行单侧或双侧阴部神经阻滞。手术体位为膀胱截石位。

四、物 品 准 备

胎头吸引器 1 个、50ml 注射器 1 个、止血钳 2 把、导尿包 1 个、消毒液状石蜡、新生儿急救物品等。会阴切开缝合术所需物品。

五、操 作 步 骤

1. 会阴切开　初产妇或会阴较紧、胎头较大者应先做左后－侧切开术。
2. 放置胎头吸引器　将吸引器开口端涂以液状石蜡，用纱布擦去胎头的黏液。左手指撑开阴道壁，右手持吸引器沿阴道后壁缓慢滑入，使吸引器开口端全部滑入阴道内并与胎头贴紧（图 11-6）。用手指沿吸引器检查一周，了解有无阴道壁及子宫颈组织夹于吸引器与胎头之间，如有应将其推开。调整吸引器的横柄，使之与胎头矢状缝的方向垂直。

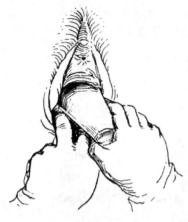

图 11-6　放置胎头吸引器

3. 抽吸空气形成负压　助手用 50ml 注射器连接吸引器的橡皮管，抽出空气 150～180ml（图 11-7）（或用电动吸引器抽吸，使负压达 200～300mmHg），用止血钳钳夹橡皮管。取下注射器，等候 2～3 分钟，使胎头在负压下形成产瘤（图 11-8）。术者以右手示指检查，确认胎头与胎头吸引器之间无软组织夹入，然后开始牵引。

4. 牵引　宫缩时，按分娩机转使胎头俯屈、仰伸娩出。同时注意保护好会阴。如为枕后位或枕横位，可先转成枕前位再牵引，也可边旋转边牵引（图 11-9、图 11-10）。

5. 取下吸引器　当牵引至胎头双顶径娩出后，即可松开橡皮管上的血管钳，解除负压，取下吸引器，协助胎肩及胎体娩出。

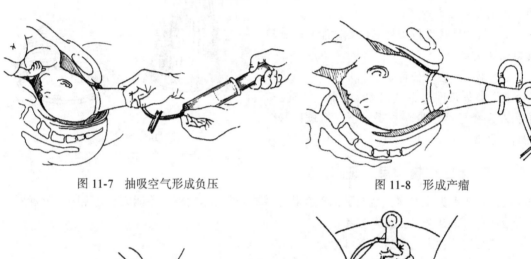

图 11-7　抽吸空气形成负压　　　　　图 11-8　形成产瘤

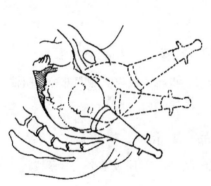

图 11-9　牵引吸引器

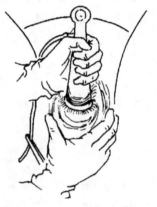

图 11-10　胎头娩出

六、护 理 要 点

1. 术前护理　向产妇讲解胎头吸引术助产目的及方法，取得产妇积极配合。

2. 牵引技巧及注意事项　牵拉胎头吸引器前，必须检查吸引器放置的部位、有无漏气；吸引器负压要适当，压力过大容易使胎儿头皮受损，压力不足容易滑脱；发生滑脱，虽可重新放置，但不应超过 2 次，否则改行产钳术；牵引时间不应超过 20 分钟，牵引时均匀用力，按分娩机转进行。

3．术后护理 术后仔细检查软产道，有撕裂伤应立即缝合。外阴的护理同会阴切开缝合术。

4．新生儿护理 ①密切观察新生儿头皮产瘤大小、位置，有无头皮血肿及头皮损伤的发生，以便及时处理。②注意观察新生儿面色、反应、肌张力等，警惕发生颅内出血，做好新生儿抢救准备。③新生儿静卧 24 小时，避免搬动，3 天内禁止沐浴。④给予新生儿维生素 $K_1$10mg 肌内注射，预防颅内出血。

（考点：手术产新生儿的护理）

5．健康指导 加强育儿知识教育，注意母乳喂养指导，及时观察新生儿精神状态、排尿、排便情况，保持呼吸道通畅，保证充足睡眠，指导按时预防接种，预防感染。注意随访和健康检查。

第 3 节 产 钳 术

产钳术是应用产钳牵拉胎头娩出胎儿的一种手术。常用的产钳由左、右两叶组成，每叶产钳可分为钳匙、钳胫、钳锁和钳柄四部分（图 11-11）。根据手术时胎头位置的高低分为低、中、高位产钳。临床常用为低位产钳术，即胎头双顶径已达坐骨棘水平以下，先露骨质部分已达骨盆底。

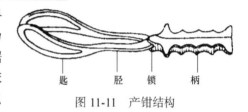

匙   胫   锁   柄

图 11-11 产钳结构

一、适应证、必备条件

1．适应证 同胎头吸引术，或胎头吸引术失败者；剖宫产娩出胎头困难者。

2．必备条件 宫口开全，胎膜已破，胎儿存活；无明显头盆不称，胎头双顶径已达坐骨棘水平以下；先露部为枕或顶先露，臀位产钳只能用于娩出胎头；必须排空膀胱。

二、禁 忌 证

1．同胎头吸引术。

2．胎头最低点在坐骨棘水平及以上，有明显头盆不称者。

3．确定为死胎、胎儿畸形者，应行穿颅术。

三、物 品 准 备

会阴切开包 1 个、无菌产钳 1 副、吸氧面罩 1 个、导尿管（包）、消毒液状石蜡、2% 利多卡因 10ml、抢救药品等。

四、操 作 步 骤

1．阴道检查 确定宫口大小、头盆关系、胎方位、先露高度及相关条件是否具备。可徒手旋转胎头，使其矢状缝与骨盆出口前后径相一致。

2．会阴侧切。

3．放置产钳 用消毒润滑油涂擦左钳叶后，术者左手握持左叶钳柄，使钳叶垂直，凹面朝前，右手四指并拢伸入阴道左侧壁与胎头之间，触及胎耳。将左钳叶由阴道口左后方沿右手掌与胎头之间插入，同时将钳柄下移至水平位，将钳叶置于胎头左侧。术者右手自阴道内撤出，由助手扶持固定其位置（图11-12）。术者以右手持右叶钳柄，左手四指置于胎头与阴道右后壁之间，同法放置右钳叶（图11-13）。

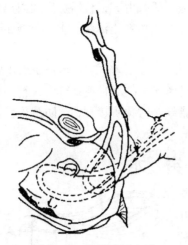
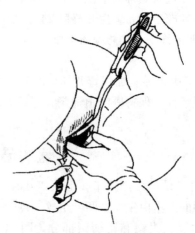

图11-12　放置产钳左叶　　　　　　　图11-13　放置产钳右叶

4. 扣合钳锁　产钳放置正确时，两叶钳锁平行交叉扣合钳锁，钳柄对合。钳叶稍有错位时，应调整后置入的右钳叶。调整后仍不能扣合时，应取出产钳，查清胎头位置后重新放置。

5. 检查产钳位置　检查产钳是否放置于胎耳前，产钳与胎头之间有无软组织或脐带夹入，胎头矢状缝应位于两钳叶的中间或接近中间。

6. 牵引　术者手握钳柄，配合宫缩，用臂力沿产轴方向进行缓慢牵引，先向后下渐转为平牵。当胎头着冠时，逐渐将钳柄向前上方牵引，使胎头仰伸缓慢出头（图11-14）。牵引中助手注意保护会阴。若一次宫缩不能娩出胎头，可于宫缩间歇将钳锁稍放松，以缓解产钳对胎头的压力，待下次宫缩时再合拢钳柄牵拉。

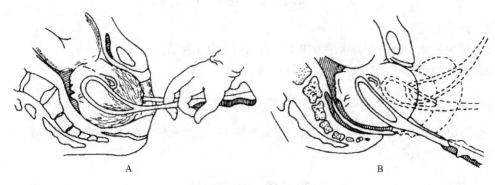

图11-14　牵引
A. 开始牵拉；B. 牵引方向

7. 取出产钳　当胎头额部娩出后，即取出产钳，松开钳锁，先取下右叶，再取出左叶，取钳时应顺胎头缓慢滑出，然后按分娩机制逐步娩出胎儿。

8. 检查　术后常规检查子宫颈、阴道壁及会阴切口，并予以缝合。

五、护　理　要　点

1. 术前护理　明确胎位，检查产钳是否完好。向产妇及家属说明行产钳术的目的，指导产妇正确运用腹压，减轻其紧张情绪。

2. 术中护理　操作应准确、谨慎，牵引时要缓慢均匀，用力适当，避免并发症的发生。注意保护会阴，防止侧切伤口延长。注意观察产妇宫缩及胎心变化。

3. 术后护理　注意检查新生儿有无产伤，产妇宫缩、阴道流血、软产道及排尿等情况。遵医嘱给予抗生素预防感染等。

4. 新生儿护理　同胎头吸引术。

5. 健康指导　同胎头吸引术。

第 4 节　子宫下段剖宫产术

剖宫产术是指经腹切开子宫取出胎儿及附属物的手术。主要施行于不能经阴道分娩或若经阴道分娩将给母儿带来危害的产妇。术式有子宫下段剖宫产术、子宫体剖宫产术及腹膜外剖宫产术。子宫下段剖宫产术因切口愈合好，盆腔组织粘连少，出血少，易缝合、术后合并症少，被临床广泛采用。

一、适　应　证

1. 产道异常　如骨盆狭窄、头盆不称、肿瘤阻塞产道等。

2. 胎儿异常　如横位、面先露、初产妇臀先露、巨大胎儿、联体畸形儿、胎儿窘迫等。

3. 产力异常　如宫缩乏力经积极处理无效。

4. 胎儿附属物异常　前置胎盘、胎盘早剥、脐带脱垂还纳无效而胎儿存活者。

5. 严重妊娠合并症和并发症　妊娠期高血压疾病、妊娠合并心脏病等。

6. 子宫异常　前次剖宫产史、子宫有瘢痕、先兆子宫破裂者。

7. 珍贵儿　高龄初产妇或以往有不良分娩史而致胎儿未成活此次切盼胎儿者。

二、禁　忌　证

死胎及胎儿畸形，不应行剖宫产术终止妊娠。

三、麻　　醉

以连续硬膜外麻醉为主，特殊情况采用局部麻醉或全身麻醉。

四、物　品　准　备

剖宫产手术包 1 个（内有 25cm 不锈钢盆 1 个，弯盘 1 个，卵圆钳 2 把，1、7 号刀柄各 1 把，解剖镊 2 把，小无齿镊 2 把，大无齿镊 1 把，18cm 弯血管钳 6 把，10cm、12cm、14cm 直血管钳各 4 把，艾利斯钳 4 把，巾钳 4 把，持针器 2 把，剪刀 2 把，吸引器头 1 个，鞍钩 2 个，腹腔双头拉钩 2 个，刀片 3 个，双层剖腹单 1 块，手术衣 6 件，治疗巾 10 块，纱布垫 4 块，纱布 20 块，1、4、7 号丝线各 1 卷，铬制肠线 2 管或可吸收缝线若干根），手套 6 副，0.5% 聚维酮碘溶液。

五、操 作 步 骤

1. 麻醉　常用连续硬脊膜外麻醉，也可选用蛛网膜下隙阻滞麻醉（腰麻）或局部麻醉。

2. 切开腹壁　自脐下 4～5cm 处起，纵行切至耻骨联合上缘，长 10～12cm。亦有取下腹部横形切口者（图 11-15）。

3. 剪开腹膜反折　弧形剪开子宫反折腹膜，并向两侧圆韧带方向延长，约 12cm，钝性分离反折腹膜，并向下推膀胱，暴露子宫下段。

4. 切开子宫下段　子宫下段横切口，伸入手指顺纤维方向向左右钝性撕开 10～12cm，至接近子宫下段侧缘处。

5. 胎儿娩出　破膜后吸净羊水，一手伸入宫腔达胎头下方，将胎头托起，另一手在宫底加压，两手协助将胎头娩出（图 11-16），先清除其口内黏液，随之胎体娩出，断脐后交助手处理。然后用手取出胎盘胎膜。宫腔内用干净纱布擦拭 1～2 遍。子宫体注射缩宫素 10～20U。

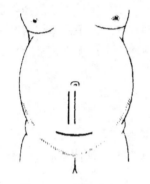

图 11-15　剖宫产切口

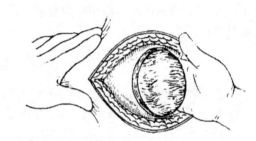

图 11-16　胎头娩出

6. 缝合子宫切口　用 1 号铬制肠线缝合子宫切口。缝合子宫膀胱反折腹膜。检查无出血，清除盆腔内积液、积血，清点手术用品无误后，关闭腹腔。

六、护 理 要 点

1. 术前护理　术前向产妇和家属介绍剖宫产术的必要性和手术过程，耐心解答产妇的提问，减轻产妇的紧张与焦虑不安。讲解术前准备的目的及手术过程，取得产妇的配合。

2. 床头交班　产妇手术完毕送回休养室时，病房责任护士须向手术室护士和麻醉师详细询问手术过程、麻醉类型、术中用药情况。测量生命体征，检查输液管，了解切口、阴道流血和引流等情况，认真做好床边交接班并详细记录。

3. 观察病情　术后注意观察产妇生命体征，每日观察腹部切口有无渗血、血肿、红肿、硬结、感染等，一般于术后第 7 天拆线。定时按摩子宫，并注意子宫收缩和阴道流血情况。若阴道流血量多，应遵医嘱及时给予宫缩剂。

4. 术后体位与活动　术后取平卧位，头偏向一侧，以防呕吐物吸入气管内引起吸入性肺炎。术后第 2 天改半卧位，有利于深呼吸及恶露排出。鼓励产妇术后床上活动肢体，勤翻身，术后 2 天拔除导尿管可下床活动。

5. 缓解疼痛　术后麻醉作用消失后，产妇会感到伤口疼痛，术后 24 小时内最明显。护士应耐心解释疼痛的原因，指导产妇翻身、咳嗽时轻按腹部两侧以减轻疼痛，腹带可减轻切口张力，协助产妇取舒适卧位，给产妇提供安静舒适的休养环境，减少不良刺激，促进睡眠，必要时按医嘱给予止痛药物。

6. 饮食指导 术后禁食 6～12 小时后可进清淡流质（如水、米汤）饮食，禁食牛奶、糖水、甜果汁。1～2 天后改为半流质饮食，肛门排气后进普食。

7. 保持导尿管通畅 注意尿量及尿色，若发现血尿及时报告医生。术后 24 小时拔出导尿管，拔管后注意产妇排尿情况，每日行会阴冲洗 2 次。

8. 提供产褥期护理 因产妇腹部伤口疼痛，活动不便，需协助产妇喂奶，提供产褥期常规护理。

9. 健康教育 给予高营养、高蛋白、充足热量及水分的饮食，并适当补充维生素和铁剂；教会产妇做产后保健操；及时指导护理婴儿和母乳喂养；保持外阴清洁，术后禁性生活 6 周，术后 42 天到医院复查；需再生育者，术后至少避孕 2 年。

知识链接

关于产科手术的认识

由于掌握使用产钳技术的医护人员越来越少，近年产钳的应用减少，临床上越来越多地施行剖宫产术来应对难产。现在临床剖宫产率居高不下，是因为如今手术技术、镇痛、抗生素治疗、输血及麻醉的改良使剖宫产的危险性大大降低，但是我们必须清醒地认识到：剖宫产的危险并没有完全消除，仍要充分了解背离剖宫产手术原则可能造成的后果。

自测题

A₁/A₂ 型题

1. 会阴侧切术用品中，以下哪项不需要（ ）
   A. 有齿镊　　　　 B. 无齿镊
   C. 持针器　　　　 D. 手术刀
   E. 止血钳

2. 某产妇，26 岁。今晨 8 时分娩一男婴，作为责任护士进行会阴侧切术护理不正确的是（ ）
   A. 嘱产妇向患侧卧 B. 术后 5 天内擦洗外阴
   C. 伤口肿胀热湿敷 D. 嘱产妇向健侧卧
   E. 正常伤口 5 天拆线

3. 初产妇，28 岁。诊断第二产程延长时，哪项不是胎头吸引术需要具备的条件（ ）
   A. 活胎　　　　　 B. 头盆不称
   C. 宫口已开全　　 D. 顶先露
   E. 胎膜已破

4. 有关胎头吸引术操作错误的是（ ）

A. 术前导尿
B. 阴道检查
C. 放置吸引器
D. 抽成负压 150～180mmHg
E. 沿产轴方向牵拉

5. 某孕妇 29 岁，5 年前剖宫产一男婴，现足月，剖宫产术前准备错误的是（ ）
   A. 禁食
   B. 安放留置导尿管
   C. 观察生命体征
   D. 反复阴道检查明确诊断
   E. 皮肤准备

6. 非产钳术的适应证是（ ）
   A. 胎儿宫内窘迫　　 B. 肩先露
   C. 双顶径达坐骨棘水平
   D. 缩短第二产程　　 E. 持续性枕横位

（杨　洋）

第12章 妇科病史与妇科检查

第1节 概 述

案例 12-1 患者，女性，30岁。已婚3年，自述婚后一直未孕，月经周期规律，每次月经来潮感觉下腹部坠胀及腰骶部疼痛明显，现月经干净后第3天门诊就诊。拟对该患者进行妇科检查。

　　问题： 1. 该患者目前主要的护理问题有哪些？
　　　　　　 2. 作为护士，该如何配合医生做好妇科检查？

　　妇科病史采集和妇科体格检查是妇产科临床实践的基本技能，也是妇科疾病诊断、治疗和预后评估的重要依据，盆腔检查更是妇科所特有的检查方法。护士应熟悉有关妇科病史的采集方法及检查方法，以便配合医生诊治并正确书写妇产科护理病历。

一、病史采集方法

　　在采集病史时，应做到态度和蔼、语言亲切、关心体贴和尊重患者，可通过观察、会谈、身体检查、心理测试等多种方法获取妇女生理、心理、社会、精神、文化等方面的信息，并加以整理、综合、判断。询问病史应有目的性，同时要考虑尊重患者的隐私，遇有不愿说出真情者，不宜反复追问，必要时加以启发或先行检查，但应避免暗示和主观臆测。

二、妇科病史内容

（一）一般项目

　　妇科病史的一般项目包括姓名、年龄、籍贯、职业、住址、民族、婚姻、入院日期、病史记录日期、病史陈述者、可靠程度。若非患者陈述，应注明陈述者与患者的关系。

（二）主诉

　　主诉指促使患者就诊的主要症状及持续时间、性质和严重程度。力求简明扼要，一般不超过20个字。通过主诉可初步估计患病的大致范围及程度。妇科患者常见主诉有白带增多、外阴瘙痒、阴道出血、下腹包块、停经、不孕等。

（三）现病史

　　现病史即疾病发生、发展及诊疗的全过程。包括发病的时间、初始症状、诱因、病情发展经过、新增症状、诊疗及护理情况，应按照主要症状出现的时间顺序进行询问。另外，还需询问患者饮食、睡眠、体重及大小便等一般情况。

（四）月经史

　　询问的内容包括初潮年龄、月经周期、经期、经量、经血性状、有无痛经及其他伴随症状、末次月经（LMP）或者绝经年龄。如 12 岁初潮，周期 28～30 天，经期 4～6 天，50 岁绝经，可简写为 $12\dfrac{4\sim6}{28\sim30}50$。

（五）婚育史

询问婚次及每次结婚年龄、男方健康状况、是否近亲结婚、有无性病史等情况，生育史要询问妊娠次数、足月产、早产、流产次数、现存子女数、分娩方式、有无难产史、末次分娩或流产的时间、计划生育方式及效果等。生育史可以用 4 个数字表示，如足月产 1 次，早产 1 次，流产 2 次，现存子女 2 人，可记录为 1-1-2-2，也可以用孕 $_4$ 产 $_2$（G_4P_2）表示。

（考点：生育史的记录形式）

（六）既往史

既往史即以往健康情况，包括患何种疾病、有无传染病史、预防接种史、外伤手术史、输血史、药物过敏史等。

（七）个人史

个人史主要包括出生地、生活及居住地、有无烟酒等嗜好、有无毒品使用史及多个性伴侣史等。

（八）家族史

询问家族成员的健康情况、有无家族遗传病史、有无与遗传有关的疾病（如高血压、糖尿病等）及传染病等。

三、体 格 检 查

体格检查一般在采集病史后进行。包括全身检查、腹部检查和盆腔检查（是妇科特有的专科检查，故又称妇科检查）。

（一）全身检查

测量体温、脉搏、呼吸、血压、身高和体重，观察神志、精神状态、发育、营养、体态、第二体征、毛发，其他检查包括皮肤、淋巴结、甲状腺、头、颈、乳房、心、肺、脊柱及四肢等。

（二）腹部检查

应在盆腔检查前进行，观察腹部形状、大小，有无隆起或蛙腹状、瘢痕、静脉曲张、妊娠纹等。触诊肝、脾、肾有无增大及压痛，腹部其他部位有无压痛、反跳痛、肌紧张，能否触及包块及包块的部位、大小、形态、质地、活动度、表面光滑度、有无压痛等。叩诊注意有无移动性浊音。听诊了解肠鸣音情况。如为孕妇还应测量宫高、腹围、检查胎方位、胎心音、胎动等。

（三）盆腔检查

盆腔检查又称妇科检查。检查内容包括外阴、阴道、子宫颈、子宫体及双侧附件，检查用物有无菌手套、阴道窥器、鼠齿钳、长镊子、子宫探针、宫颈刮板、棉拭子、载玻片、消毒液、液状石蜡或肥皂水、生理盐水等。

1. 检查中的基本要求及注意事项

（1）检查前先向患者解释，说明检查目的和必要性，检查时做到态度和蔼，言语亲切，动作轻柔。

（2）检查前嘱患者排空膀胱，必要时导尿排空膀胱。

（3）检查时指导患者取膀胱截石位，并在检查床上放置一次性臀垫，检查器械和无菌手套均应一人一换，一次性使用，防止交叉感染。

（4）正常月经期或阴道出血者应避免阴道检查，因病情需要必须检查时应严格消毒外阴。

（5）患者若无性生活史，禁做阴道检查，可行直肠-腹部诊检查，如确有阴道检查的必要则需要先征得患者及其家属同意。

（6）男医生检查时应有女医护人员在场。

（考点：盆腔检查的注意事项）

2. 检查方法

（1）外阴检查：观察外阴发育情况、阴毛多少及分布类型，有无畸形、溃疡、赘生物或肿块。然后分开小阴唇，暴露阴道前庭，观察尿道口、阴道口、处女膜；必要时让患者用力向下屏气，观察有无阴道前后壁膨出、子宫脱垂或者尿失禁等。

（2）阴道窥器检查：根据患者阴道大小及松弛情况选用合适的阴道窥器，右手持阴道窥器，将其前后两页合拢，用润滑剂加以润滑（若需采集分泌物或者脱落细胞，则用生理盐水润滑），左手拇指、示指将大小阴唇分开后，将窥器斜行沿阴道后壁缓慢插入阴道内，边向上向后推进边将窥器转正并逐渐打开，完全暴露子宫颈、阴道。观察阴道是否通畅、有无畸形，阴道壁有无水肿充血、溃疡和赘生物，注意阴道分泌物的量、性状、颜色及气味；分泌物异常者需行滴虫、假丝酵母菌、线索细胞等阴道分泌物检查。观察子宫颈大小、颜色，宫颈口的形状、有无裂伤、有无炎症及接触性出血；可于此时采集子宫颈外口鳞-柱状上皮交界部脱落细胞或子宫颈分泌物标本做子宫颈细胞学检查和人乳头瘤病毒（HPV）检测，最后将窥器前后页合拢斜行取出（图12-1）。

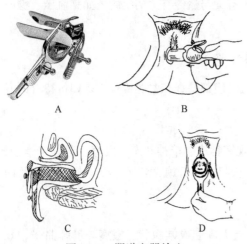

A　　B

C　　D

图12-1　阴道窥器检查

（3）双合诊：检查者一手的示指和中指放入阴道内，另一手放于腹部配合检查，是盆腔检查中最重要的项目。可触诊阴道、子宫、输卵管、卵巢、宫旁结缔组织、盆腔内壁等情况（图12-2）。

（考点：阴道窥器检查能了解的内容）

（4）三合诊：即腹部、阴道、直肠的联合检查，可以弥补双合诊的不足。一手示指放入阴道内，中指放入直肠内，另一手在腹部配合。主要是了解盆腔后壁、子宫后壁、直肠子宫凹陷、子宫骶骨韧带有无病变及病变浸润的范围等（图12-3）。

（5）直肠-腹部诊：一手示指放入直肠内，另一手放于腹部的检查。适用于无性生活史、月经期、阴道闭锁等不宜进行双合诊者（图12-4）。

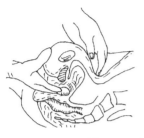 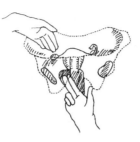 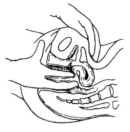 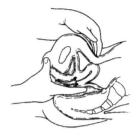

图 12-2 双合诊检查 　　　　图 12-3 三合诊检查 　　图 12-4 直肠－腹部诊

第 2 节 妇科常用特殊检查方法和护理

 12-2 　　患者，女性，40 岁，已婚。自述外阴瘙痒、白带增多 1 周，伴下腹部胀痛不适来院检查。

问题： 1. 该患者需做的特殊妇科检查是哪项？

　　　　 2. 取出物涂片后是否需要固定？

　　　　 3. 取材部位在哪里？

一、阴道分泌物悬滴检查

（一）目的

阴道分泌物悬滴检查常用于阴道炎患者查找特殊病原体，如有无滴虫或假丝酵母菌感染。

（二）操作方法

1. 查找滴虫　用无菌长棉签取阴道穹后部白带少许，放在盛有 1ml 生理盐水的试管中混匀，立即镜检。

2. 假丝酵母菌检查，在载玻片上滴 1 滴温 10% 氢氧化钾，将白带与之混匀，镜检。

（三）护理配合

除妇科检查用物外，另备生理盐水、10% 氢氧化钾、小玻璃试管、清洁载玻片。所取标本立即送检。

二、生殖道脱落细胞检查

（一）目的

生殖道脱落细胞检查常用于内生殖器官肿瘤的筛查及卵巢功能的检查。适用于群体性防癌普查，尤其对子宫颈癌的早期发现、早期诊断有重要价值。

（考点：临床工作中子宫颈癌筛查的方法）

（二）操作方法

1. 阴道涂片　用阴道窥器扩张阴道后，在阴道侧壁上 1/3 处取材，薄而均匀地涂于载玻片上，置 95% 乙醇中固定。结果用成熟指数、致密核指数、嗜伊红指数和角化指数代表体内雌激素水平，以了解卵巢功能。

2. 宫颈刮片　阴道窥器扩张阴道后，先用干棉球拭净子宫颈表面黏液，后用宫颈刮板在子宫颈外口鳞－柱状上皮交界处的移行带轻轻旋刮一周，将刮取物涂片、固定、染色，进行镜检。

其诊断的报告形式有分级诊断（巴氏分级法）和描述性诊断（TBS分类法）两种，近年来正逐步被更为合理的TBS分类法所取代。是子宫颈上皮瘤样病变（CIN）及早期子宫颈癌筛查的基本方法。

3. 子宫颈管涂片　取材于子宫颈外口鳞-柱状上皮移行带，用"细胞刷"置于子宫颈管内，旋转360°后取出，放在有细胞保存液的小瓶中搅拌数十秒钟，加以保存固定；目前临床常用薄层细胞学检测系统（TCT）和计算机细胞扫描（CCT），用于子宫颈癌的细胞学检查。据流行病和分子生物学资料表明，人乳头瘤病毒（HPV）感染能够引起子宫颈上皮内瘤样病变及子宫颈癌变，故而子宫颈管涂片同时可进行脱落细胞HPV-DNA检测。

4. 宫腔抽吸涂片　常规窥阴器暴露子宫颈并拭净子宫颈表面黏液后用子宫探针探测子宫腔方向和深度，然后用吸管吸出宫腔内容物，进行涂片、固定、染色检查。主要用于筛查子宫内膜癌。

（三）护理配合

1. 采集标本前24小时内禁止性生活、阴道灌洗、阴道用药等。

2. 准备无菌干燥的阴道窥器、刮板、吸管、细胞刷、长棉签、干棉球、清洁玻片、95%乙醇或10%甲醛。

3. 涂片薄而均匀，向同一方向轻抹涂片，禁止来回涂抹损伤细胞，图片标记后用固定液固定送检。

三、子宫颈活体组织检查

（一）目的

子宫颈活体组织检查（简称子宫颈活检）用于巴氏Ⅲ级或Ⅲ级以上，或者Ⅱ级经抗感染治疗后仍为Ⅱ级者，TBS分类鳞状上皮细胞异常者，疑有子宫颈癌或慢性炎症需进一步明确诊断者。

（二）操作方法

于子宫颈外口3点钟、6点钟、9点钟、12点钟处，或碘不着色区取材。将所取组织分别放入10%甲醛溶液固定（做好部位标志）送检。取材后子宫颈局部给予带有尾线的棉球或纱布压迫止血，嘱患者24小时后自行取出。

（考点：子宫颈活体组织检查的取材部位）

（三）护理配合

1. 需备有子宫颈钳、活检钳、小刮匙、带尾纱布球、盛有10%甲醛的标本瓶、病理检查申请单。

2. 月经干净后3～7天进行检查。月经前期、阴道炎患者及孕妇除高度怀疑子宫颈癌者不宜活检。

3. 多点取材时应将组织分别装于标本瓶中固定，做好部位标记后送检。子宫颈局部用带尾无菌纱布球压迫止血，嘱24小时后自行取出。

4. 术后应保持外阴清洁，1个月内禁止盆浴及性生活，出血多者随时复查。

四、诊断性刮宫

（一）目的

诊断性刮宫（简称诊刮）是刮取宫腔内容物并进行病理检查，以确定子宫内膜的病变。主要用于功能失调性子宫出血（功血）、闭经、不孕症患者的检查。

（二）操作方法

将刮匙伸入宫底，自上而下沿宫壁刮取宫腔内容物，将刮出物装入10%甲醛溶液中固定、送检。若刮出物肉眼观察高度怀疑为癌组织时，应立即停止，以防出血及扩散。若疑有宫颈管病变者，多采取分段诊刮（先用小刮匙自子宫颈内口至外口刮子宫颈管一周，然后刮子宫腔，将刮出物分装固定后送检）。

（三）护理配合

1. 多于月经来潮前1～2天或来潮后6小时内进行；不规则出血者可随时进行。但急性生殖器官炎症者不宜进行。术前1个月禁用激素类药物。

2. 准备灭菌刮宫包（内有窥阴器、子宫颈扩张器、子宫探针、刮匙、敷料钳、弯盘、有孔巾、脚套、棉球、棉签、纱布等），另备消毒液、标本瓶等。同时备好抢救药品（紧急情况抢救时使用）。

3. 术后严密观察患者有无腹痛及内出血征象，1小时后确认无异常后方可回家休息。嘱患者术后1周复诊取病理报告，术后禁止性生活及盆浴2周。

五、基础体温（BBT）测定

（一）目的

正常月经周期中，孕激素可使基础体温升高0.3～0.5℃，排卵者基础体温呈双相型，无排卵者呈单相型。可测定有无排卵、排卵日期、黄体功能和早孕等。

（二）操作方法

从月经来潮第1天起，每日清晨清醒后不做任何活动（至少需睡眠6～8小时），卧床用口表测体温3～5分钟，每天记录在体温单上，连成曲线（图12-5）。

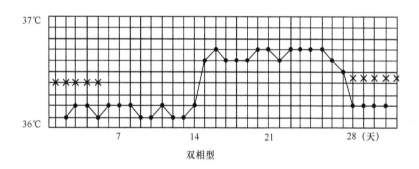

双相型

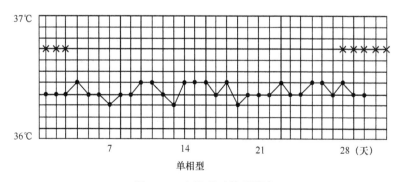

单相型

图12-5 女性基础体温测定

（三）护理配合

1. 一般需连续测量 3 个月经周期。

2. 指导在体温单上做好标记，并将月经期、失眠、感冒、用药、性生活等影响体温的因素随时记录，便于分析病情时参考。

六、输卵管通畅检查

（一）目的

检查输卵管是否通畅，适用于不孕症、输卵管复通术后、输卵管轻度粘连的诊断和治疗。常用的方法有输卵管通液术、子宫输卵管碘油造影。

（考点：输卵管通畅检查既可诊断，又有一定的治疗作用）

（二）操作方法

1. 输卵管通液术　常规使用阴道窥器扩张阴道，暴露子宫颈并钳夹子宫颈前唇，沿宫腔方向置入子宫颈导管，通过子宫颈导管向宫腔缓慢注射无菌生理盐水 20ml（内加地塞米松 5mg、α-糜蛋白酶 1 支、庆大霉素 8 万 U）。若顺利注射 20ml 液体无阻力，提示输卵管通畅。若注射时有阻力，稍加压后又能推入液体，说明有轻度粘连已被分离。若勉强注入少量液体后，阻力明显上升，同时感觉腹痛明显，停止注射后液体又回流，则提示输卵管阻塞。

2. 子宫输卵管碘油造影　术前应做碘过敏试验、清洁灌肠并排空膀胱。在放射科 X 线下边注射造影剂边观察造影剂分布情况并摄片。操作步骤同输卵管通液术。

（三）护理配合

1. 一般于月经干净后 3~7 天进行，术前 3 天禁忌性生活。

2. 用物准备　阴道窥器、子宫颈钳、子宫探针、妇科长钳、子宫颈导管、血管钳、橡皮管、20ml 注射器、药杯、棉球等，另备加热至接近体温的生理盐水。

3. 如子宫输卵管造影者术中出现咳嗽，应立即停止操作，取头低足高位并严密观察。术后留观患者 30 分钟，嘱患者术后 2 周内禁盆浴及性生活，遵医嘱应用抗生素。

七、阴道穹后部穿刺

（一）目的

阴道穹后部穿刺又称阴道后穹隆穿刺，主要用于诊断有无腹腔内出血以及盆腔积液、积脓的穿刺引流和治疗。

（二）操作方法

常规操作用窥阴器扩张阴道暴露子宫颈，用子宫颈钳夹持子宫颈后唇向前牵拉，充分暴露阴道穹后部，用 18 号穿刺针头接上注射器，在阴道穹后部顶端进针，与子宫颈管平行的方向刺入，深度 2~3cm，有落空感后回抽，抽吸完毕拔针时，要边抽吸边拔针，术毕局部以无菌纱布压迫片刻。标本取出后静置 5 分钟后观察并送检。

（三）护理配合

1. 准备阴道窥器、子宫颈钳、卵圆钳、10ml 注射器、18 号穿刺针、无齿长镊、弯盘、小试管、无菌巾、纱布、棉签、棉球、消毒液等。

2. 穿刺时应与子宫颈管平行，以免损伤直肠或子宫。穿刺进针深度为 2~3cm。若穿刺液呈新鲜血液，放置后迅速凝固，考虑为刺伤血管，应重新穿刺。若为陈旧性暗红色血液，且放置 5 分钟后不凝固，考虑腹腔有内出血，应迅速配合医生进行抢救并做好术前准备。如抽出物为小血块，则多见于陈旧性异位妊娠；抽出黄色、黄绿色、巧克力色有臭味脓液，提示盆腔及腹腔有化脓性病变；抽出粉红色、淡黄色混浊液体，提示盆腔有炎症。抽出液均应涂片，行常规及细胞学检查。

3. 术后保持外阴清洁，24小时后取出阴道内填塞纱布。

八、影 像 检 查

（一）超声检查

超声检查属于无创伤性检查，诊断准确、迅速，对胎儿基本安全，随访观察方便，已成为妇产科首选的影像学诊断方法。妇产科常用的超声检查主要有B型超声检查和彩色多普勒超声检查。B型超声的检查途径有经腹壁及经阴道两种。

1. 目的　用于检查早孕、胎儿发育情况、胎盘位置和成熟度、羊水量，以及子宫和附件、盆腔有无异常，探查宫内节育器的位置、形状等。

2. 护理配合

（1）经腹壁超声检查时指导患者饮水使膀胱充盈，经阴道超声检查时指导患者排空膀胱。

（2）检查后帮助患者擦去耦合剂，膀胱充盈的患者嘱其尽快排空膀胱。

（二）X线检查

X线检查是诊断妇科恶性肿瘤肺转移的重要手段，是诊断妊娠滋养细胞肿瘤肺转移的首选方法，妊娠期禁用。

九、内 镜 检 查

连接于摄像系统和冷光源的内镜可在直视下对宫腔或体腔内组织、器官进行检查，必要时可同时对病变进行治疗。妇产科常用内镜检查有阴道镜检查、宫腔镜检查、腹腔镜检查等。

（一）阴道镜检查

阴道镜可将充分暴露的阴道和子宫颈放大10~40倍，观察肉眼看不到的微小病变，能准确地选择可疑部位取材做活体组织检查，提高确诊率。

（二）宫腔镜检查

可以检查和诊断子宫腔内的生理和病理情况，并在直视下取活检和进行宫腔手术治疗。适用于探查异常子宫出血和不孕症的子宫病因，行宫腔异物（如节育器）取出、输卵管粘堵术、宫腔息肉及黏膜下肌瘤摘除术。

（三）腹腔镜检查

将腹腔镜自腹壁插入腹腔，通过视屏观察腹腔脏器的形态和病变情况。必要时可取组织活检，还可行输卵管通液术、盆腔异物取出术、异位子宫内膜粘连松解术、绝育术及小病灶电灼等手术。

（四）护理配合

1. 宫腔镜检查宜选择在月经干净后1周内。全面评估者身体状况，协助完成各项术前检查。遵医嘱进行皮肤、阴道、肠道及尿道准备。

2. 用物准备　阴道镜、宫腔镜、腹腔镜及配套装置、人工流产手术包，以及麻醉用物和消毒用物。

3. 术后嘱患者卧床休息，按麻醉要求采取必要体位。腹腔镜检查术后鼓励患者每天下床活动以减轻腹胀。术后2周内禁止盆浴和性生活，按医嘱给予抗生素预防感染。

自测题

A_1/A_2 型题

1. 一般进行盆腔检查时，患者应该采用的体位是
   （　　）
   A. 平卧位　　　　B. 膀胱截石位
   C. 膝胸卧位　　　D. 臀高头低位
   E. 自由体位

2. 拟作宫颈刮片或阴道分泌物涂片细胞学检查时，可用的润滑剂是（　　）
   A. 液状石蜡　　　B. 苯扎溴铵溶液
   C. 肥皂水　　　　D. 乙醇溶液
   E. 生理盐水

3. 关于双合诊检查，下列错误的是（　　）
   A. 双合诊是盆腔检查最常用的方法
   B. 检查前需排空膀胱
   C. 正常情况下，可触及输卵管、卵巢
   D. 双合诊前应向患者做好解释工作
   E. 方法是一手戴手套，用示、中两指伸入阴道，另一手掌面向下按下腹部，双手配合进行

4. 下述有关妇科检查准备和注意事项不妥的是
   （　　）
   A. 检查时应认真仔细
   B. 防止交叉感染
   C. 检查前应导尿
   D. 男医生进行妇科检查，必须有女医务人员在场
   E. 对无性生活史者仅做外阴视诊和肛腹诊

5. 护士正确采集子宫颈外口鳞－柱交接部或子宫颈分泌物标本的方法是通过（　　）
   A. 外阴部检查　　B. 三合诊
   C. 双合诊　　　　D. 阴道窥器检查
   E. 直肠－腹部诊

6. 患者，女性，27 岁，已婚。因不孕症拟行输卵管通畅检查，下列哪项不是其适应证（　　）
   A. 轻度输卵管粘连
   B. 输卵管再通术后防止粘连
   C. 不孕症患者有排卵证据
   D. 输卵管妊娠保守性手术后防止粘连
   E. 输卵管闭锁

7. 患者，女性，28 岁，已婚。发现子宫后壁病变应选用（　　）

A. 双合诊　　　　B. 三合诊
C. 直肠－腹部诊　D. 腹部扣诊
E. 肛查

8. 患者，女性，33 岁。近 2 个月出现性交后阴道出血。阴道窥器检查发现子宫颈部分糜烂样改变，下列检查最具诊断价值的是（　　）
   A. 子宫颈黏液检查
   B. 子宫颈或子宫颈管活体组织检查
   C. 子宫颈脱落细胞 TCT 检查
   D. 阴道侧壁涂片
   E. 诊断性刮宫

A_3/A_4 型题

（9、10 题共用题干）

患者，女性，16 岁。诉腹部日渐增大，无明显不适。平时月经不规律，腹部隆起如孕 6 个月大，可及边界不清的囊性肿块，无压痛。外阴视诊：发育良好。

9. 以下哪项疾病应首先排除（　　）
   A. 尿潴留　　　　B. 妊娠
   C. 卵巢癌伴腹水　D. 卵巢巨大囊肿
   E. 子宫肌瘤变性

10. 为明确诊断，首选下列哪项检查（　　）
    A. 三合诊检查
    B. 双合诊检查
    C. 产科四步触诊、听胎心音
    D. 超声波检查
    E. 阴道窥器检查

（11、12 题共用题干）

患者，女性，48 岁。性生活后阴道流血 3 个月，无不适感。妇科检查：子宫颈约 2/3 面积糜烂充血，子宫略大，附件无异常。

11. 该患者应选择以下哪项检查（　　）
    A. 阴道涂片　　　B. 宫腔抽吸涂片
    C. 子宫颈管涂片　D. 宫颈刮片
    E. 阴道分泌物悬滴检查

12. 为进一步确诊，检查方法是（　　）
    A. 阴道涂片　　　B. 宫颈刮片
    C. 子宫颈管涂片　D. 宫腔抽吸涂片
    E. 子宫颈活组织检查

（潘孟贤）

第 13 章

女性生殖系统炎症患者的护理

第1节 概 述

一、女性生殖器官的自然防御功能

1. 两侧阴唇自然合拢掩盖阴道口，阴道前后壁紧贴，子宫颈内口紧闭，子宫颈管黏膜分泌黏液形成胶冻状黏液栓堵塞子宫颈管，以上均可防止外界污染及病原体的侵入。

2. 雌激素使阴道上皮增生变厚，增加抵抗病原体侵入的能力，同时，上皮细胞内糖原含量增加，阴道内的乳杆菌可分解糖原产生乳酸，使阴道维持正常酸性环境（pH 4～5），可抑制部分病原体的生长繁殖。

3. 子宫内膜周期性剥脱，输卵管蠕动及纤毛向宫腔方向摆动，均有利于阻止病原体的侵入和生长繁殖。子宫颈黏液、子宫内膜分泌液及输卵管分泌液内含有乳铁蛋白、溶菌酶，可抑制或清除侵入生殖道的病原体。

4. 生殖道免疫系统的作用，生殖道黏膜如子宫颈和子宫黏膜聚集有不同数量的淋巴组织及散在淋巴细胞。此外，生殖道内的中性粒细胞、巨噬细胞、补体及一些细胞因子均在局部有重要的免疫功能。

虽然生殖器官有较强的自然防御功能，但由于阴道口与尿道口及肛门相邻近，易污染，又是性交、分娩及各种宫腔操作的必经之路，特别是在月经期、分娩、手术或损伤时，生殖道防御功能降低，病原体容易侵入或原有条件致病菌生长繁殖。此外，抗生素的不合理使用及不必要的阴道灌洗，可降低生殖道防御功能或破坏阴道的微生态环境。以上均可导致炎症的发生。

二、病 原 体

引起生殖器官炎症的病原体包括多种微生物，如细菌、病毒、真菌、原虫、衣原体、螺旋体、支原体等。细菌常见的有葡萄球菌、链球菌、大肠埃希菌、厌氧菌、淋病奈瑟菌、结核杆菌等。病毒以疱疹病毒、人乳头瘤病毒多见。真菌以假丝酵母菌为主。原虫以阴道毛滴虫最多见。

三、传 播 途 径

1. 沿生殖器官黏膜上行蔓延 病原体经阴道黏膜上行，沿子宫颈黏膜、子宫内膜、输卵管黏膜蔓延至卵巢及盆腔、腹腔。淋病奈瑟菌、沙眼衣原体及葡萄球菌等常通过此途径扩散。

2. 经淋巴系统蔓延 病原体经外阴、阴道、子宫颈及宫体损伤处的淋巴管经淋巴系统蔓延，是产褥感染、流产后感染的主要传播途径，常见的有链球菌、大肠埃希菌及厌氧菌。

3. 经血液循环播散 病原体侵入人体其他系统，再经血液循环感染生殖器官，是结核杆菌感染的主要途径。

4. 直接蔓延　腹腔其他脏器感染后直接蔓延到邻近的生殖器官。如阑尾炎可引起输卵管炎。

第2节　阴　道　炎

案例 13-1　　患者，女性，31岁，G₁P₁。主诉外阴瘙痒、阴道分泌物增多1周，伴尿急、尿痛。妇科检查：外阴潮红，阴道黏膜充血、水肿，阴道分泌物较多，泡沫状，有臭味。分泌物检查滴虫（＋）。患者不知道自己患了什么病，更不了解该如何治疗和预防，感到焦虑不安。

　　问题：1. 此患者应诊断为什么病？
　　　　　2. 作为护士，该患者入院后应做哪些护理工作？

一、概　　述

阴道炎主要包括滴虫性阴道炎、外阴阴道假丝酵母菌病、萎缩性阴道炎、细菌性阴道病等四种类型，四种阴道炎的致病菌、发病原因、传播途径等均有所不同。

1. 滴虫性阴道炎　由阴道毛滴虫引起。主要通过性交直接传播，也可通过公共浴池、游泳池、浴具、坐式马桶，或通过污染的妇科检查器具、敷料等间接传播。滴虫适宜在温度25～40℃，pH 5.2～6.6的潮湿环境中生长繁殖，月经前后阴道pH发生变化及妊娠期、产后阴道环境改变，适于滴虫生长繁殖而易发生滴虫性阴道炎。

2. 外阴阴道假丝酵母菌病　80%～90%病原体为白假丝酵母菌。白假丝酵母菌是条件致病菌，当阴道内糖原增加、酸度增高时，寄生于阴道内的假丝酵母菌迅速繁殖而引起炎症，多见于孕妇、糖尿病患者、长期使用抗生素或皮质类固醇激素患者及接受大量雌激素治疗者。寄生于阴道、口腔及肠道的白假丝酵母菌可互相传染。

3. 萎缩性阴道炎　又称老年性阴道炎，常见于自然绝经及卵巢去势后的妇女。因卵巢功能衰退，雌激素水平降低，阴道黏膜变薄，乳杆菌不再为优势菌，阴道局部抵抗力下降，致病菌易于入侵或过度繁殖而引起阴道炎。

4. 细菌性阴道病　是由于阴道内正常菌群失调而引起的一种混合感染，但临床及病理特征无炎性改变。促使阴道正常菌群发生变化的原因可能与频繁性交、多个性伴侣或阴道灌洗使阴道碱化有关。

二、护　理　评　估

（一）健康史

评估时注意询问有无不洁性生活史；是否使用过公共浴池、浴盆、浴巾、游泳池；有无流产、分娩史；是否穿紧身化纤内裤；是否患糖尿病及接受雌激素或抗生素治疗史；有无膀胱阴道或膀胱直肠瘘等尿液、粪便刺激等因素。

（二）身心状况

1. 躯体表现　外阴阴道黏膜充血、分泌物增多，伴外阴瘙痒、灼热感甚至疼痛，波及尿道口出现尿频、尿痛。

（1）滴虫性阴道炎：分泌物呈稀薄脓性、泡沫状，有臭味。妇科检查：阴道黏膜充血，严重者有散在出血点，甚至子宫颈有出血斑点，呈"草莓样"外观。因滴虫能吞噬精子，影响精子在阴道内的存活，可能导致不孕。少数妇女阴道内有滴虫存在但无炎症表现，称为带虫者。

（考点：滴虫性阴道炎的典型症状）

（2）外阴阴道假丝酵母菌病：主要表现为外阴瘙痒、灼痛、性交痛，严重时坐卧不安，分泌物白色稠厚呈豆腐渣样或凝乳状。妇科检查见阴道黏膜有白色膜状物黏附，擦除膜状物后露出红肿黏膜面，严重时可见糜烂及浅表溃疡。

（3）萎缩性阴道炎：分泌物呈黄水样，严重者呈脓血性。检查见阴道黏膜萎缩、菲薄，皱襞消失，局部充血，散在出血点，有时见浅表溃疡。

（4）细菌性阴道病：10%～40% 患者无临床症状。有症状者主要表现为阴道分泌物增多，有鱼腥臭味，性交后加重，可伴有外阴瘙痒或轻度烧灼感。妇科检查阴道黏膜无充血等炎症表现，灰白色稀薄分泌物常黏附在阴道壁上，但容易从阴道壁拭去。

2. 心理-社会状况　患者因外阴瘙痒不适影响工作、睡眠及性生活而焦虑，因自责及担心被人歧视而有羞耻感，未婚或绝经后患者因害羞不愿就诊。

（三）辅助检查

应做阴道分泌物检查以明确病原体，可行悬滴法或培养法。如找到阴道毛滴虫或假丝酵母菌的芽生孢子及假菌丝，即可确诊。萎缩性阴道炎患者行阴道分泌物检查，显微镜下可见大量基底层细胞和白细胞。细菌性阴道病患者线索细胞阳性、阴道分泌物 pH>4.5、胺臭味试验阳性可确诊。

（四）治疗要点

切断传播途径，消除诱因；恢复阴道的内环境，维持阴道的自净作用；阴道局部用药或与全身治疗结合杀灭病原菌。

（1）恢复阴道的自净作用：①滴虫性阴道炎和萎缩性阴道炎患者用 1% 乳酸或 0.5% 乙酸溶液冲洗阴道，增强阴道防御功能。②外阴阴道假丝酵母菌病患者可用 2%～4% 碳酸氢钠溶液冲洗阴道，降低阴道酸度，抑制假丝酵母菌生长。

（2）协助患者阴道局部用药：①滴虫性阴道炎、萎缩性阴道炎和细菌性阴道病均可用甲硝唑阴道泡腾片 200mg 塞入阴道，每晚 1 次，7～10 天为 1 个疗程。②外阴阴道假丝酵母菌病可用咪康唑栓剂，每晚 1 粒（200mg），连用 7 天，或每晚 1 粒（400mg），连用 3 天；克霉唑栓剂每晚 1 粒（150mg），连用 7 天；制霉菌素栓剂每晚 1 粒（10 万 U），连用 10～14 天。③重症萎缩性阴道炎针对病因可给予己烯雌酚软膏，每晚 1 次涂抹阴道，连用 7 天，并使用广谱抗生素栓剂。

（3）全身用药指导：①滴虫性阴道炎、细菌性阴道病需口服甲硝唑，杀灭隐藏在阴道黏膜深处、泌尿道及各种腺体中的病原体，以达到根治目的。口服甲硝唑 400mg，每日 2～3 次，7 天为 1 个疗程。孕妇慎用；哺乳期患者用药期间和用药后 24 小时不宜哺乳。②顽固性外阴阴道假丝酵母菌病可给予全身治疗，常用药：氟康唑，150mg，一次顿服，也可用依曲康唑，每次 200mg，每日 1 次，连用 3～5 天；或用 1 日疗法 400mg，分 2 次服用，有肝病史者及孕妇禁用。③萎缩性阴道炎顽固性病例可遵医嘱口服尼尔雌醇，首次 4mg，以后每 2～4 周 1 次，每次 2mg，连用 2～3 个月。

（考点：滴虫性阴道炎的治疗要点）

三、护理问题

1. 组织完整性受损　与病原体的侵蚀、炎性分泌物刺激等有关。

2. 焦虑　与外阴瘙痒疼痛影响正常生活及担心治疗效果不佳有关。

3. 知识缺乏：缺乏阴道炎症的预防与治疗等相关知识。

四、护理措施

1. 一般护理　保持外阴清洁干燥，勤洗外阴，勤换内裤。治疗期间洗涤用毛巾、浴盆、内裤等要及时烫洗或消毒，检查所用器具做好消毒隔离，以免交叉感染或重复感染。

2. 配合治疗护理

（1）教会患者正确配制溶液，协助坐浴。水温在35～37℃为宜，每日1～2次，并指导阴道上药。月经期间暂停坐浴、阴道冲洗及阴道上药。

（2）告知患者取白带检查前24～48小时避免性生活及阴道灌洗或局部用药。标本取出后及时送检，以免影响检查结果。冬季要注意保暖。

3. 观察用药反应　观察口服甲硝唑的不良反应，有无食欲减退、恶心、呕吐、腹痛、腹泻等。个别患者可偶有头痛、皮疹、白细胞减少、视物模糊、四肢麻木、运动失调等副作用，发现后立即报告医生予以处理。经期停用局部治疗。

4. 心理护理　关心、安慰患者，解释发病原因及防治措施，解除思想顾虑，缓解焦虑情绪，增强信心。

五、健康教育

1. 培养良好的卫生习惯，勤洗外阴、勤换内裤，切忌局部搔抓。有糖尿病的患者需积极治疗，合理使用抗生素、雌激素及免疫抑制药，以免诱发外阴阴道假丝酵母菌病。注意性生活卫生，杜绝性滥交。

2. 解释坚持按医嘱正规治疗的重要性。滴虫性阴道炎患者性伴侣应同时治疗。一般于每次月经干净后复查白带，连续3次为阴性，方可称为治愈。

3. 应用甲硝唑期间及停药24小时内、替硝唑用药期间及停药72小时内禁止饮酒，哺乳期用药期间不宜哺乳。

知识链接

外阴炎的表现及护理

外阴炎是外阴部皮肤与黏膜的炎症，可因阴道炎性分泌物、月经血、尿液及粪便刺激、不注意外阴清洁、穿紧身化纤内裤等引起。出现外阴皮肤瘙痒、疼痛、灼热感，活动、性交、排尿、排便时加重，外阴充血水肿、糜烂，严重者形成溃疡或湿疹。指导患者注意个人卫生，穿纯棉内裤并勤换洗，保持外阴清洁干燥，少进辛辣食物，忌饮酒，局部严禁搔抓，勿用刺激性药物或肥皂擦洗，可用1∶5000高锰酸钾坐浴。加强疾病预防知识宣传，保持外阴清洁干燥，做好经期、妊娠期、分娩期及产褥期卫生。

第3节 宫 颈 炎

案例 13-2　　患者，女性，27岁，已婚。脓性白带1周。妇科检查：外阴、阴道黏膜正常，子宫颈充血，子宫颈黏膜外翻，触血（＋），宫颈口有脓性分泌物附着，子宫体及双侧附件无异常。

　　问题：1. 该患者应诊断为什么病？
　　　　　2. 作为护士，该患者入院后应做哪些护理工作？

宫颈炎是常见的生殖道炎症，包括子宫颈阴道部炎症及子宫颈管黏膜炎症，以子宫颈管黏膜炎症多见。子宫颈阴道部为鳞状上皮，与阴道的鳞状上皮相延续，因此阴道炎症可引起子宫颈阴道部炎症。子宫颈管黏膜上皮为单层柱状上皮，抵抗力差，容易发生感染。宫颈炎多数为急性，少数因急性炎症未能及时诊治或病原体持续感染，引起慢性宫颈炎。

一、概　　述

1. 急性宫颈炎　常因分娩、流产、性交或手术操作损伤子宫颈后，病原体侵入繁殖而引起子宫颈急性炎症。病原体主要有：①性传播疾病病原体：淋病奈瑟菌及沙眼衣原体，主要见于性传播疾病的高危人群；②内源性病原体：部分患者与细菌性阴道病病原体及生殖道支原体感染有关。

2. 慢性宫颈炎　病原体与急性宫颈炎相似。病理类型有慢性子宫颈管黏膜炎、宫颈息肉、子宫颈肥大。

知识链接

子宫颈糜烂样改变

在以往的观点中，子宫颈糜烂属于慢性宫颈炎的一种病理类型。近年来，随着认识的深入，认为子宫颈糜烂样改变是一个临床征象。可由生理性原因引起，即子宫颈的生理性柱状上皮异位，多见于青春期、生育年龄妇女雌激素分泌旺盛者、口服避孕药或妊娠期，由于雌激素的作用，鳞-柱交界部外移，子宫颈局部呈糜烂样改变。也可为病理性改变，除慢性宫颈炎外，子宫颈上皮内瘤变甚至早期子宫颈癌也可呈现子宫颈糜烂性改变。因此，对于子宫颈糜烂样改变者需进行子宫颈细胞学检查和（或）HPV检测，必要时行阴道镜及活组织检查，以除外子宫颈上皮内瘤变或子宫颈癌。

二、护 理 评 估

（一）健康史

评估有无分娩、流产或手术损伤子宫颈后的感染史，有无性传播疾病史，有无卫生习惯不良等诱因。

（二）身心状况

1. 躯体表现

（1）急性宫颈炎：多数患者无症状。有症状者主要表现为阴道分泌物增多，呈黏液状、淡黄色脓性或血性分泌物。可伴有外阴瘙痒及灼热感，有时可出现月经间期出血、性交后出血，合并泌尿道感染者可有尿频、尿急及尿痛。妇科检查示子宫颈充血、水肿、黏膜外翻，有黏液脓性分泌物附着或从子宫颈管流出，子宫颈管黏膜质脆，易诱发出血。

（2）慢性宫颈炎：多无症状，少数患者阴道分泌物增多、淡黄色或脓性，性交后出血，月经间期出血，可伴有外阴瘙痒不适。妇科检查示子宫颈呈糜烂样改变，有黄色分泌物附着或从子宫颈管流出；也可表现为宫颈息肉或宫颈肥大，息肉呈单个或多个，色红、质软而脆，可有蒂，粗细不一。

2. 心理-社会状况　由于病程长、白带增多、有异味、外阴瘙痒而烦躁，患者思想压力大；因性交后出血、怀疑恶变及担心治疗效果不佳而焦虑不安。

（考点：宫颈炎的躯体表现）

（三）辅助检查

取分泌物行淋病奈瑟菌及衣原体检测，并检测有无细菌性阴道病及滴虫性阴道炎，以明确炎症的病原体。

（四）治疗要点

1. 急性宫颈炎　治疗原则是抗生素治疗，根据情况采用经验性抗生素治疗或针对病原体的抗生素治疗。单纯淋病奈瑟菌性宫颈炎常用药物为第三代头孢菌素，主张大剂量、单次给药。沙眼衣原体感染所致宫颈炎常用药物有四环素类，如多西环素；喹诺酮类如氧氟沙星或左氧氟沙星；红霉素类如阿奇霉素或红霉素。

2. 慢性宫颈炎　根据病变采用不同治疗方法。对糜烂样改变伴有分泌物增多、乳头状增生或接触性出血者，可进行局部物理治疗，常用方法有激光、冷冻、微波等，也可采用中药保妇康栓阴道局部治疗，但治疗前需进行子宫颈细胞学检查和（或）HPV 检测，必要时做阴道镜和活组织检查，以排除子宫颈上皮内瘤变和子宫颈癌。宫颈息肉行息肉摘除术，术后送病理组织学检查。宫颈肥大一般无须治疗。

三、护　理　问　题

1. 组织完整性受损　与炎症及分泌物刺激有关。
2. 焦虑　与出现血性白带及性交后出血、担心癌变有关。

四、护　理　措　施

1. 一般护理　嘱患者子宫颈分泌物检查前 24～48 小时避免性生活、阴道冲洗和局部用药，检查所用窥器不用润滑剂。保持外阴清洁干燥，禁忌搔抓，勤洗外阴，勤换内裤。

2. 病情观察　观察阴道放药治疗后白带的量、色、性状变化，及时了解疗效。对接受物理治疗的患者应注意阴道流血的量、气味、颜色变化，如发现有异常出血或感染时，应立即报告医生协助处理。

3. 配合治疗护理　①急性宫颈炎患者遵医嘱给予抗生素治疗。②物理治疗的注意事项：治疗时间选择在月经干净后 3～7 天；性生殖器官炎症者禁忌物理治疗；术后可有阴道排出物较多，呈黄水样，1～2 周脱痂时可有少量出血，出血多者应及时到医院就诊；术后保持外阴清洁，2 个月内禁止性生活和盆浴，于 2 次月经干净后复查。

4. 心理护理　关心、安慰患者，解释发病原因及防治措施，解除思想顾虑，缓解焦虑情绪，增强信心。

（考点：宫颈炎的治疗要点）

五、健　康　教　育

保持良好的个人卫生习惯，注意性生活卫生。定期妇科检查，及时发现宫颈炎并积极治疗。对治疗后症状持续存在者，告知患者及时随诊。

第 4 节　盆　腔　炎

案例 13-3　　　患者，女性，27 岁。以人工流产术后 5 天、下腹疼痛 3 天、疼痛加剧 2 小时急诊入院。查体：体温 38.4℃，脉搏 92 次 / 分，血压 100/75mmHg，急性病容，呻吟不止，下腹部压痛、反跳痛明显，腹肌紧张。妇科检查：阴道通畅，子宫颈充血、举痛明显，阴道穹后部触痛但不饱满，患者腹痛拒按，盆腔触诊不满意。B 型超声检查：直肠子宫陷凹有液性暗区。诊断为盆腔炎性疾病，收住院。

　　问题：1. 请说出该患者的护理问题。

　　　　　　2. 为了明确诊断，应协助患者进行哪些辅助检查？

　　盆腔炎性疾病（PID）是指女性上生殖道及其周围结缔组织、盆腔腹膜的炎症性疾病，主要包括子宫内膜炎、输卵管炎、输卵管卵巢脓肿、盆腔腹膜炎。炎症可局限于一个部位，也可同时累及几个部位，最常见的是输卵管炎及输卵管卵巢炎。若患者未得到及时、彻底的治疗，可导致炎症反复发作、不孕、输卵管妊娠、慢性盆腔疼痛等，称为盆腔炎性疾病后遗症，从而影响妇女的生殖健康，且增加家庭与社会的经济负担。

一、概　　述

（一）病因

　　盆腔炎性疾病的病原体有内源性和外源性两个来源，多数患者为两者混合感染。

　　（1）内源性病原体：来自寄居于阴道内的菌群，包括厌氧菌（脆弱类杆菌、消化球菌等）和需氧菌（溶血性链球菌、金黄色葡萄球菌等）。

　　（2）外源性病原体：主要是性传播疾病的病原体，如淋病奈瑟菌、沙眼衣原体、支原体等。盆腔炎性疾病多发生于性活跃期、有月经的女性。病原体可经生殖道黏膜上行蔓延、经淋巴系统蔓延、血行播散、直接蔓延。

（二）病理过程

　　1. 急性子宫内膜炎及子宫肌炎　子宫内膜充血、水肿，有炎性渗出物，内膜坏死、脱落形成溃疡，炎症向深部侵入形成子宫肌炎。

　　2. 急性输卵管炎、输卵管积脓、输卵管卵巢脓肿　①炎症经子宫内膜向上蔓延者，引起输卵管黏膜炎、输卵管黏膜粘连、输卵管积脓；②病原菌经过子宫颈的淋巴扩散，侵及浆膜层发生输卵管周围炎，累及肌层发生输卵管间质炎。

　　3. 急性盆腔腹膜炎　盆腔内器官发生严重感染时往往蔓延到盆腔腹膜，发炎的腹膜充血、水肿，并有少量含纤维素的渗出液，形成盆腔脏器粘连。

　　4. 急性盆腔结缔组织炎　病原体经淋巴管进入盆腔结缔组织而引起结缔组织充血、水肿及中性粒细胞浸润，以宫旁结缔组织炎最常见。

　　5. 败血症及脓毒血症　当病原体毒性强、数量多、患者抵抗力降低时常发生。

　　6. 肝周围炎　5%～10% 输卵管炎患者可出现肝周围炎，继下腹痛后出现右上腹痛，或下腹疼痛与右上腹疼痛同时出现。

　　7. 盆腔炎性疾病后遗症　盆腔炎性疾病未得到及时正确的治疗，病理改变为组织破坏、广泛粘连、增生及瘢痕形成。

（考点：慢性盆腔炎的临床表现）

二、护 理 评 估

（一）健康史

　　了解有无分娩、流产后组织残留于宫腔内的病史；有无经期性生活、使用不洁月经垫及性生活紊乱等情况；有无阑尾炎、腹膜炎蔓延至盆腔，导致炎症发作的病史。

（二）身心状况

1. 躯体表现

（1）下腹痛，为常见症状，呈持续性，活动或性交后加重，伴发热及阴道分泌物增多。病情严重者可有寒战、高热、头痛、食欲缺乏等全身症状。若月经期发病可出现月经量增多、经期延长。若有腹膜炎可出现恶心、呕吐、腹胀、腹泻等消化系统症状。若有脓肿形成可有下腹包块及局部压迫刺激症状。

（2）轻者无明显体征，或仅妇科检查发现宫颈举痛或子宫体压痛或附件区压痛。重者呈急性病容，体温升高，心率加快，下腹部压痛、反跳痛及肌紧张，肠鸣音减弱或消失。

（3）妇科检查：①阴道有脓性臭味分泌物；②子宫颈充血水肿，有脓性分泌物从宫颈口流出，举痛明显；③阴道穹后部触痛明显、可饱满；④子宫体稍大、有压痛、活动受限；⑤子宫两侧压痛明显，单纯输卵管炎时可触及增粗的输卵管、压痛明显，若输卵管积脓或输卵管卵巢脓肿，可触及包块且压痛明显，不活动；⑥子宫旁结缔组织炎时，可扪及子宫一侧或两侧片状增厚或两侧宫骶韧带增粗、压痛明显。

（4）盆腔炎性疾病后遗症症状：常见症状为慢性盆腔痛，表现为下腹部坠胀、疼痛及腰骶部酸痛，常在月经前后、劳累及性交后加剧。可引起输卵管积水、输卵管卵巢囊肿（图 13-1）、不孕、输卵管妊娠及盆腔炎性疾病反复发作。

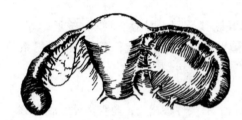

图 13-1　输卵管积水（左）、输卵管卵巢囊肿（右）

（5）盆腔炎性疾病后遗症体征：①子宫后倾、活动受限或粘连固定、触痛；②一侧或两侧输卵管呈条索状增粗并有压痛；③盆腔一侧或双侧触及活动受限的囊性肿物、触痛；④子宫一侧或两侧有片状增厚及压痛，宫骶韧带增粗、变硬，有触痛。

2. 心理-社会状况　发热、疼痛使患者烦躁不安，因担心治疗效果不佳或遗留后遗症而焦虑。

（三）辅助检查

1. 血液检查红细胞沉降率升高、血 C-反应蛋白升高。

2. 阴道分泌物培养检测病原体。

3. 子宫内膜活检有子宫内膜炎症。

4. 阴道超声检查显示输卵管增粗、输卵管积液、盆腔积液、输卵管卵巢肿块。

5. 腹腔镜检查发现盆腔炎性疾病征象。

（四）治疗要点

1. 盆腔炎性疾病　以及时、足量的抗生素治疗为主，选择广谱抗生素并联合用药。轻症患者可门诊治疗，给予口服或肌内注射抗生素。推荐方案：氧氟沙星（或左氧氟沙星）口服，同时加服甲硝唑；或第三代头孢菌素肌内注射，同时口服甲硝唑。重症患者住院治疗，常用第二代及第三代头孢菌素药物静脉给药。对药物治疗无效、脓肿持续存在或脓肿破裂者需手术治疗。

2. 盆腔炎性疾病后遗症　应根据不同情况选择合适治疗方案，如对症治疗、中药治疗、物理疗法等综合治疗。输卵管积水应手术治疗。不孕者可借助辅助生育技术受孕。

（考点：盆腔炎的治疗措施）

三、护　理　问　题

1. 疼痛　与急性炎症或炎症后遗症有关。
2. 焦虑　与担心治疗效果不佳或遗留后遗症有关。
3. 知识缺乏：缺乏盆腔炎性疾病的预防、治疗、预后等相关知识。

四、护　理　措　施

1. 一般护理　鼓励患者多饮水，进食高热量、高蛋白、高维生素流食或半流食，提高机体抵抗力。对轻症患者要耐心解释病情，劝其及时诊治，以免病程迁延转为慢性。重症患者急性期卧床休息，取半卧位，以免炎症向腹腔蔓延。

2. 病情观察　观察生命体征，定时测体温、脉搏、血压，尤其注意体温及热型，做好记录。如有异常及时报告医生并配合处理。密切观察并记录发热、腹痛、阴道分泌物等变化及输液反应等。监测白细胞计数，并收集药敏试验结果，为医生判断药物疗效、病情变化及是否需行手术提供依据。

3. 治疗配合

（1）遵医嘱正确使用抗生素，注意观察疗效及副作用。

（2）抗生素控制不满意或盆腔脓肿，需经腹或腹腔镜手术治疗者，为患者提供手术前后的护理措施。

（3）盆腔炎性疾病后遗症指导患者采取综合治疗措施，提高机体抵抗力，防止炎症反复发作。

（4）注意观察病情变化，及时向医生汇报，并做好记录。

4. 对症护理

（1）高热时给予物理降温。

（2）腹胀者给予胃肠减压。

（3）避免不必要的妇科检查以防炎症扩散。

5. 心理护理　耐心倾听患者诉说，讲解疾病相关知识，告知经正确治疗绝大多数患者可治愈，解除顾虑，鼓励积极配合治疗。关心、体贴患者，满足其各种需求。

五、健　康　教　育

1. 注意月经期、妊娠期及产褥期卫生，宫腔手术后注意外阴清洁，防止病原体上行感染。

2. 经期禁止阴道检查、性交、盆浴及游泳，以防上行感染；注意性生活卫生，禁止性滥交，防止性传播疾病，提倡避孕套避孕，防止性交直接传染。

3. 有下生殖道感染者及时接受正规治疗，避免引起上生殖道炎症，急性盆腔炎性疾病要及时正规治疗，防止后遗症发生。

4. 加强公共卫生宣传教育，提高对生殖道炎症的认识，强调预防感染的重要性。

自测题

A_1/A_2 型题

1. 预防滴虫性阴道炎，下列不妥的是（   ）
   - A. 消灭传染源
   - B. 切断传播途径
   - C. 注意消毒隔离
   - D. 做好保护性隔离
   - E. 及时发现和治疗带虫者

2. 关于滴虫性阴道炎治疗期间的注意事项，下列错误的是（   ）
   - A. 哺乳期禁用甲硝唑口服
   - B. 白带检查一次阴性为治愈
   - C. 治疗期间避免性生活
   - D. 已婚男女同时治疗
   - E. 被褥、内裤勤洗晒

3. 以下关于滴虫性阴道炎的说法不正确的是（   ）
   - A. 滴虫可吞噬精子引起不孕
   - B. 妊娠 12 周内和哺乳期不宜口服甲硝唑
   - C. 主要传染途径为间接传染，故无须夫妻同治
   - D. 为提高疗效，宜选用 1% 乳酸进行阴道冲洗
   - E. 治愈标准为月经干净后连续 3 次复查白带均阴性

4. 外阴奇痒，白带呈豆腐渣样，最可能的诊断是（   ）
   - A. 阴道假丝酵母菌感染
   - B. 滴虫性阴道炎
   - C. 老年性阴道炎
   - D. 慢性子宫颈炎
   - E. 前庭大腺炎

5. 阴道假丝酵母菌白带的特点是（   ）
   - A. 泡沫状
   - B. 豆腐渣样
   - C. 血性白带
   - D. 脓性白带
   - E. 黄色水样

6. 为阴道假丝酵母菌患者做阴道灌洗，宜选用的药液是（   ）
   - A. 1 : 5000 高锰酸钾
   - B. 2%～4% 碳酸氢钠
   - C. 0.5% 乙酸
   - D. 生理盐水

   - E. 1% 乳酸

7. 滴虫性阴道炎直接传染的方式是（   ）
   - A. 性交
   - B. 游泳池
   - C. 公共浴场
   - D. 坐式马桶
   - E. 妇科检查器具

8. 以下关于阴道炎患者的健康指导不正确的是（   ）
   - A. 连续 3 次月经干净后复查白带均阴性方称为治愈
   - B. 教会患者局部用药的方法，并按时复查
   - C. 保持外阴清洁干燥，勿用手搔抓外阴
   - D. 经期、产褥期和流产后注意预防感染
   - E. 待局部症状消失后即可停药

9. 以下关于阴道假丝酵母菌的诱发因素不正确的是（   ）
   - A. 糖尿病
   - B. 妊娠期
   - C. 月经来潮
   - D. 长期服用抗生素
   - E. 长期服用激素类药物

10. 关于外阴阴道假丝酵母菌病的叙述，下述正确的是（   ）
    - A. 主要症状是外阴奇痒，白带呈豆渣样
    - B. 长期应用广谱抗生素者不易发病
    - C. 妊娠与非妊娠妇女发病率相同
    - D. 多见于长期应用孕激素者
    - E. 可用酸性溶液灌洗阴道

11. 需要夫妻双方同时治疗的炎症为（   ）
    - A. 淋病
    - B. 前庭大腺炎
    - C. 慢性宫颈炎
    - D. 滴虫性阴道炎
    - E. 阴道假丝酵母菌

12. 与滴虫性阴道炎发病原因有直接关系的是（   ）
    - A. 阴道 pH 改变
    - B. 月经中期最易发病
    - C. 阴道内厌氧菌增多
    - D. 雌激素降低，阴道壁变薄
    - E. 阴道上皮细胞内糖原合成增加

13. 阴道假丝酵母菌对下列哪项无抵抗力（   ）
    - A. 热
    - B. 干燥

C. 日光 D. 紫外线

E. 化学制剂

14. 某纺织厂，滴虫性阴道炎发病率很高，为预防其传播，下列措施中，不必要的是（ ）

A. 改盆浴为淋浴

B. 改坐厕为蹲厕

C. 相互不借用浴巾

D. 积极治疗患者及带虫者

E. 预防性服用甲硝唑（灭滴灵）

15. 患者，女性，64 岁。近半个月来阴道流黄水样分泌物，有时带血，经检查排除恶性肿瘤，下列哪种可能性大（ ）

A. 滴虫性阴道炎 B. 萎缩性阴道炎

C. 子宫内膜炎 D. 宫颈糜烂

E. 宫颈息肉

16. 某患者，患滴虫性阴道炎，准备用自助冲洗器灌洗阴道，护士应告知她冲洗的乙酸溶液浓度为（ ）

A. 0.1% B. 0.5%

C. 1% D. 5%

E. 10%

17. 患者，女性，38 岁。近几天感到外阴瘙痒，白带增多，呈稀薄状且有腥味，应建议她到医院做下列哪项检查（ ）

A. 宫颈刮片 B. 子宫颈管涂片

C. 阴道侧壁涂片 D. 阴道窥器检查

E. 阴道分泌物悬滴检查

18. 患者，女性，37 岁。因白带增多 1 个月就诊。妇科检查发现子宫颈外口有一息肉，约 1cm×1.5cm×1cm，淡红色。该患者最恰当的处理措施是（ ）

A. 经阴道息肉摘除并送病理检查

B. 经阴道息肉摘除

C. 宫颈锥切术

D. 物理治疗

E. 局部用药

19. 患者，女性，52 岁。既往有糖尿病史 5 年。近 1 周来自觉外阴奇痒、灼痛。同时白带增多。该患者最可能的诊断是（ ）

A. 慢性盆腔炎 B. 慢性宫颈炎

C. 萎缩性阴道炎 D. 滴虫性阴道炎

E. 外阴阴道假丝酵母菌病

20. 患者，女性，33 岁。自诉近半个月来外阴奇痒，

灼痛，坐立不安，表情痛苦。妇科检查见白带增多，呈乳白色、稠厚状。该患者的护理措施中，不正确的是（ ）

A. 用 2%～4% 碳酸氢钠溶液进行阴道冲洗

B. 经常变换坐姿，保持会阴清洁干燥

C. 丈夫无论有无症状均应同时治疗

D. 穿棉质内衣裤并勤换洗

E. 确诊需检查白带常规

21. 患者，女性，35 岁。白带增多半年，近来出现性交后出血。妇科检查子宫颈重度糜烂，附件未见异常。为排除子宫颈癌，首选的检查项目是（ ）

A. 宫颈活检

B. 宫颈碘试验

C. 宫腔镜检查

D. 宫颈刮片细胞学检查

E. 阴道分泌物悬滴检查

22. 下列哪项不是急性盆腔炎的诱因（ ）

A. 经期卫生不良 B. 阑尾炎直接蔓延

C. 急性膀胱炎诱发 D. 宫内操作及避孕器

E. 产后及流产后感染

23. 关于急性盆腔炎，下列不正确的是（ ）

A. 有下腹剧痛

B. 伴有高热、寒战

C. 常有分娩、流产、盆腔手术等诱因

D. 治疗要彻底，以免形成慢性盆腔炎

E. 急性期定期做盆腔检查以了解病情

24. 某产妇，产后 2 个月，月经未复潮，发热、畏寒及下腹痛，阴道分泌物为脓血性，有臭味。妇科检查：子宫压痛，活动受限，压痛明显，双侧附件增厚、压痛，体温 38.5℃。该患者最可能的诊断是（ ）

A. 急性盆腔炎 B. 急性输卵管炎

C. 子宫内膜结核 D. 卵巢囊肿蒂扭转

E. 卵巢巧克力囊肿

A₃/A₄ 型题

（25、26 共用题干）

患者，女性，30 岁。因低热、乏力半年，加重半个月，伴下腹坠胀 3 个月就诊。1 年前有急性盆腔炎病史。妇科检查见子宫活动受限，与周围粘连固定。

25. 该患者最可能的诊断是（ ）

A. 盆腔结核 B. 急性盆腔

C. 慢性盆腔炎　　D. 急性宫颈炎

E. 慢性宫颈炎

26. 对该患者的治疗不正确的是（　　）

A. 宜采用综合方案以控制炎症

B. 坚持彻底治疗，以防复发

C. 以局部治疗为主

D. 加强营养，锻炼身体

E. 性激素治疗少用

（27～29题共用题干）

患者，38岁，已婚妇女。外阴瘙痒1周，妇科检查见阴道黏膜充血，阴道内大量白色凝乳状分泌物。白带检查假丝酵母菌阳性，滴虫阴性。

27. 此患者应诊断为（　　）

A. 老年性阴道炎　B. 滴虫性阴道炎

C. 慢性宫颈炎　　D. 慢性盆腔炎

E. 外阴、阴道假丝酵母菌病

28. 与其无关的是（　　）

A. 糖尿病

B. 接受大量雌激素治疗

C. 长期应用广谱抗生素

D. 孕妇

E. 长期使用避孕套

29. 关于此病的治疗不正确的是（　　）

A. 积极治疗糖尿病

B. 2%碳酸氢钠溶液冲洗阴道

C. 停用广谱抗生素

D. 弱酸性溶液冲洗阴道

E. 选用制霉菌素栓放入阴道中

（朱　英）

第14章

女性生殖系统 肿瘤患者的护理

第1节 子宫肌瘤

患者，女性，36岁。平素月经规则。近2年月经量增多，经期延长，无痛经史。妇科检查：子宫如孕2个半月大小，质硬，表面有结节感，无明显压痛，双侧附件阴性。

问题：1. 患者可能患了什么疾病？

2. 患者目前主要的护理问题有哪些？

3. 作为护士，该患者入院后应做哪些护理工作？

子宫肌瘤是女性生殖系统最常见的良性肿瘤。多见于30～50岁育龄期妇女。

一、概　　述

（一）病因

确切的病因尚不清楚，一般认为可能与雌激素水平过高或长期刺激有关，近年来认为孕激素有促进肌瘤生长的作用。

（考点：子宫肌瘤的发生与相关激素）

（二）病理

1. 巨检　多为球形实质性包块，表面光滑，质硬，切面呈灰白色，可见漩涡状结构，周围有假包膜，手术时肌瘤容易剥出。

2. 镜检　可见肌瘤主要由平滑肌细胞和纤维结缔组织相互交织而成。

（三）肌瘤变性

肌瘤失去原有的典型结构，常见的变性有：

1. 玻璃样变　也称透明样变，最多见。肌瘤剖面漩涡状结构消失，代之以均匀透明样物质。

2. 囊性变　继发于玻璃样变。此时肌瘤变软，内部出现大小不等囊腔。

3. 红色变性　多发生于妊娠期或产褥期，患者可发生剧烈腹痛伴恶心呕吐、发热，肌瘤迅速增大，有压痛。

4. 钙化　多见于血供不足的浆膜下肌瘤或绝经后妇女的肌瘤。

5. 肉瘤样变　属恶变，较少见。

（四）分类

按肌瘤所在部位子宫肌瘤分为子宫体肌瘤（占90%）和子宫颈肌瘤（占10%）。按肌瘤与子宫肌壁的关系可分为以下3种类型。

1. **肌壁间肌瘤**　占 60%~70%，肌瘤位于子宫肌壁间，四周均被肌层包围，为最常见类型。

2. **浆膜下肌瘤**　约占 20%，肌瘤向子宫浆膜面生长，突出于子宫表面，肌瘤表面由浆膜层覆盖。

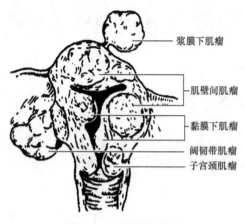

浆膜下肌瘤

肌壁间肌瘤

黏膜下肌瘤

阔韧带肌瘤

子宫颈肌瘤

图 14-1　子宫肌瘤分类

3. **黏膜下肌瘤**　占 10%~15%，肌瘤向子宫黏膜方向突出，易形成蒂，可堵于宫颈口或突出于阴道内。

子宫肌瘤常为多个，各种类型的肌瘤发生在同一子宫，称多发性子宫肌瘤（图 14-1）。

（考点：子宫肌瘤的分类）

二、护理评估

（一）健康史

追溯患者既往月经史、生育史；了解是否有长期使用女性激素的病史；发病后月经变化的情况，有无发热、腹痛等；曾接受的治疗及疗效等。

（二）身心状况

1. **躯体表现**　与肌瘤的部位、生长速度及肌瘤变性关系密切。

（1）月经改变：最常见表现为月经周期缩短、经量增多、经期延长，多见于大的肌壁间肌瘤和黏膜下肌瘤患者。

（2）腹部肿块：当肌瘤超过妊娠 3 个月子宫大小时，在耻骨联合上方可触到质硬、形态不规则的包块，无压痛。黏膜下肌瘤巨大者可脱出阴道口，患者常以外阴脱出肿物就诊。

（3）白带增多：肌壁间肌瘤使宫腔面积增大，黏膜腺体分泌物增多，致白带增多；黏膜下肌瘤合并感染时多见脓性或血性白带。

（4）疼痛：浆膜下肌瘤发生蒂扭转时，可出现急性腹痛；肌瘤红色变性时可出现急性下腹痛，并伴发热、恶心呕吐。

（5）压迫症状：较大的肌瘤压迫膀胱、直肠时，可出现排尿、排便困难、尿潴留等；压迫输尿管可致肾积水。

（6）不孕或流产：肌瘤压迫输卵管使其扭曲、管腔不通，或使子宫腔变形，影响受精和着床，导致不孕、流产。

（7）继发性贫血：长期月经量过多可出现乏力、面色苍白、心悸、气短等贫血症状。

（8）体征：妇科检查子宫呈不规则或均匀性增大，质硬，表面可有数个结节状的突起；浆膜下肌瘤患者可扪及与子宫相连的肿物，可活动；黏膜下肌瘤有时肌瘤突出宫颈口或脱出于阴道内。

（考点：子宫肌瘤的临床表现）

2. **心理－社会状况**　当患者得知患了子宫肌瘤时，首先担心肿瘤的性质，随之会为如何处理而显得无助，接受手术治疗后又会为手术而恐惧、不安，担心子宫切除后丧失女性特点。

（三）辅助检查

1. **B 型超声检查**　是最常见的辅助检查方法，能够明确肌瘤的大小、位置、数目、有无变性。

2．腔镜检查　宫腔镜、腹腔镜、子宫输卵管造影等，可协助明确诊断。

3．实验室检查　长期月经过多者可出现血红蛋白下降。

（考点：子宫肌瘤首选的辅助检查）

（四）治疗要点

根据患者年龄、症状、肌瘤大小和数目、生长部位、对生育的要求等全面考虑。

1．随访观察　若肌瘤小、无症状或近绝经年龄，一般不需治疗，每 3～6 个月随访 1 次。

2．药物治疗　若肌瘤<妊娠 2 个月子宫大小，症状轻，近绝经年龄或全身情况不能手术者，可给予药物治疗。常用药物为雄激素、促性腺激素释放激素类似物、米非司酮等。

3．手术治疗　目前仍是子宫肌瘤的主要治疗方法。适用于肌瘤>妊娠 2 个月子宫大小，继发贫血药物治疗无效，肌瘤蒂扭转引起的急性腹痛，压迫症状明显，肌瘤可疑有恶变等。有生育要求者选择肌瘤剔除术，无生育要求或疑有恶变者可行子宫切除术。

4．介入治疗　包括子宫动脉栓塞术、子宫肌瘤射频消融术、瘤体内注射治疗和聚焦超声治疗，有保留子宫、恢复快等优点。

三、护　理　问　题

1．知识缺乏：缺乏疾病和子宫切除术后的保健知识。

2．个人应对无效　与治疗方案的选择无助感有关。

四、护　理　措　施

1．一般护理

（1）饮食：加强营养，进食高蛋白、高维生素、富含铁质且易消化的饮食。

（2）休息：注意休息，尤其阴道出血多者，应卧床休息，注意保暖。

2．病情观察　严密观察患者生命体征及阴道出血情况，准确评估出血量；观察患者腹痛情况；肌瘤较大者注意其大小便情况；黏膜下肌瘤患者注意阴道分泌物情况。

3．配合治疗护理

（1）止血：出血多者遵医嘱给予止血药和宫缩药，必要时输血补液。

（2）预防感染：黏膜下肌瘤脱出阴道内者应做好会阴护理，保持局部清洁，必要时遵医嘱使用抗生素。

（3）压迫症状护理：肿瘤压迫致大小便不畅时，按医嘱给予导尿，或用缓泻剂软化粪便，以缓解尿潴留、便秘等症状。

（4）手术患者护理：按腹部手术常规进行术前准备及术后护理（详见本章第 6 节）。子宫全切术者术后 7～8 天阴道有少量淡红色分泌物流出，此为阴道残端缝合肠线脱落所致，无须特殊处理，如量多、颜色鲜红，需及时报告医生；子宫动脉栓塞治疗者术后局部压迫 24 小时。

（5）服药患者护理：向患者讲明药物的名称、剂量、方法、可能出现的不良反应，丙酸睾酮剂量每月不得超过 300mg，以免男性化。

4．心理护理　了解患者需求，耐心向患者及家属解释子宫肌瘤是良性病变；药物治疗只要剂量掌握得当不会影响身体健康；需手术者只要保留卵巢，术后仍有激素分泌，可维持女性的体貌特征。

（考点：子宫肌瘤的护理要点）

五、健 康 教 育

1. 加强知识宣教，指导患者正确使用药物，需随访者嘱其 3～6 个月随访 1 次。

2. 出院指导　手术患者术后 1 个月复查，了解其康复情况；术后 3 个月内避免重体力劳动及性生活，肌瘤剔除术的患者避孕 2 年。

> **知识链接**
>
> ### 妊娠合并子宫肌瘤
>
> 黏膜下肌瘤可影响受精卵着床；较大的肌壁间肌瘤可引起流产；肌瘤也可影响胎先露下降，导致胎位异常、产道梗阻等。患者应积极进行妊娠期检查，多能自然分娩，无须急于干预。但要警惕妊娠期及产褥期肌瘤发生红色变性；分娩时积极预防产后出血；若肌瘤阻碍先露下降应做好剖宫产的准备。

第2节　子宫颈癌

> **案例 14-2**　　患者，女性，38 岁。既往月经周期正常，婚后生育一女孩。近 2 个月发现性生活后阴道少量出血，并见血性白带。妇科检查：子宫颈轻度糜烂，质中；子宫大小正常，活动，无压痛；两侧附件阴性。宫颈刮片细胞学报告巴氏 4 级。
>
> 问题：1. 患者可能患了什么疾病？
> 　　　2. 患者目前主要的护理问题有哪些？
> 　　　3. 作为护士，该患者入院后应做哪些护理工作？

　　子宫颈癌是最常见的妇科恶性肿瘤，多发生于 50～55 岁。近年来，随着子宫颈脱落细胞学筛查的普遍开展，子宫颈癌的发病率和死亡率已有明显下降。

一、概　　述

（一）病因

1. 人乳头瘤病毒（HPV）感染　是子宫颈癌的主要危险因素，单纯疱疹病毒 Ⅱ 型、人巨细胞病毒等感染与子宫颈癌也有一定关系。

2. 性行为及分娩次数　多个性伴侣、过早性行为、早育、多产、与高危男子（阴茎癌、前列腺癌或其前妻曾患子宫颈癌）性接触等，易患子宫颈癌。

3. 其他　与地理位置、种族、经济状况也有一定关系。

（考点：与子宫颈癌的发生关系最为密切的病毒）

（二）病理

1. 好发部位　在子宫颈外口处鳞 - 柱状上皮移行带区。

2. 发生发展　分为 3 个阶段：正常子宫颈上皮→上皮内瘤样病变（CIN）→浸润癌。

> **知识链接**
>
> ### 子宫颈上皮内瘤样病变（CIN）
>
> 子宫颈上皮内瘤样病变（CIN）是与子宫颈浸润癌密切相关的一组子宫颈疾病，被视为子宫颈癌的癌前病变。可分为 3 级：Ⅰ 级，即轻度不典型增生，上皮下 1/3 层细胞发生变化；Ⅱ 级，即中

度不典型增生，上皮下 1/3～2/3 层细胞发生变化；Ⅲ级，即重度不典型增生和原位癌，病变细胞几乎占据上皮全层。CIN Ⅰ 转化为子宫颈癌的风险较低，可仅随访观察，若随访中病变发展或持续存在 2 年，宜进行治疗；CIN Ⅱ 和 CIN Ⅲ 属于高级别病变，需积极治疗。CIN Ⅱ 可物理治疗或行子宫颈锥切术，CIN Ⅲ 可行子宫颈锥切术或全子宫切除术，术后随访 1 年。

3. 组织学类型 以鳞癌为主（占 75%～80%），其次为腺癌（占 20%～25%）、腺鳞癌（占 3%～5%）。随着病变发展，鳞癌可出现 4 种类型的生长方式：外生型（又称菜花型，最常见）、内生型、溃疡型和颈管型（图 14-2）。

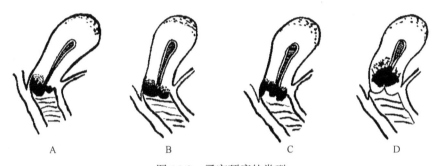

图 14-2 子宫颈癌的类型
A. 外生型；B. 内生型；C. 溃疡型；D. 颈管型

4. 转移途径 以直接蔓延和淋巴转移为主，晚期可发生血行转移，极少见，可转移至肺、肝或骨骼等。

（考点：子宫颈癌的好发部位、常见病理类型）

二、护 理 评 估

（一）健康史

了解患者的婚育史、性生活史及与高危男子的接触史；了解其阴道出血情况；详细记录既往妇科检查、宫颈刮片细胞学检查等情况。

（二）身心状况

1. 躯体表现

（1）阴道出血：早期多为接触性出血，即性生活后或妇科检查后阴道出血；晚期则为不规则阴道出血。出血量多少与病灶大小、侵及血管情况有关。

（2）阴道排液：多数患者阴道有白色、血性、稀薄如水样或米泔样排液，晚期因癌组织坏死继发感染，则有大量脓性或米汤样恶臭排液。

（3）晚期症状：癌组织压迫血管、神经，引起坐骨神经痛或腰骶部持续性疼痛；浸润膀胱可引起尿频、排尿困难及血尿；侵犯直肠可引起肛门坠胀、便秘、便血等症状。晚期可有消瘦、发热、贫血、恶病质等。

（4）体征：早期局部无明显病灶，外生型子宫颈癌可见息肉状、菜花状赘生物；内生型表现为子宫颈肥大、质硬、子宫颈管膨大，晚期病灶浸润达骨盆壁时，形成冷冻骨盆。

（考点：子宫颈癌早期最典型的症状）

2. 心理-社会状况 早期子宫颈癌患者常会感到震惊和疑惑，进一步确诊后会产生恐惧感，害怕疼痛、死亡。与其他恶性肿瘤患者一样会经历否认 - 愤怒 - 妥协 - 忧郁 - 接受等心理反应阶段。

（三）辅助检查

1. 子宫颈细胞学检查　是子宫颈癌筛查的基本方法，通常选用巴氏 5 级分类法和 TBS 分类系统。

2. 子宫颈活组织检查　在子宫颈外口的鳞 - 柱状上皮交界处 3 点钟、6 点钟、9 点钟、12 点钟处或碘不着色区取材，是确诊子宫颈癌及其癌前病变最可靠的依据。

3. 阴道镜检查　可放大子宫颈，观察上皮层细胞的排列和周围血管情况。

4. 高危型 HPV-DNA 检测　此法的特点是特异性较低，但敏感性较高，可与细胞学检查联合应用。

5. 子宫颈锥形切除　适用于子宫颈细胞学检查多次阳性但子宫颈活检阴性者；或子宫颈活检为 CIN Ⅱ 及以上者，切除组织送连续病理切片检查。

（考点：子宫颈癌筛查和确诊的方法）

（四）治疗要点

1. 手术治疗　适用于 Ⅰ$_a$～Ⅱ$_a$ 期的患者，根据病情选择不同的术式，如筋膜外全子宫切除术、广泛性子宫切除术、盆腔淋巴清扫术等。

2. 放疗　适用于 Ⅱ$_b$～Ⅳ$_a$ 期患者；全身情况不适宜手术的早期患者；子宫颈病灶较大者术前放疗；术后病理报告显示存在高危因素者。

3. 化疗　主要用于晚期或复发转移患者。常用的药物有顺铂、卡铂、异环磷酰胺、博来霉素、丝裂霉素等。

三、护 理 问 题

1. 恐惧　与子宫颈癌手术、危及生命有关。
2. 疼痛　与子宫颈癌浸润转移或治疗创伤有关。
3. 排尿障碍　与子宫颈癌根治术后影响膀胱张力有关。

四、护 理 措 施

1. 一般护理

（1）饮食：鼓励患者摄入足够的营养，多进食高营养、易消化、富含维生素的低脂饮食，维持体重不继续下降。

（2）保持外阴清洁：指导患者勤换会阴垫，每日冲洗会阴 1～2 次。

（3）活动：鼓励患者勤翻身，预防压疮。

2. 病情观察　定时测量生命体征，密切注意病情变化，如阴道出血情况、阴道排液情况、疼痛情况等。

3. 配合治疗护理

（1）对症护理：尽量避免不必要的阴道检查，一旦阴道大出血，立即配合医生抢救，并以明胶海绵及纱布条填塞阴道，压迫止血；有大量米汤样或恶臭脓样阴道排液者，可用 1∶5000 高锰酸钾溶液会阴冲洗；持续性腰腿痛或腰骶部疼痛者可适当选用镇痛药。

（2）做好术前准备：按腹部手术护理内容（详见本章第 6 节），认真做好术前准备，尤其注意于手术前3天消毒子宫颈及阴道,手术前夜清洁灌肠,保持肠道清洁、空虚。

（3）协助术后康复:子宫颈癌根治术范围广,患者反应更明显,应做好术后护理（详见本章第6节）。尤其要注意尿管、引流管的护理,通常按医嘱术后48～72小时取出引流管,术后7～14天拔出尿管。

（4）预防感染:遵医嘱使用抗生素。

（考点:子宫颈癌的护理要点）

4. 心理护理 利用模型、挂图等向患者介绍有关子宫颈癌的知识;介绍诊治过程中可能出现的不适及有效的应对措施;与患者共同探讨健康问题,解除其疑虑,缓解其不安,使患者能以积极的态度接受诊疗过程。

五、健 康 教 育

1. 预防宣教 做好普及子宫颈癌的知识宣传,定期普查可早发现、早诊断、早治疗,降低发病率及死亡率。30岁以上妇女定期进行妇科普查,一般每1～2年普查1次;高危人群每半年进行妇科检查一次;已婚妇女有月经异常、接触性出血、妊娠期出血者,应及时去医院行常规宫颈刮片检查。

2. 出院指导 术后3个月禁性生活及重体力劳动。出院后1个月首次随访;2年内每3个月随访1次;3～5年内每6个月随访1次;第6年开始每年随访1次。随访内容包括盆腔检查、阴道涂片细胞学检查、高危型HPV检测、血常规、胸部X线等。

第3节 卵 巢 肿 瘤

案例 14-3 患者,女性,30岁,未婚。婚前检查发现盆腔肿块,无明显压痛,月经周期30天,经期5天,量中等。妇科检查:子宫正常大小,右侧附件区扪及6cm×5cm×5cm肿块,边界清,活动度好,质地中等。

问题: 1. 患者可能患了什么疾病?
2. 患者目前主要的护理问题有哪些?
3. 作为护士,在该患者入院后应做哪些护理工作?

卵巢肿瘤是常见的妇科肿瘤,可发生于任何年龄,可以有不同的形态和性质,一旦出现症状往往已是晚期,病死率居妇科恶性肿瘤的首位,已成为严重威胁妇女健康和生命的主要肿瘤。

一、概 述

（一）病因
确切病因尚不清楚。20%～25%有家族史,还可能与高胆固醇饮食、内分泌因素等有关。

（二）病理
卵巢肿瘤组织学复杂,常见的病理类型有以下5种。

1. 上皮性肿瘤 是卵巢肿瘤中最常见的一种,包括浆液性肿瘤和黏液性肿瘤,有良性、恶性和交界性。其中黏液性囊腺瘤体积较大,浆液性囊腺癌是最常见的卵巢恶性肿瘤。

2. 生殖细胞肿瘤 包括成熟畸胎瘤（又称皮样囊肿）、未成熟畸胎瘤、无性细胞瘤和卵黄囊瘤（又名内胚窦瘤）。成熟畸胎瘤属于卵巢良性肿瘤，可发生于任何年龄，囊内可见油脂、毛发或骨质，瘤体较大，易发生卵巢肿瘤蒂扭转；未成熟畸胎瘤属于恶性肿瘤，多发生于青少年，其转移及复发率均高；无性细胞瘤主要发生于青春期及生育期妇女，是中等恶性的实性肿瘤，对放疗特别敏感；卵黄囊瘤属高度恶性肿瘤，多见于儿童及青少年，瘤细胞可产生甲胎蛋白（AFP）。

3. 性索间质肿瘤　又称功能性肿瘤。包括以下 4 种。

（1）颗粒细胞瘤：属低度恶性肿瘤，发生于任何年龄，瘤细胞可分泌雌激素，故有女性化作用。

（2）卵泡膜细胞瘤：属良性肿瘤，也可分泌雌激素，两者常共存。

（3）纤维瘤：属良性肿瘤，多见于中年女性，可伴有胸腔积液或腹水，称梅格斯综合征。手术切除肿瘤后，胸腔积液、腹水自行消失。

（4）支持细胞–间质细胞瘤：又称睾丸母细胞瘤，罕见，肿瘤分泌雄激素具有男性化作用。

4. 转移性肿瘤　乳腺、胃、肠、泌尿生殖道等的原发性癌均可能转移到卵巢。常见的有库肯勃瘤，镜下见典型的印戒细胞，能产生黏液，恶性程度高，预后极差。

5. 卵巢瘤样病变　属卵巢非赘生性肿瘤，一般无须治疗，多可自行消失。常见的有滤泡囊肿、黄体囊肿、黄素囊肿、多囊卵巢、卵巢巧克力囊肿等。

（三）转移途径

卵巢恶性肿瘤主要转移途径包括直接蔓延、腹腔种植及淋巴转移，血行转移少见。

二、护 理 评 估

（一）健康史

了解有无与发病有关的高危因素，如饮食习惯、生育情况、家族史、其他部位肿瘤病史等，根据患者的年龄、病程、局部体征初步判断肿瘤的性质、有无并发症等。

（二）身心状况

1. 躯体表现

（1）初期无症状，常于妇科检查时发现，若肿瘤增大可出现压迫症状。卵巢恶性肿瘤生长迅速，多数患者在短期内可有腹胀、腹部肿块及腹水等。

（2）体征：妇科检查可于子宫一侧或双侧触及囊性或实性肿块，表面光滑或高低不平、活动或固定。

2. 卵巢良、恶性肿瘤的鉴别（表 14-1）

表 14-1　卵巢良、恶性肿瘤的鉴别

鉴别内容	卵巢良性肿瘤	卵巢恶性肿瘤
病史	生长缓慢，病程长	生长迅速，病程短
年龄	生育年龄女性多见	幼女、青春期或绝经后的女性多见
一般情况	良好，多无不适	较差，可出现腹胀、腹痛、消瘦、发热等，呈现恶病质
体征	多为单侧、囊性、表面光滑、活动，常无腹水	多为双侧、实性或囊实性，表面结节状、固定，常伴血性腹水，可查到癌细胞
B 型超声	肿物边缘清晰，内为液性暗区，可有间隔光带	肿物周界不清，液性暗区内有杂乱光点、光团

3．并发症

（1）蒂扭转：最常见，好发于瘤蒂长、活动度大、中等大小、重心偏于一侧的肿瘤，以畸胎瘤最多见。常于体位突然改变或妊娠期、产褥期子宫位置发生变化时发病。其典型症状是突发下腹一侧剧烈疼痛，伴有恶心、呕吐。妇科检查可触及张力较大肿物，瘤蒂处压痛明显，并伴有肌紧张。一经确诊应立即手术（图14-3）。

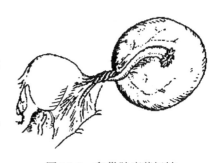

图14-3 卵巢肿瘤蒂扭转

（2）破裂：有外伤性破裂和自发性破裂两种。多因肿瘤生长过快或恶性肿瘤浸润或腹部受到撞击、分娩、性交、妇科检查及穿刺引起。症状轻重取决于囊肿的性质及流入腹腔的囊液量。轻者仅感轻度腹痛，重者表现为剧烈腹痛，伴恶心、呕吐，妇科检查可有腹部压痛、肌紧张，原有肿块摸不到或触及缩小的低张性肿块。怀疑肿瘤破裂时应立即剖腹探查。

（3）感染：较少见。多因肿瘤蒂扭转或破裂后引起，表现为发热、腹痛、腹肌紧张等腹膜炎征象。发生感染者应先控制感染，后手术切除肿瘤。

（4）恶变：若发现肿瘤短时间内生长迅速或出现血性腹水，应考虑恶变的可能，诊断后立即手术。

（考点：卵巢肿瘤的并发症）

4．心理-社会状况 由于患者对卵巢肿瘤类型、性质、肿瘤病变范围及手术、化疗药物副作用、预后等知识缺乏，从而感到焦虑、恐惧甚至绝望；担心治疗中可能改变自己的生育状态或有生命危险，会产生极大的压力，对生活容易失去信心和勇气。

（三）辅助检查

1．B型超声检查 可检测肿块的位置、大小、形态、性质及与子宫的关系，可提示肿瘤的性质，并能鉴别卵巢肿瘤、腹水或结核性包裹性积液。

2．影像学检查 CT、MRI检查清晰显示肿块，鉴别肿瘤性质，显示有无转移等。

3．细胞学检查 腹水或腹腔冲洗液找癌细胞，可协助诊断。

4．腹腔镜检查 可直接观察肿块的部位、形态、大小、性质，并可取活检确定诊断。

5．肿瘤标志物检查 通过免疫学、生物化学等方法测定患者血清中的肿瘤标志物，有助于诊断及病情监测。

知识链接

与卵巢肿瘤有关的肿瘤标志物

血清CA125升高提示卵巢上皮性癌；血清AFP对卵黄囊瘤有特异性诊断价值，对未成熟畸胎瘤有协助诊断意义；hCG对卵巢绒毛膜癌有特异性；雌激素升高提示颗粒细胞瘤、卵泡膜细胞瘤；CA199和癌胚抗原（CEA）对卵巢黏液性癌诊断价值较高。

（四）治疗要点

卵巢肿瘤一经确诊，首选手术治疗。

1．良性肿瘤 一经确诊，即应手术治疗。根据患者的年龄、生育要求及对侧卵巢情况决定手术范围。年轻有生育要求的患者，行卵巢肿瘤剔除术；肿瘤体积大或发生蒂扭转者，行患侧附件切除术；绝经后妇女则行全子宫及附件切除术。

2. 恶性肿瘤 采取手术为主，辅以化疗及放疗的综合治疗。晚期卵巢癌患者行肿瘤细胞减灭术，使残留肿瘤直径越小越好。

三、护 理 问 题

1. 营养失调：低于机体需要量 与摄入不足、肿瘤慢性消耗、化疗、放疗反应有关。
2. 焦虑 与个体健康受到威胁、担心手术预后等有关。
3. 预感性悲哀 与预感卵巢癌预后不佳有关。

四、护 理 措 施

1. 一般护理 提供安静、舒适、整洁的环境；对长期卧床者协助其勤翻身，避免发生压疮和坠入性肺炎；鼓励患者进食高蛋白、高维生素饮食，必要时可静脉补充。

2. 病情观察 定时测量生命体征，密切观察病情变化，如发现突发腹痛、体温升高等，应立即报告医生。

3. 配合治疗护理

（1）协助医生完成各种检查，如放腹水时准备好用物，放腹水中严密观察患者生命体征变化、有无不适，一次放腹水不宜超过 3000ml，速度缓慢，以防腹压骤降引起休克；放腹水后用腹带包扎腹部。

（2）需手术的患者遵医嘱做好术前准备及术后护理（详见本章第6节）。

（3）需放、化疗的患者，为其提供相应的护理措施。

4. 心理护理 多陪伴患者，为其提供表达情感的机会；耐心向患者讲解病情，解答其疑问，说明早期治疗的重要性，使患者树立信心，积极配合治疗；鼓励家属参与照顾患者，增进家庭成员间互动，使患者感受到关爱。

五、健 康 教 育

1. 加强预防保健知识

（1）大力宣传卵巢癌的高危因素，提倡高蛋白、富含维生素A的饮食，避免高胆固醇饮食，高危妇女宜预防性口服避孕药。

（2）积极开展普查普治工作，30岁以上女性每年进行一次妇科检查，高危人群不论年龄大小最好每6个月接受1次检查。

2. 随访指导

（1）直径<5cm 的卵巢良性肿瘤或非赘生性肿瘤，每3~6个月随访1次。

（2）良性肿瘤术后1个月复查。

（3）恶性肿瘤术后辅以化疗，定期随访。随访时间：术后1年内，每月1次；术后第2年，每3个月1次；术后第3~5年，每4~6个月1次；5年以上，每年1次。随访内容包括临床症状、体征、全身及盆腔检查，肿瘤标志物测定、B超检查，必要时做CT或MRI检查。

第4节　子宫内膜癌

 案例 14-4　　　患者，女性，65岁。绝经11年，阴道不规则出血3个月。妇科检查：子宫颈表面光滑，子宫稍大于绝经年龄，质软，阴道出血量不多；两侧附件阴性。

问题： 1. 患者可能患了什么疾病？

2. 患者目前主要的护理问题有哪些？

3. 作为护士，在该患者入院后应做哪些护理工作？

子宫内膜癌又称子宫体癌，是发生于子宫体内膜层的一组上皮性恶性肿瘤，以腺癌最常见，占女性生殖道恶性肿瘤的20%～30%。多见于绝经后妇女，近年发病率有上升趋势。子宫内膜癌生长缓慢，转移较晚，预后较好。

一、概　　述

（一）病因

确切病因不明，目前认为有以下两种发病类型：

1. 雌激素依赖型　与雌激素长期刺激无孕酮拮抗有关，多发生在子宫底部的两侧子宫角，常伴未婚、不孕或少育、绝经延迟，肥胖、高血压、糖尿病是本病的三大高危因素。

2. 非雌激素依赖型　与雌激素无明显关系，较少见，病灶周围是萎缩的子宫内膜，恶性程度高，分化差，预后不良。

（二）病理

1. 巨检　可分为以下两型：

（1）弥漫型：癌组织突向宫腔，侵犯子宫内膜大部，较少侵犯肌层。

（2）局限型：呈菜花状或息肉状局限于子宫角或子宫底，易侵犯肌层。

2. 镜检　以内膜样腺癌多见（占80%～90%），其次还有腺癌伴鳞状上皮化生、浆液性腺癌、黏液性癌、透明细胞癌等。

3. 转移途径　以直接蔓延和淋巴转移为主，晚期可出现血行转移。

二、护 理 评 估

（一）健康史

评估患者有无高危因素，如未婚、不孕、绝经延迟、高血压、肥胖、糖尿病等；了解家族有无乳腺癌、子宫内膜癌等病史；了解是否使用过雌激素治疗月经不调等病史。

（二）身心状况

1. 躯体表现

（1）阴道出血：主要表现为绝经后出现阴道不规则出血，未绝经者表现为月经紊乱如经量增多、经期延长或经间期出血。

（2）阴道排液：多为浆液性血性分泌物，合并感染时可出现脓性或脓血性排液，有恶臭。

（3）下腹疼痛：可由宫腔积脓或积液引起，晚期癌肿扩散或压迫神经，可导致腰骶部疼痛。

（4）其他：可出现贫血、消瘦、发热、恶病质等全身衰竭症状。

（5）体征：妇科检查早期多无明显异常。随病情发展，子宫逐渐增大，质稍软，绝经后子宫不萎缩。晚期偶见癌组织脱出宫颈口，质脆，触之易出血。当癌灶向周围浸润时，子宫固定，在宫旁或盆腔内可触及不规则结节。

（考点：子宫内膜癌的典型症状）

2. 心理-社会状况　当患者确诊子宫内膜癌时，对疾病发病过程、分期、肿瘤病变范围及治疗疗效、化疗药物副作用、预后等知识缺乏，从而感到焦虑、恐惧，对生活容易失去信心和勇气。

（三）辅助检查

1. 分段诊断性刮宫　确诊子宫内膜癌最常用、最可靠的方法。术中先刮子宫颈管，再探宫腔，刮取宫腔内膜。刮出物分瓶标记送病理，可明确诊断。

2. B型超声检查　可用于鉴别诊断，了解子宫大小、宫腔形状、宫腔内有无赘生物、子宫内膜厚度、肌层有无浸润及深度等。

3. 宫腔镜　可直接观察宫腔及子宫颈管内有无癌灶存在，病变大小、形态、部位并取活组织病理检查。

4. 细胞学检查　可用宫腔刷或吸管取宫腔内容物，找癌细胞，阳性率达90%。

5. 其他检查　癌血清标志物如CA125检测，CT、MRI及淋巴造影检查等均可协助诊断。

（考点：子宫内膜癌最主要的检查方法）

（四）治疗要点

首选手术治疗。不能手术或有严重合并症者，采用放射治疗；药物治疗包括孕激素、抗雌激素制剂和化疗药物。

三、护 理 问 题

1. 焦虑　与担心肿瘤可危及生命或手术会产生后遗症等有关。
2. 疼痛　与癌组织破溃、感染、癌瘤浸润周围组织或压迫神经有关。
3. 知识缺乏：缺乏疾病的进展、预后、康复等方面的知识。

四、护 理 措 施

1. 一般护理　休息环境安静、舒适；增加高蛋白、高维生素、易消化食物，必要时应遵医嘱静脉补充营养。

2. 病情观察　注意观察患者生命体征，阴道流血、流液及疼痛情况；使用孕激素治疗或化疗的患者应注意观察药物反应。

3. 配合治疗护理

（1）对症护理：阴道排液多时，嘱患者取半卧位，勤换会阴垫，每天冲洗会阴1～2次，必要时遵医嘱给予抗生素，防止交叉感染；疼痛明显者，协助其选择舒适的体位或深呼吸，必要时遵医嘱用镇静、止痛药。

（2）用药护理：①孕激素：常用药物有甲羟孕酮、己酸孕酮。适用于晚期癌或癌复发患者，对极早期、要求保留生育功能的患者也可试用。以大剂量、高效、长期使用为宜，至少用药12周以上才能评判疗效；在治疗过程中可能出现药物性肝炎、水钠潴留等不良反应，但停药后会逐渐消失。②化疗药物：常用药物有顺铂、氟尿嘧啶、环磷酰胺、丝裂霉素等，单独或联合应用，为晚期或复发癌综合治疗措施之一。

（3）手术护理：需要诊断性刮宫的患者及需要手术治疗的患者做好术前准备及术后护理（详见本章第6节）。

（4）心理护理：耐心解答患者及家属的各种疑虑，介绍子宫内膜癌虽然是恶性肿瘤，但转移晚，预后较好，增强患者信心，缓解或消除心理压力。

五、健 康 教 育

1. 预防措施　对围绝经期月经紊乱或不规则阴道出血的患者，每年接受防癌检查1次；使用雌激素替代治疗的妇女，指导其严格遵医嘱用药，定期进行肝、肾功能检查和超声检查。

2. 出院指导　手术1个月后适当活动，加强营养；保持会阴清洁，术后3个月禁止性生活及盆浴。随访时间：术后2~3年内每3个月1次；3年后每6个月1次，5年后每年1次。随访内容包括详细病史、盆腔检查、阴道细胞涂片、胸部X线检查、血清CA125检测等，必要时选用CT、MRI检查。

第5节　外阴鳞状细胞癌

> **案例 14-5**　　患者，女性，64岁，G_3P_2，绝经13年。因外阴瘙痒1年，发现外阴包块7个月入院。妇科检查：右侧大阴唇可见一菜花状肿物，约4cm×3cm×2cm。
>
> **问题**：1. 该患者考虑什么疾病可能性大？应进一步做哪项检查以确诊？
> 　　　　2. 该患者存在哪些护理问题？
> 　　　　3. 作为护士，应对该患者采取哪些护理措施？

外阴鳞状细胞癌是最常见的外阴恶性肿瘤，主要发生于绝经后妇女，发病率随年龄增长而增高，近年发病率有增高趋势。癌灶可生长在外阴任何部位，但大多数发生于大阴唇。

一、概　　述

（一）病因

病因尚不明确，可能有关的因素有：①与HPV感染和吸烟相关。②与外阴慢性非瘤性皮肤黏膜病变相关，如外阴鳞状上皮增生、硬化性苔藓。③与外阴的慢性长期刺激有关，如尖锐湿疣、外阴瘙痒、慢性溃疡等。

（二）病理

1. 巨检　外阴可见单个或多个乳头状或菜花状结节、肿块。

2. 镜检　多数为高分化鳞癌。

（三）转移

外阴癌转移早、发展快。转移途径主要有直接蔓延和淋巴转移，极少出现血行转移。

二、护 理 评 估

（一）健康史

需仔细了解患者有无不明原因的外阴瘙痒史、外阴赘生物史等；此外，因患者多数是60岁以上的老年人，需详细了解其各系统的健康状况，如有无高血压、冠状动脉粥样硬化性心脏病

（冠心病）、糖尿病等。

（二）身心状况

1. 躯体表现

（1）症状：主要为不易治愈的外阴瘙痒；肿瘤合并感染或较晚期癌可出现疼痛、渗液、出血；肿瘤侵犯尿道或直肠时，可出现尿频、尿痛、血尿，便秘、便血等症状。

（2）体征：检查可见外阴肿物，如结节状、菜花状、溃疡状。

2. 心理－社会状况　因手术涉及隐私部位，加之手术范围广，形象改变，患者有害羞、不愿与人交流的想法；同时担心治疗的效果及预后，感到恐惧、焦虑，担心生命的安危。

（三）辅助检查

通过外阴局部活组织病理检查以明确诊断。

（四）治疗要点

手术是治疗外阴癌的主要手段，手术方案应个体化。晚期可辅以放疗及化疗综合治疗。

三、护 理 问 题

1. 慢性疼痛　与晚期癌肿侵犯血管、神经和淋巴有关。

2. 体像紊乱　与外阴广泛切除有关。

3. 有感染的危险　与皮肤完整性受损、手术及留置导尿管有关。

4. 恐惧　与害怕死亡、需手术治疗有关。

四、护 理 措 施

1. 手术患者的护理

（1）术前准备：①按阴部手术常规进行术前准备（详见本章第6节）。②积极治疗内科合并症，尤其是糖尿病。③指导患者练习深呼吸、咳嗽、床上翻身等。④需植皮者，对植皮部位进行准备并无菌包裹。

（2）术后护理：①术后采取平卧位，双腿外展屈膝，膝下垫软枕。②严密观察伤口有无渗血、皮肤有无感染征象。③保持引流通畅，注意引流物的量、色、性状等。④每日行会阴擦洗，保持外阴清洁。术后第2天起用红外线照射会阴、腹股沟部，以利于切口愈合。⑤术后第5日，给予口服缓泻剂，以软化粪便。⑥遵医嘱给予抗生素。

2. 放疗患者皮肤的护理　放疗患者常在第8～10天出现皮肤红斑、脱屑、水疱、溃疡等，可遵医嘱涂1%甲紫、抗生素软膏或生肌散等药物。

3. 心理护理　鼓励患者表达内心的感受，针对具体问题给予耐心的解释；消除其对形象改变引起的焦虑；耐心解释手术及预后的情况，减轻患者的忧虑和恐惧；做好术前指导工作，取得患者和家属的配合。

五、健 康 教 育

1. 加强卫生宣传教育，积极治疗外阴瘙痒，定期进行防癌普查，如外阴出现结节、溃疡或白色病变，应及时治疗。

2. 随访指导　第1年每1～2个月随访1次；第2年每3个月随访1次；第3～4年每半年随访1次；第5年及以后每年随访1次。

第 6 节　妇科手术患者的护理

手术是治疗妇科疾病的一个重要手段，同时也是一个创伤的过程，为保证手术顺利进行，促进患者术后快速康复，护理人员需提供认真的术前准备及精心的术后护理。

一、妇科手术分类

（一）妇科腹部手术

妇科腹部手术是指通过腹部进行的手术。按手术急缓可分为择期手术、限期手术和急诊手术；按手术范围可分为剖宫产术、剖腹探查术、全子宫切除术、次全子宫切除术、附件切除术、广泛性全子宫切除术及盆腔淋巴清扫术等；按手术方式分为开腹手术和腹腔镜下手术。

（二）妇科阴部手术

妇科阴部手术是指通过外阴、阴道进行的手术。按手术范围区分，有外阴癌根治术、前庭大腺切开引流术、处女膜切开术、阴道成形术、阴道前后壁修补术、阴式子宫切除术等。

二、手术前准备

（一）腹部手术术前准备

1. 心理支持　术前患者对手术及预后有紧张、焦虑、恐惧感等，应将病情、施行手术的必要性、术后恢复的过程和预后，以恰当的语言告诉患者，如子宫切除术或双侧卵巢切除术后不再出现月经。取得患者及家属的信任和同意，以积极的心态接受手术。

2. 术前指导　术前应对患者提供针对性的指导，如床上使用便器、深呼吸、咳嗽、翻身等。

3. 皮肤准备　术前 1 日进行备皮，范围为上自剑突下缘，两侧至腋中线，下至两大腿上 1/3 和外阴部皮肤。

4. 肠道准备

（1）一般手术（如子宫切除术、附件切除术等）：术前 8 小时禁食、4 小时禁饮，术前 1 天晚灌肠或口服缓泻药，患者能大便 3 次以上即可。

（2）妇科恶性肿瘤（如子宫颈癌、卵巢癌等）：可能涉及肠道的手术，术前 3 天进无渣半流质饮食并遵医嘱给予肠道抑菌药物；术前 1 天进流质饮食，并行清洁灌肠；术前 8 小时禁食，4 小时严格禁饮。

5. 阴道准备　术前 3 天用 0.1% 聚维酮碘或 1∶1000 苯扎溴铵冲洗阴道，每日 2 次；术晨消毒后用 1% 甲紫涂搽子宫颈和阴道穹后部，为手术切除子宫颈的标记。无切除子宫颈的手术不需涂甲紫，阴道流血及未婚者不做阴道冲洗。

6. 膀胱准备　手术当日晨导尿、留置尿管，以避免手术中损伤膀胱。

7. 其他　做好血型和交叉配血试验；遵医嘱术前 30 分钟给予基础麻醉药，如苯巴比妥和阿托品。

（二）阴部手术术前准备

1. 心理支持　此类手术因涉及隐私部位会加重患者的心理负担。患者会担心手术会损伤身体的完整性及性生活的不协调。护士应充分理解患者，耐心解答患者提问，针对具体情况予以指导；进行术前准备时注意保护患者的隐私，减轻其羞怯感。

2. 术前指导 该类手术术后卧床时间较长，护士应对患者进行一些指导和训练，如深呼吸、咳嗽、翻身、床上使用便器、床上肢体锻炼的方法等，直至确认患者完全掌握。

3. 皮肤准备 术前 1 天予以备皮。范围：上到耻骨联合上 10cm，下到肛门下 10cm，包括腹股沟、外阴和大腿上 1/3。若外阴皮肤有炎症、溃疡，需治愈后再手术。

4. 肠道准备 因手术部位与肛门位置很近，因此术前应作好肠道准备。术前 3 天进少渣饮食，并按医嘱给予肠道抗生素，如庆大霉素口服，每日 3 次；每日肥皂水洗肠一次或 20% 甘露醇 250ml 加等量水口服；术前 1 天禁食，给予静脉补液，术前日晚或术晨行清洁灌肠。

5. 阴道准备 术前 3 日行阴道准备，常用 0.2% 聚维酮碘冲洗阴道，每日 2 次；术日晨用消毒液消毒阴道并擦干。

6. 膀胱准备 术前排空膀胱，一般不留置导尿管；术中如需要导尿则用金属导尿管导尿；术毕由医生根据需要决定是否留置导尿管。

7. 特殊用物准备 如软垫、支托、阴道模型、丁字带等。

三、手术后护理

术后与手术室护士及麻醉师进行床边交接班，查阅手术记录。详尽了解手术经过，如麻醉类型、手术范围、术中输液量、出血量、尿量、麻醉用药情况等。

（一）腹部手术术后护理

1. 观察生命体征 术后每 15～30 分钟观察一次血压、脉搏、呼吸并记录，平稳后改为 4 小时一次，持续 24 小时后病情稳定者改为每日 4 次测量生命体征，直至正常后 3 天。术后 1～2 天体温可稍升高，一般不超过 38℃，此为术后正常反应。

2. 体位与活动 按手术及麻醉方式决定患者术后体位。全麻者未清醒前应有专人守护，平卧，头偏一侧；硬膜外麻醉者术后可睡软枕平卧，生命体征平稳后即可采用半卧位；蛛网膜下腔麻醉者去枕平卧 4～6 小时。

3. 导尿管的护理 术后应保持导尿管通畅，观察并记录尿量、颜色及性状。术后患者每小时尿量至少 50ml 以上，一般手术在术后 24～48 小时即可拔除导尿管，但子宫颈癌、卵巢癌等手术需保留 7 天或更长时间。

4. 切口的护理 观察切口有无渗血、渗液，采用腹带包扎腹部，必要时用 1～2kg 沙袋压迫腹部切口 6～8 小时。子宫动脉栓塞治疗者局部需加压包扎 24 小时。

5. 会阴护理 子宫全切术后患者阴道残端有伤口，应注意观察阴道分泌物的性质、量和颜色，有少许浆液性阴道分泌物属正常现象；护士应做好会阴擦洗，保持局部清洁。

6. 疼痛护理 按医嘱术后 24 小时内可用哌替啶止痛；采用止痛泵者可遵医嘱或根据患者的痛感调节泵速。

（二）阴部手术术后护理

1. 观察生命体征 同腹部手术。

2. 体位与活动 不同手术采取不同的体位。外阴癌行外阴根治术的患者应取平卧位，双腿外展屈膝，膝下垫软垫；阴式子宫切除、阴道前后壁修补术后应采取平卧位，禁止取半卧位；处女膜修补术后应取半卧位。

3. 导尿管的护理 根据手术范围尿管可留置 2～10 天，应注意保持尿管的通畅。长期留置者拔管前应训练膀胱功能：拔尿管前 3 天开始夹管，每 2 小时开放一次；拔管后 1～2 小时嘱患者自行排尿；拔管后 4～6 小时测残余尿量，超过 100ml 者需继续留置尿管。

4. 切口的护理　外阴阴道切口常不易愈合，应注意观察局部皮肤的颜色、温度等，注意阴道分泌物的量、颜色及气味；阴道内纱条一般在术后 12～24 小时取出；每日擦洗外阴 2 次，必要时可局部烤灯。

5. 肠道护理　为防止大便污染伤口，应控制首次排便时间。术后可遵医嘱给予药物（如鸦片酊）抑制肠道蠕动；术后第 5 天给予缓泻剂，以软化大便。

6. 减轻疼痛　会阴部神经末梢丰富，对疼痛特别敏感。可遵医嘱给予止痛药、止痛泵等。

7. 其他　避免增加腹压的动作，如长期下蹲、咳嗽、用力大便等。

四、术后常见并发症及护理

1. 腹胀　术后早期下床可预防或减轻腹胀。术后 48 小时肠蠕动未恢复者，可采用温 0.9% 氯化钠低位灌肠、热敷下腹部、针刺足三里、肛管排气等方法，或遵医嘱注射新斯的明。

2. 泌尿系统问题

（1）尿潴留：可鼓励患者定期坐起排尿，通过听流水声、热敷下腹部等方法促进排尿；拔出导尿管前应定时夹闭以训练膀胱功能；无效者则应导尿。

（2）尿路感染：留置尿管时严格执行无菌操作，并做好尿管的护理，保持会阴清洁；嘱患者多饮水。必要时遵医嘱做尿培养，并使用抗生素。

3. 切口感染、血肿、裂开　密切观察伤口情况，一旦发现伤口红肿、疼痛、渗液时，立即报告医生，及早处理。

4. 下肢深静脉血栓　鼓励患者术后尽早活动双下肢并鼓励早下床；高危患者可穿梯度弹力袜或使用充气压力泵；遵医嘱使用抗凝剂，如低分子量肝素等。

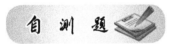

自 测 题

A_1/A_2 型题

1. 子宫肌瘤临床表现月经过多时，与下述哪项关系特别密切（　　）
   A. 肌瘤大小　　　B. 肌瘤生长部位
   C. 肌瘤多少　　　D. 患者体质
   E. 有无并发症

2. 子宫浆膜下肌瘤最常见的临床表现是（　　）
   A. 下腹部包块　　　B. 不孕
   C. 腰酸　　　D. 月经量过多
   E. 白带增多

3. 子宫肌瘤手术后，首次随访时间是（　　）
   A. 术后 2 个月　　　B. 术后 1 个月
   C. 术后 6 个月　　　D. 术后 1 年
   E. 术后 3 个月

4. 使用丙酸睾酮治疗子宫肌瘤，每月的最大剂量不超过（　　）

   A. 100mg　　　B. 50mg
   C. 300mg　　　D. 500mg
   E. 200mg

5. 女性生殖器官恶性肿瘤发生率最高的是（　　）
   A. 外阴癌　　　B. 阴道癌
   C. 子宫颈癌　　　D. 子宫内膜癌
   E. 卵巢癌

6. 关于子宫颈活组织检查，下列描述正确的是（　　）
   A. 在子宫颈外口鳞状上皮与柱状上皮交界处取材
   B. 在可疑病灶（碘着色区）上取材
   C. 怀疑有恶变者，在宫腔内刮取组织
   D. 钳取组织后，用 75% 乙醇进行固定
   E. 子宫颈局部有出血时，不需要止血

7. 子宫颈癌晚期的症状和体征不包括（　　）

A. 阴道流血

B. 大量脓性或米汤样恶臭白带

C. 腰骶部或坐骨神经疼痛

D. 尿路感染

E. 恶病质

8. 确诊子宫颈癌最可靠的方法为（　　）

A. 阴道镜检查

B. 碘试验

C. 宫颈刮片细胞学检查

D. 子宫颈和子宫颈管活组织检查

E. B 型超声检查

9. 用于子宫颈癌普查的方法是（　　）

A. 碘试验　　　　B. 阴道镜检查

C. 子宫颈黏液检查　D. 子宫颈管活组织检查

E. 宫颈刮片细胞学检查

10. 以下关于子宫颈癌患者临床表现的描述错误的是（　　）

A. 早期子宫颈癌患者可无自觉症状

B. 患者一旦患病，则出现阴道大量出血

C. 晚期患者可出现大量脓性或米汤样恶臭白带

D. 多发生于育龄期和老年女性

E. 子宫颈癌的癌前病变称为子宫颈上皮内瘤样病变

11. 以下关于子宫颈癌的早期发现与预防，不正确的措施是（　　）

A. 普及防癌知识

B. 积极治疗子宫颈疾病

C. 每 3~5 年普查一次宫颈涂片

D. 提倡晚婚少育

E. 重视接触性出血者的进一步追踪

12. 以下关于子宫颈癌的健康教育内容，错误的是（　　）

A. 注意性生活卫生，预防病毒感染

B. 积极治疗阴道或子宫颈的炎症

C. 定期进行普查，每 1~2 年普查一次

D. 术后 3 个月内禁止性生活

E. 术后 1 年内第 1 个月进行第 1 次随访，以后每 6 个月复查 1 次

13. 子宫内膜癌的主要临床表现是（　　）

A. 绝经后阴道流血　B. 白带增多

C. 接触性出血　　　D. 月经紊乱

E. 疼痛

14. 以下关于子宫内膜癌的说法，错误的是（　　）

A. 发生于子宫内膜层，又称子宫体癌

B. 肥胖、高血压、糖尿病患者发病概率增高

C. 病变多发生在两侧子宫角

D. 以鳞癌为主

E. 未婚、少育、未育或有家族史妇女多见

15. 以下有关防治子宫内膜癌的措施，错误的是（　　）

A. 超过 50 岁的妇女定期盆腔检查

B. 绝经后的妇女长期口服雌激素

C. 围绝经期前后的妇女出现异常阴道流血及时就诊

D. 定期妇科检查

E. 积极控制肥胖，治疗高血压、糖尿病

16. 卵巢恶性肿瘤的治疗原则是（　　）

A. 随访观察　　　B. 化学治疗

C. 手术治疗　　　D. 放射治疗

E. 手术为主，化疗、放疗为辅

17. 以下不属于卵巢恶性肿瘤特点的是（　　）

A. 发展缓慢

B. 早期常无症状，一旦出现腹胀疾病可能已至晚期

C. 死亡率居妇科恶性肿瘤之首

D. 肿块表面高低不平，与周围组织粘连

E. 晚期出现消瘦、贫血等恶病质表现

18. 外阴癌的好发部位是（　　）

A. 小阴唇　　　　B. 大阴唇

C. 阴蒂　　　　　D. 阴阜

E. 会阴

19. 患者，女性，48 岁。体检时发现子宫肌瘤，非常焦虑，询问发生子宫肌瘤的原因，护士回答，可能的相关因素是（　　）

A. 早婚、早育

B. 高血压、肥胖

C. 雌激素持续性刺激

D. 不良饮食习惯

E. 性生活紊乱

20. 患者，女性，50 岁。阴道不规则流血，阴道分泌物脓性、有臭味 4 个月。妇科检查：阴道内触及鸡蛋大实质肿物，其周围均有子宫颈包绕，子宫正常大。最有可能的诊断是（　　）

A. 子宫颈巨大息肉　B. 子宫颈腺囊肿

C. 子宫颈癌　　　　D. 子宫内膜癌

E. 子宫黏膜下肌瘤

21. 一子宫肌瘤患者行子宫全切术，护士为其进行健康指导，告知患者术后阴道残端肠线吸收可致阴道少量出血，上述现象大约在术后几天出现（　　）
A. 1～2 天　　　　B. 3～4 天
C. 5～7 天　　　　D. 7～8 天
E. 10～15 天

22. 患者，女性，45 岁。患子宫肌瘤拟行子宫切除术，术前护士为其留置导尿管，其主要目的是（　　）
A. 防止术后尿潴留
B. 避免影响腹式呼吸
C. 避免术中误伤膀胱
D. 减轻手术切口张力
E. 避免术中出现尿失禁

23. 患者，女性，55 岁。子宫颈癌晚期需行子宫动脉栓塞化疗，术后穿刺点应加压包扎（　　）
A. 4 小时　　　　B. 6 小时
C. 8 小时　　　　D. 12 小时
E. 24 小时

24. 患者，女性，54 岁。绝经 2 年，阴道不规则少量出血半月余。妇科检查：阴道壁不充血，子宫颈光滑。子宫较正常稍大。诊断性刮宫刮出内膜为豆渣样。最大可能为（　　）
A. 更年期月经不调　B. 子宫内膜癌
C. 生殖器结核　　　D. 黏膜下子宫肌瘤
E. 老年性阴道炎

25. 某患者入院行卵巢癌根治术。术前 1 天，护士为其所做的准备工作中不包括（　　）
A. 灌肠　　　　　B. 导尿
C. 备血　　　　　D. 备皮
E. 皮试

26. 患者，女性，44 岁。因月经紊乱，腹围增大，胃肠胀气伴腹痛来院就诊。医生诊断为卵巢癌。因肿瘤过大或伴有腹水，患者出现压迫症状，如心悸、气促，护士指导患者应采取的体位是（　　）
A. 右侧卧位　　　B. 仰卧位
C. 左侧卧位　　　D. 坐位
E. 截石位

27. 患者，女性，44 岁。医生诊断为卵巢癌，需手术治疗，护士在为患者联系配血，配血量要达到（　　）

A. 200～600ml　　B. 300～400ml
C. 600～700ml　　D. 800～1000ml
E. 1500～2000ml

28. 患者，外阴癌术后，护士指导其应采取的体位是（　　）
A. 平卧位
B. 半坐卧位
C. 膀胱截石位
D. 平卧，双腿外展屈膝位
E. 胸膝卧位

A_3/A_4 型题

（29、30 题共用题干）

患者，女性，52 岁。绝经 4 年后出现阴道流血近 1 个月。妇科检查：子宫颈光滑，子宫略饱满，两侧附件（－）。

29. 该患者可能患（　　）
A. 宫颈炎　　　　B. 子宫肌瘤
C. 子宫颈癌　　　D. 子宫内膜癌
E. 子宫内膜异位症

30. 为明确诊断可选择下列哪项检查（　　）
A. 宫腔镜检查
B. B 型超声
C. 分段诊断性刮宫
D. 阴道涂片细胞学检查
E. 宫颈刮片细胞学检查

（31、32 题共用题干）

子宫肌瘤手术的患者，术后要保持尿管的通畅，勿折、勿压，注意观察尿量及性质。

31. 术后尿量至少每小时在（　　）
A. 100ml 以上　　B. 50ml 以上
C. 30ml 以上　　　D. 80ml 以上
E. 200ml 以上

32. 术后常规拔除尿管的时间是术后（　　）
A. 4 天　　　　　B. 3 天
C. 2 天　　　　　D. 1 天
E. 4 小时

（33、34 题共用题干）

一位卵巢癌患者，今日手术，术后需保留尿管。

33. 家属询问护士尿管需保留几天，护士的正确回答是（　　）
A. 保留尿管 1 天
B. 保留尿管 4～5 天
C. 保留尿管 5～8 天

D. 保留尿管 10~15 天

E. 保留尿管 2~3 天

34. 以下关于该患者导尿管的护理，正确的是（　　）

A. 2 天擦洗尿道口及尿管 1 次

B. 每日擦洗尿道口及尿管 1 次

C. 每日擦洗尿道口及尿管 2 次

D. 每日擦洗尿道口及尿管 3 次

E. 每日擦洗尿道口及尿管 1 次

（35~37 题共用题干）

患者，女性，42 岁。近日因子宫颈癌，需做广泛性子宫切除和盆腔淋巴结清扫术。

35. 术前 1 天应重点准备的是（　　）

A. 阴道准备　　B. 皮肤准备

C. 灌肠　　　　D. 导尿

E. 镇静

36. 肠道准备时，无渣饮食的时间为（　　）

A. 术前 1 天

B. 术前 2 天

C. 术前 3 天

D. 术前 5 天

E. 术前 7 天

37. 该患者术后保留尿管时间为（　　）

A. 1~2 天

B. 3~5 天

C. 6~9 天

D. 7~14 天

E. 2~3 周

（张建红）

第15章

妊娠滋养细胞疾病患者的护理

第1节 葡 萄 胎

案例 15-1 患者，女性，19岁。未婚，但与男友同居。因停经90天，近1周出现不规则阴道出血来院检查。问诊：平素月经规律，在停经近1个月时出现明显的恶心、呕吐，未就诊。查体：子宫底位于脐耻之间，质软，hCG阳性，B型超声检查见密集雪片状光点。

问题： 1. 患者最可能的临床诊断是什么？

2. 作为护士，在该患者入院后应做哪些护理工作？

3. 该患者经治疗出院时，护士应告知哪些问题？

葡萄胎是妊娠后胎盘绒毛滋养细胞增生、间质水肿变性，形成大小不等的水疱，水疱间借蒂相连成串，形如葡萄，称为葡萄胎，也称水疱状胎块。葡萄胎是一种良性滋养层细胞病变，可发生于生育期妇女的任何年龄，但以20岁以下及40岁以上者妊娠后发生率较高。葡萄胎分为完全性葡萄胎和部分性葡萄胎两种，大多数为完全性葡萄胎，表现为宫腔内充满水疱状组织，没有胎儿及附属物，10%~25%发生恶变。部分性葡萄胎表现为有胚胎，胎盘绒毛部分水疱状变性，并有滋养细胞增生。

一、概 述

（一）病因

葡萄胎的真正发病原因不明。发生完全性葡萄胎的相关因素包括地域差异、年龄、营养因素、病毒感染、种族、社会经济状况等，还包括既往有葡萄胎史、流产和不孕等因素。部分性葡萄胎发生的可能相关因素有口服避孕药和不规则月经等。此外，葡萄胎的发生还可能与细胞遗传异常有关。

知识链接

葡萄胎与细胞遗传异常有关

细胞遗传学研究证明，两类葡萄胎各有遗传学特点。完全性葡萄胎的染色体核型为二倍体，多数由一个空卵（无基因物质卵）与一个单倍体精子（23X）受精，经自身复制恢复为二倍体（46XX），再生长发育而成，称为空卵受精。部分性葡萄胎核型常是三倍体（69XXY 或 69XXX），多由一个正常卵子与双精子受精而形成。

（二）病理

1. 滋养细胞不同程度增生。

2. 绒毛间质水肿。

3. 绒毛间质内血管消失。绒毛失去吸收营养的功能，导致胚胎早期死亡，经自溶吸收而消失形成完全性葡萄胎。少数为胎盘绒毛部分变性，可伴有胚胎及其附属物，称部分性葡萄胎。由于滋养细胞过度增生产生大量的绒毛膜促性腺激素（hCG），刺激卵泡内膜细胞发生黄素化而形成囊肿，称为卵巢黄素囊肿。

二、护理评估

（一）健康史

询问患者的月经史、生育史；本次妊娠早孕反应发生的时间及程度；有无阴道流血等。若有阴道流血，应询问阴道流血的量、质、时间、是否伴有腹痛，并询问是否有水疱状物质排出。询问患者及其家属的既往疾病史，包括滋养细胞疾病史。

（二）身心状况

1. 躯体表现

（1）停经后阴道流血：为最常见的症状。多数于停经8～12周出现不规则阴道流血，也可反复大量出血，在排出血液中，可见有水疱状组织排出。长期出血，可致贫血和继发感染。

（2）子宫异常增大、变软：因绒毛水肿及宫腔积血，约2/3患者子宫大于停经月份，质地柔软。因水疱退变，少数患者子宫大小与停经月份相符或小于停经月份。在子宫大小如孕5个月时，仍触不到胎体、听不到胎心。

（3）卵巢黄素囊肿：发生率为30%～50%，一般无症状，偶可急性扭转而发生急腹痛。葡萄胎组织清除后，黄素囊肿可于2～4个月内自行消退。

（4）妊娠剧吐及妊娠期高血压疾病征象：葡萄胎时妊娠呕吐出现较早，常发展为妊娠剧吐。在孕中期即可出现高血压、水肿、蛋白尿等征象，可较早发展为子痫前期。

（5）甲状腺功能亢进现象：约10%患者合并轻度甲状腺功能亢进，葡萄胎消除后甲亢症状迅速消失。

（6）腹痛：为阵发性下腹痛，由于葡萄胎增长迅速和子宫过度快速扩张所致。常发生在阴道流血前，一般不剧烈。如黄素化囊肿扭转或破裂时则可出现急性腹痛。

（考点：葡萄胎的临床表现）

2. 心理－社会状况　葡萄胎发生不规律流血时，部分患者会误认为流产而担心胎儿安全。当明确诊断后，患者及家属常担忧此次妊娠的结局：今后是否能生育正常孩子；清宫手术是否安全，是否需要进一步治疗；加之对妊娠滋养细胞疾病知识的缺乏和预后的不确定性等，表现出焦虑和恐惧情绪。

（三）辅助检查

1. hCG测定　葡萄胎患者血、尿明显高于正常妊娠且持续不降，45%的患者血清hCG水平通常超过100 000U/L。

2. B型超声检查　见子宫有异常增大，宫腔内有"落雪状"光团，无妊娠囊、胎心波动及胎儿结构等。

（考点：葡萄胎的辅助检查方法）

（四）治疗要点

葡萄胎一经确诊，应及时清除宫腔内容物，一般采用吸宫术。对于年龄＞40岁、无生育要求者，可行子宫切除术，保留双侧卵巢。因葡萄胎有恶变可能，故对下列高危病例应进行预防性化疗：①年龄＞40 岁；②葡萄胎排空前 hCG 异常增高或清宫后 hCG 下降缓慢或始终处于高值；③伴有咯血者；④无条件随访者。一般采用氟尿嘧啶或放线菌素 D 单药化疗一疗程。

三、护 理 问 题

1. 有感染的危险　与长期阴道出血及清宫手术有关。
2. 焦虑、恐惧　与担心疾病及其预后有关。
3. 知识缺乏：缺乏疾病的信息和随访的有关知识。

四、护 理 措 施

1. 一般护理

（1）体位与活动：适当活动，保证充足的睡眠时间和质量。

（2）饮食：鼓励患者进高热量、高蛋白、高维生素、易消化饮食，对不能进食或进食不足者，应遵医嘱静脉补充营养。

2. 病情观察　观察和评估腹痛和阴道流血情况，流血多时，应密切观察血压、脉搏、呼吸等生命体征。观察每次阴道排出物，一旦发现有水疱状组织要送病理检查，保留会阴垫，以评估出血量及流出物性质。

3. 配合治疗护理

（1）手术配合：①术前做好输液、输血准备，并备好清宫术所需器械（准备好大号吸管）、物品及抢救药品，并建立静脉输液通路。②术中遵医嘱静脉滴注缩宫素，以防大出血休克。清宫过程中陪伴在患者身旁，注意观察面色及生命体征变化，了解患者的感受，发现异常及时报告医生并配合处理。及时提供手术所需物品，协助医生顺利完成清宫术。③术后取较小的靠近子宫壁的葡萄状组织送病理检查。④子宫切除术患者的护理：做好术前准备和术后护理（见第 14 章第 6 节）。

（考点：葡萄胎患者的护理）

知识链接

警惕清宫术中滋养层细胞栓塞

　　在清宫术中可因缩宫素使用不当，操作不规范等使宫腔压力升高，使大量滋养层细胞进入子宫壁血窦导致肺栓塞，出现急性呼吸窘迫甚至急性右心衰竭。因此，缩宫素一般在充分扩张子宫颈管和大部分胚胎组织排出后开始使用。

（2）预防感染：①保持病室空气新鲜，定期消毒病房。严格控制探视，避免交叉感染。②每日用温开水擦洗外阴 1～2 次，保持外阴清洁，使用消毒会阴垫，以防上行感染。③严密监测体温、血白细胞计数及分类、阴道排出物性状等，发现感染征象及时报告医生。遵医嘱给予抗生素。

4. 心理护理　引导患者说出心理感受，评估患者对疾病的心理承受能力、接受清宫术的心理准备及目前存在的主要心理问题；多与患者沟通，了解其思想动态，耐心倾听其诉说，解答患者疑问，纠正其错误的认识，解除不必要的思想顾虑；给患者及家属讲解疾病有关知识，解释各种检查及治疗的目的，以取得配合。

五、健康教育

1. 告诉患者清宫术后注意事项　清宫术后应禁止性生活 1 个月，保持外阴清洁，以防感染。

2. 定期随访　葡萄胎排出后，在相当长的时间内有恶变的可能。故应告诉患者定期随访，以便早期发现恶变。

（1）随访时间：葡萄胎排出后应每周检测 hCG 一次，直至连续 3 次正常，以后每个月 1 次共 6 个月，然后再 2 个月 1 次共 6 个月，自第 1 次阴性后共计随访 1 年。

（2）随访内容：除常规检测 hCG 外，应注意有无异常阴道流血、咳嗽、咯血及其他转移灶症状；并做盆腔检查了解阴道有无紫蓝色结节，子宫大小，有无结节状突出；卵巢黄素囊肿是否缩小或消失。必要时进行胸部 X 线及盆腔 B 型超声检查。

（3）注意事项：随访期间应可靠避孕 1 年，以免妊娠后混淆病情。避孕方法最好选用避孕套或口服避孕药。

（考点：葡萄胎清宫术后避孕）

第 2 节　侵蚀性葡萄胎与绒毛膜癌

一、概　　述

侵蚀性葡萄胎和绒毛膜癌是妊娠滋养细胞的恶性病变。侵蚀性葡萄胎是指葡萄胎组织侵入子宫肌层引起组织破坏或转移至子宫以外者。多在葡萄胎清除后 6 个月内发生，恶性程度较低，多数仅造成局部侵犯，少数发生远处转移，预后较好。绒毛膜癌是一种继发于正常妊娠或异常妊娠之后的高度恶性滋养细胞肿瘤，其中 60% 继发于葡萄胎，30% 继发于流产，10% 发生于足月妊娠或异位妊娠之后。早期即可通过血行转移播散至全身，破坏组织和器官，引起出血坏死。最常见的转移部位是肺，其次为阴道和脑等。

二、护 理 评 估

（一）健康史

采集个人及家属的既往史，包括滋养细胞疾病史、药物使用史及药物过敏史；若既往曾患葡萄胎，应详细了解第一次清宫的时间、水疱大小、吸出组织物的量等；清宫次数及清宫后阴道流血情况、子宫复旧情况；收集血、尿 hCG 随访的资料；胸部 X 线检查结果。采集阴道不规则流血史，询问生殖道、肺部、脑等转移的相应症状的主诉，是否用过化疗及化疗的时间、药物、剂量、疗效和用药后机体的反应情况。

（考点：侵蚀性葡萄胎和绒毛膜癌的病史采集内容）

（二）身心状况

1. 躯体表现

（1）原发灶表现：①阴道流血：葡萄胎清宫后或流产、足月产后出现不规则阴道流血，量多少不定，或月经恢复数月后又出现阴道流血；②子宫复旧不良或不均匀增大：葡萄胎清宫后 4～6 周子宫未恢复正常大小，质软，或表现为子宫不均匀增大；③卵巢黄素化囊肿持续存在；④腹痛：病灶穿破子宫浆膜层，可出现急性腹痛和腹腔内出血症状。

（2）转移灶表现：①肺转移：常见症状为咳嗽、血痰、反复咯血、胸痛及呼吸困难；②阴道转移：表现为局部紫蓝色结节，破溃后可大出血；③脑转移：为主要死亡原因。按病情进展分为三期：瘤栓期表现为一过性脑缺血症状，如短暂失语、失明、突然跌倒等；脑瘤期表现为头痛、喷射性呕吐、偏瘫、抽搐、昏迷；脑疝期表现为颅内压明显升高，脑疝形成，压迫呼吸中枢而死亡。

（考点：侵蚀性葡萄胎与绒毛膜癌常见的转移部位）

2. 心理 - 社会状况　患者因需要多次化疗，医疗费用高而难以承受，表现为焦虑不安；因化疗不良反应重，担心疾病预后不佳而痛苦绝望；需手术的患者，常因子宫切除造成生育无望而绝望，迫切希望得到丈夫及家人的理解和帮助。

（三）辅助检查

1. 血、尿 hCG 测定　患者常于葡萄胎排空后 9 周以上，或流产、足月产、异位妊娠后 4 周以上，血、尿 hCG 持续处于高水平或一度下降后又升高（排除妊娠物残留或再次妊娠）。

2. B 型超声检查　子宫正常大或不均匀增大，肌层内可见高回声团，边界清楚，无包膜。

3. 胸部 X 线摄片　最初表现为肺纹理增粗，很快出现弥漫性结节状、棉球状、团块状阴影。

4. 组织病理学检查　在子宫肌层或转移灶中见到绒毛结构为侵蚀性葡萄胎，见成片滋养细胞而无绒毛结构者为绒毛膜癌。

5. CT 和 MRI 检查　主要用于发现肺部较小的病灶和脑、肝等部位的转移病灶。

（考点：侵蚀性葡萄胎与绒毛膜癌的诊断及鉴别）

（四）治疗要点

以化疗为主，手术为辅。化疗常用药物为氟尿嘧啶（5-FU）、放线菌素 D（Act-D）、甲氨蝶呤（MTX）、长春新碱（VCR）等。可根据病情选用单一药物化疗或联合化疗。年轻有生育要求者尽可能保留子宫，如必须切子宫者仍可保留卵巢。手术前先化疗，待病情基本控制后再手术。

（考点：侵蚀性葡萄胎和绒毛膜癌的首选治疗方法）

三、护　理　问　题

1. 恐惧　与担心疾病预后不良及化疗副作用有关。
2. 潜在并发症：肺转移、阴道转移、脑转移。
3. 有感染的危险　与反复阴道流血及化疗引起的白细胞降低有关。
4. 活动无耐力　与转移灶症状及化疗副作用有关。

四、护　理　措　施

1. 一般护理

（1）体位与活动：提供清洁、安静、舒适的休息环境，定期进行病房消毒。嘱患者卧床休息，减少体力消耗，保持外阴清洁，有阴道转移者禁性生活。

（2）饮食：提供患者喜欢的食谱，经常换口味，鼓励患者进食高蛋白、高维生素、易消化的饮食。

2. 病情观察　严密观察患者腹痛及阴道流血情况，记录出血量，出血多时除严密观察患者的血压、脉搏、呼吸外，配合医师做好抢救工作，及时做好手术准备。动态观察和记录血 hCG 的变化情况，识别转移灶症状，发现异常立即通知医师并配合处理。

3. 配合治疗护理　接受化疗者按化疗患者的常规护理，手术治疗者按妇科手术前后护理常规实施护理。对疼痛、化疗不良反应等问题积极采取措施减轻症状，尽可能满足患者的合理要求。预防感染（见本章第 1 节护理措施中的配合治疗护理）。

4. 有转移病灶患者的护理

（1）阴道转移患者的护理：①禁做不必要的阴道检查，注意观察有无阴道转移结节破溃出血。②备血并做好输液、输血准备。③如发生转移结节破溃大出血，应立即通知医生并配合抢救。用长纱条填塞阴道压迫止血，同时遵医嘱输液、输血、用抗生素并严密观察生命体征。纱条于 24～48 小时内取出。

（2）肺转移患者的护理：①卧床休息，有呼吸困难者采取半卧位并吸氧，遵医嘱给予镇静剂。②若出现大咯血，立即让患者取头低患侧卧位并保持呼吸道通畅，轻拍背部，排出积血。

（3）脑转移患者的护理：①严密观察病情：观察生命体征、神志变化，有无颅内压增高症状，记录出入量。②积极配合治疗：遵医嘱吸氧，给止血剂、脱水剂及化疗药物等，严格控制补液总量和速度，以防颅内压增高。③配合检查：留血、尿标本测 hCG，配合医生作腰椎穿刺、CT 等检查。④预防并发症：采取相应的护理措施预防跌倒、吸入性肺炎、压疮等并发症发生。

5. 心理护理　评估患者及家属对疾病的心理反应，鼓励患者宣泄内心的痛苦。耐心讲解疾病有关知识、治疗方法与治疗效果，告知患者滋养细胞肿瘤是目前化疗效果最好的疾病，并列举治疗成功的病例，以减轻其心理压力和恐惧感，树立战胜疾病的信心。提供家属陪伴机会，鼓励家属关心、爱护患者。

五、健 康 教 育

鼓励患者进食高蛋白、高维生素、易消化的食物，以增强机体抵抗力。保持外阴清洁，预防感染。告诉患者出院后定期随访的重要意义及随访时间。开始每月随访 1 次，1 年后每 3 个月随访 1 次，持续至 3 年。此后，每年 1 次至 5 年，随访内容同葡萄胎。随访期间应严格避孕。

自 测 题

A_1/A_2 型题

1. 葡萄胎一般需几次刮宫（　　）
   A. 2 次　　　　　　　B. 可随时刮
   C. 1～2 次　　　　　D. 3 次
   E. 4 次

2. 侵蚀性葡萄胎发生在葡萄胎清宫后（　　）
   A. 3 个月内　　　　　B. 2 年后
   C. 1 年后　　　　　　D. 6 个月内
   E. 1 年内

3. 侵蚀性葡萄胎和绒毛膜癌主要鉴别点为（　　）
   A. 发病时间　　　　　B. 临床症状

C. 转移部位　　　　　D. 病情程度
E. 病理检查

4. 绒毛膜癌多发生在葡萄胎清宫（　　）
   A. 6 个月内　　　　　B. 1 年内
   C. 1 年后　　　　　　D. 3 个月内
   E. 2 年后

5. 葡萄胎患者绒毛上皮异常增生引起高水平的激素是（　　）
   A. 人绒毛膜促性腺激素
   B. 孕激素
   C. 雌激素

D. 雄激素

E. 促卵泡素

6. 某女性停经 50 天，B 型超声提示葡萄胎，下面哪项可能不会出现（　　）

A. 卵巢黄素囊肿

B. 无胎动和胎心

C. 子宫大于妊娠时间

D. 停经后不规则流血

E. 早孕反应轻

7. 葡萄胎刮宫后 3 个月，出现咯血和不规则流血，妇科检查子宫大小如孕 2 个月、质软，双侧卵巢囊性增大，尿妊娠试验阳性，首先考虑（　　）

A. 妊娠　　　　　B. 流产

C. 葡萄胎清宫不全　D. 绒毛膜癌

E. 侵蚀性葡萄胎

8. 葡萄胎的处理原则中不正确的是（　　）

A. 预防性化疗应作为常规性治疗

B. 两次刮宫术应间隔 7 天

C. 吸宫术前做好输血输液的准备

D. 每次刮宫物送病理检查

E. 术后须给抗生素

9. 患者，女性，29 岁。葡萄胎清宫术后出院，随访的叙述中错误的是（　　）

A. 妇科检查　　　B. 避孕宜用宫内节育器

C. 胸部 X 线检查　D. 定期测 hCG

E. 有无流血、咳嗽、咯血

10. 侵蚀性葡萄胎和绒毛膜癌均多发生于（　　）

A. 自然流产后　　B. 人工流产后

C. 足月分娩后　　D. 葡萄胎排空后

E. 异位妊娠后

11. 适用于葡萄胎清宫术后患者的避孕方法是（　　）

A. 避孕套　　　　B. 宫内节育器

C. 安全期避孕　　D. 长效避孕剂

E. 口服避孕药

12. 绒毛膜癌最常见的死亡原因是（　　）

A. 脑转移　　　　B. 消化道转移

C. 肾转移　　　　D. 肺转移

E. 肝转移

13. 诊刮送检的组织显微镜检查：仅见滋养细胞增生。应考虑为（　　）

A. 流产　　　　　B. 葡萄胎

C. 异位妊娠　　　D. 侵蚀性葡萄胎

E. 绒毛膜癌

14. 绒毛膜癌转移后易出现大出血的是（　　）

A. 阴道　　　　　B. 肝

C. 肺　　　　　　D. 盆腔

E. 脑

15. 绒毛膜癌最常见的转移部位是（　　）

A. 肺　　　　　　B. 消化道

C. 肾　　　　　　D. 肝

E. 脑

16. 患者，女性，36 岁。葡萄胎清宫术后 4 个月，仍有少量阴道流血，血 hCG 明显高于正常，胸部 X 线示片状阴影，病理检查可见完整绒毛结构。首选的处理方案是（　　）

A. 物理治疗　　　B. 中药治疗

C. 子宫切除　　　D. 放射治疗

E. 化学药物治疗

17. 患者，女性，29 岁。葡萄胎清宫术后出院，嘱其随访内容中以下错误的是（　　）

A. 有无咳嗽、咯血及阴道流血

B. 妇科检查

C. 定期测 hCG

D. 避孕宜用宫内节育器

E. 胸部 X 线检查

18. 葡萄胎就诊的最常见症状是（　　）

A. 腹痛　　　　　B. 子宫增大

C. 卵巢囊肿　　　D. 妊娠剧吐

E. 停经后流血

19. 葡萄胎患者血和尿液中明显增高的激素是（　　）

A. 绒毛膜促性腺激素

B. 雄激素

C. 雌激素

D. 胎盘生乳素

E. 孕激素

20. 葡萄胎吸宫手术过程中，护士要做的准备，其中不正确的是（　　）

A. 观察生命体征　B. 选用大号的吸管

C. 选用小号的吸管　D. 准备输血输液

E. 准备缩宫素

21. 葡萄胎随访的最主要目的是（　　）

A. 指导患者饮食　B. 及时发现是否感染

C. 患者睡眠情况　D. 及时发现是否恶变

E. 及时预防恶变

22. 护士为葡萄胎患者做随访指导，以下错误的描述是（　　）
  A. 每次要检测血液中绒毛膜促性腺激素
  B. 随访期间坚持避孕
  C. 葡萄胎患者均会发生恶变
  D. 要询问有无阴道流血
  E. 要询问有无咳嗽、咯血

23. 葡萄胎确诊最可靠的依据是（　　）
  A. 停经后不规则阴道流血
  B. 停经后妊娠反应重
  C. 阴道流血中见到葡萄样水疱组织
  D. 子宫增长迅速
  E. 卵巢囊性增大

24. 葡萄胎刮宫术后随访的主要监测方法是（　　）
  A. 血或尿 hCG 测定
  B. 胸部 X 线片
  C. 临床症状
  D. 妇科检查
  E. 超声检查

A_3/A_4 型题

（25、26题共用题干）

患者，女性，28岁。4个月前因葡萄胎入院治疗，最近1个月不规则阴道流血，回院做检查。

25. 该患者最有可能的诊断是（　　）
  A. 子宫颈癌　　　B. 子宫内膜癌
  C. 阴道癌　　　　D. 侵蚀性葡萄胎

  E. 绒毛膜癌

26. 该患者发生阴道转移破溃大出血，护士用纱条压迫止血，不正确的措施是（　　）
  A. 纱条必须在24~48小时内取出
  B. 出血未止不可重新填塞，立即做好术前准备
  C. 取出时必须做好抢救准备
  D. 认真核对取出的纱条数量
  E. 遵医嘱用抗生素

（27~29题共用题干）

患者，女性，33岁。诊断葡萄胎收入院治疗，行清宫术后1周做血 hCG 检查，结果示阴性，出院。

27. 护士应告知该患者第一次来随访的时间是（　　）
  A. 1周后　　　　B. 2周后
  C. 1个月后　　　D. 3个月后
  E. 1年后

28. 该患者询问护士该病要随访（　　）
  A. 6个月　　　　B. 1年
  C. 2年　　　　　D. 3年
  E. 5年

29. 患者随访时咨询护士，在随访期间采取何种避孕措施最安全（　　）
  A. 放置宫内节育器　B. 口服避孕药
  C. 安全期避孕　　　D. 打避孕针
  E. 应用避孕套

（姜思艳）

第 16 章 女性内分泌疾病患者的护理

第 1 节 功能失调性子宫出血

> **案例 16-1** 患者，女性，48 岁，G_2P_2，绝育 20 年。因月经紊乱 1 年，不规则阴道流血 20 天入院。患者既往月经规则，近 1 年来无明显诱因出现月经紊乱，周期长短不一、经量增多、经期延长。此次停经 2 个月，20 天前出现阴道不规则流血，量时多时少，淋漓不净至今，无腹痛。妇科检查：子宫大小正常，附件未见异常。辅助检查：盆腔 B 型超声示盆腔未见异常；血常规：Hb 65g/L，WBC $7.9×10^9$/L，PLT $170×10^9$/L。
>
> **问题：** 1. 护士在接诊后，还需要收集患者哪些资料？
> 2. 患者目前主要的护理诊断是什么？
> 3. 患者的处理原则和治疗方法是什么？
> 4. 针对该女士的病情，护士要采取哪些主要的护理措施？

一、概　　述

功能失调性子宫出血（DUB），简称功血，是由于调节生殖的神经内分泌机制失常引起的异常子宫出血，而全身及内外生殖器官无器质性病变。功血可分为无排卵性和排卵性 2 类，其中无排卵性功血约占 85%。功血可发生于月经初潮至绝经间的任何年龄，50% 发生于绝经前期，30% 发生于育龄期，20% 发生于青春期。

（一）病因

1. 无排卵性功血　好发于青春期和围绝经期，也可发生于生育期。

（1）青春期：青春期女性下丘脑—垂体—卵巢轴反馈调节机制尚未成熟，虽有卵泡生长，但不能发育为成熟卵泡，不能排卵。

（2）围绝经期：卵巢功能衰退，卵泡数量少，剩余卵泡对垂体促性腺激素反应低下，不能排卵。

（3）生育期：因内、外环境刺激，如劳累、应激、流产、手术或疾病等引起短暂阶段无排卵，也可因高催乳素血症、多囊卵巢综合征、肥胖等引起持续无排卵。

2. 排卵性功血　多发生于生育期妇女，有排卵功能，但黄体功能异常。

（1）黄体功能不足：黄体期孕激素分泌不足或黄体过早衰退，致子宫内膜分泌反应不良和黄体期缩短。

（2）子宫内膜不规则脱落：在月经周期中，有排卵，但由于黄体萎缩不全，内膜持续受孕激素影响，以致不能如期完整脱落。

（二）病理改变

1. 无排卵性功血　子宫内膜受雌激素持续作用而无孕激素拮抗，可发生不同程度的增生性改变，如单纯性增生、复杂性增生，严重者出现不典型增生。

2．排卵性功血

（1）黄体功能不足：子宫内膜形态表现为分泌期内膜腺体分泌不良。

（2）子宫内膜不规则脱落：黄体萎缩不全，月经期第5～6天仍能见到呈分泌反应的子宫内膜。

二、护 理 评 估

（一）健康史

询问患者年龄、月经史、婚育史、避孕措施、既往史等，了解患者发病前有无精神紧张、情绪打击、过度劳累及环境改变等引起月经紊乱的诱发因素。了解发病时间、阴道流血、诊治经历等情况。

（二）身心状况

1．躯体表现

（1）无排卵性功血：最常见的症状是子宫不规则出血，表现为月经周期紊乱，经期长短不一，经量多少不定或增多，甚至大量出血。有时先有数周或数月停经，继之发生阴道流血；出血多或时间长可导致贫血。

（2）排卵性功血：黄体功能不全表现为月经周期缩短，月经频发。患者不易受孕或在孕早期流产；子宫内膜不规则脱落表现为月经周期正常，但经期延长，长达9～10天，经量增多，多发生于产后或流产后。

（考点：无排卵性功血与排卵性功血的区别）

2．心理-社会状况　　长时间流血因影响工作、学习、生活而烦恼、焦虑；围绝经期患者常担心疾病性质而不安；大量出血患者表现为紧张、恐惧。

（三）辅助检查

（1）诊断性刮宫：可达到止血和明确子宫内膜病理诊断的目的。为确定有无排卵或黄体功能不足，应于月经即将来潮前（7天以内）或月经来潮12小时内刮宫；为确定是否为子宫内膜不规则脱落，应于月经期第5～6天进行刮宫；不规则流血者可随时进行刮宫。

（2）基础体温测定（BBT）：无排卵性功血者体温呈单相型，提示无排卵（图16-1）；黄体功能不足者BBT呈双相型，但高温相不足11天（图16-2）；子宫内膜不规则脱落者BBT呈双相型，但高温相下降缓慢（图16-3）。

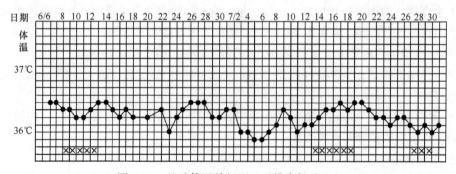

图 16-1　基础体温单相型（无排卵性功血）

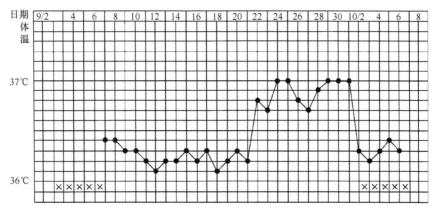

图 16-2　基础体温双相型（黄体期短）

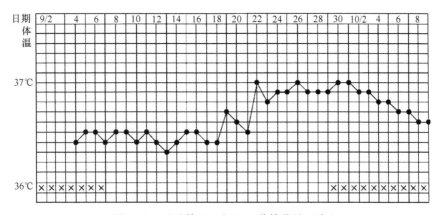

图 16-3　基础体温双相型（黄体萎缩不全）

（3）宫颈黏液结晶检查：经前出现羊齿植物叶状结晶提示无排卵。

（4）阴道脱落细胞检查：反映卵巢功能，雌激素水平。无排卵性功血时阴道脱落细胞无周期性变化。

（5）激素测定：测定雌激素、孕激素、雄激素、FSH、LH 等，可了解有无排卵及黄体功能。

（6）其他：宫腔镜、B 型超声检查排除宫腔及其他生殖道器质性病变。

（四）治疗要点

1. 无排卵性功血　青春期患者以止血、调整月经周期、促排卵为主；绝经过渡期患者以止血、调整月经周期、减少月经量、防治子宫内膜病变为治疗原则。

（1）止血：对大量出血患者，要求性激素治疗 8 小时内见效，24～48 小时内出血基本停止，若 96 小时以上仍不止血，应考虑有器质性病变存在的可能。

1）性激素止血：①雌激素：适用于急性大量出血的患者，大剂量雌激素使子宫内膜迅速生长，短期内修复创面而止血，常用药物有结合雌激素（片剂、针剂），戊酸雌二醇等，当血红蛋白增加到 90g/L 以上时加用孕激素撤退。②孕激素：适用于流血不多、无贫血的患者，可使增生期或增生过长的子宫内膜转化为分泌期，停药后子宫内膜脱落较完全，也称"子宫内膜脱落法"或"药物刮宫"。③雌孕激素联合用药：效果优于单一用药，适用于青春期和生育期无排卵性功血，常用第三代短效口服避孕药。

2）刮宫止血：病程长的生育期患者和绝经过渡期患者的首选方法，青春期患者禁用。能迅速止血并将刮出的内膜送病理，可明确诊断。

3）辅助治疗：①一般止血药：氨甲环酸、酚磺乙胺、维生素 K 等。②雄激素：如丙酸睾酮等，具有对抗雌激素，减少盆腔充血和增强子宫平滑肌及子宫血管张力的作用，减少出血量，适用于绝经过渡期功血。

（2）调整月经周期：止血后通过性激素人为控制周期，连用 3 个周期。方法有以下 2 种。

1）雌、孕激素序贯法：即人工周期，模拟自然月经周期中雌、孕激素变化，使子宫内膜相应改变，引起周期性脱落，适用于青春期或生育期患者。从撤退性出血第 5 天开始，口服戊酸雌二醇或结合雌激素片，每晚 1 次，连服 21 天，服雌激素第 11～16 天起加用孕激素，如甲羟孕酮或地屈孕酮，连用 10～14 天，连续 3 个周期为 1 个疗程。若正常月经仍未建立，应重复上述序贯疗法（图 16-4）。

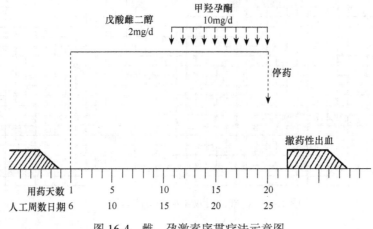

图 16-4　雌、孕激素序贯疗法示意图

2）雌、孕激素联合法，孕激素可限制雌激素的促内膜生长作用，使撤退性出血逐步减少。一般自周期撤退性出血第 5 天起，每日 1 片，连服 21 天，1 周为药物撤退性出血间隔，连续 3 个周期为 1 个疗程。病情反复者酌情延至 6 个周期。

（3）促排卵：适用于有生育要求的无排卵尤其是不孕患者，常用药物有氯米芬、绒毛膜促性腺激素等。

2. 排卵性功血

（1）黄体功能不足：首选氯米芬促进卵泡发育，绒毛膜促性腺激素促进和维持黄体功能，或选用天然黄体酮补充黄体功能。

（2）子宫内膜不规则脱落：自下次月经前 10～14 天开始，每日口服甲羟孕酮 10mg，有生育要求者每日肌内注射黄体酮，也可用绒毛膜促性腺激素促进黄体功能。

（考点：功能失调性子宫出血的处理原则）

三、护 理 问 题

1. 有感染的危险　与子宫不规则出血、出血量多致严重贫血，机体抵抗力下降有关。

2. 活动无耐力　与子宫异常出血引起的继发性贫血、月经过多有关。

四、护理措施

1. 一般护理　出血期间应避免过度劳累和剧烈运动，并注意保暖，必要时卧床休息，减轻盆腔充血状况以减少出血量。患者机体抵抗力较低，注意加强营养，改善全身情况，可补充铁剂、维生素 C 和蛋白质。

2. 预防感染　严密观察与感染有关的征象，如体温、子宫体压痛等，监测白细胞计数和分类，同时做好会阴部护理，保持局部清洁。如有感染征象，及时与医生联系并遵医嘱进行抗生素治疗。

3. 配合治疗护理

（1）按时、按量服用性激素，保持药物在血中稳定浓度，不得随意漏服或停服。

（2）性激素减量必须按医嘱规定在血止后方可开始，每 3 天减量 1 次，每次减量不超过原剂量的 1/3，直至维持量。

（3）告知患者在治疗期间如出现不规则阴道流血应及时就诊。

4. 心理护理　鼓励患者表达内心感受，耐心倾听患者的诉说，了解患者的疑虑。向患者解释病情及提供相关信息，帮助患者澄清问题，解除思想顾虑，摆脱焦虑。可通过看电视、听广播、看书等方式分散患者的注意力。

五、健康教育

（1）青春期少女及绝经过渡期妇女分别处于生殖功能发育及衰退的过渡期，情绪不稳定，应保持身心健康，提倡规律生活，保持心情舒畅。

（2）月经期应避免剧烈运动，防寒保暖，禁止性生活及盆浴，保持会阴清洁，防止感染。

（3）宣传月经的知识，出现月经失调如周期紊乱、经期延长及经量过多及时就诊。

第 2 节　闭　　经

案例 16-2　　患者，女性，16 岁。月经来潮 2 年，现停经半年就诊。患者 14 岁月经来潮，周期尚规则。自半年前离家外出上学，月经一直未来潮。肛-腹诊：子宫附件无异常。盆腔 B 型超声：子宫正常大小，附件无异常。

　　问题：1. 该患者的诊断是什么？

　　　　　　2. 应如何处理及护理？

闭经是常见的妇科症状，分为原发性和继发性两类。原发性闭经指年龄超过 14 岁，第二性征未发育；或年龄超过 16 岁，第二性征已发育，月经还未来潮。继发性闭经指正常月经建立后，月经停止 6 个月，或按自身原有月经周期计算停止 3 个周期以上。

一、概　　述

正常月经的建立和维持，有赖于下丘脑-垂体-卵巢轴的神经内分泌调节、靶器官子宫内膜对性激素的周期性反应和下生殖道的通畅，其中任何一个环节发生障碍均可导致闭经。

1. 原发性闭经　较少见，多为遗传因素或先天性发育缺陷引起，如米勒管发育不全综合征、特纳综合征等。

2. 继发性闭经　发生率明显高于原发性闭经。按病变部位分为以下几种。

（1）下丘脑性闭经：最常见，指中枢神经系统及下丘脑各种功能和器质性疾病引起的闭经，常见原因有精神应激（如突然或长期精神创伤、紧张忧虑、环境改变）、体重下降、神经性厌食、剧烈运动、长期服用药物（如避孕药、氯丙嗪、利血平）及颅咽管瘤等。

（2）垂体性闭经：腺垂体器质性病变或功能失调，影响促性腺激素分泌，影响卵巢功能引起闭经。

（3）卵巢性闭经：卵巢分泌的性激素水平低下，子宫内膜不发生周期性变化而导致闭经。

（4）子宫性闭经：如 Asherman 综合征、子宫内膜炎、子宫切除或宫腔放疗等。

（5）其他内分泌功能异常：如甲状腺、肾上腺、胰腺等功能紊乱也可引起闭经。

二、护 理 评 估

（一）健康史

详细询问月经史，初潮年龄、月经周期、经期、经量和闭经时间长短及伴随症状。了解发病前有无导致闭经的诱因，如精神因素、环境改变、体重变化、有无剧烈运动以及各种疾病、用药情况等。

（二）身心状况

1. 躯体表现　注意观察患者精神状态、营养、全身发育状况，测量身高、体重、智力情况、躯干和四肢的比例，检查五官生长特征及第二性征发育情况，有无多毛、溢乳等。妇科检查应注意内、外生殖器发育情况，有无先天缺陷、畸形等。

2. 心理-社会状况　患者长时间闭经会产生很大的心理压力，担心会影响健康、性生活和生育能力等。情绪低落、敏感多疑、烦躁不安，对治疗和护理丧失信心，不良情绪反过来又加重闭经。

（三）辅助检查

1. 子宫功能检查　主要了解子宫、子宫内膜状态及功能。

（1）诊断性刮宫：适用于已婚妇女。可了解宫腔深度和宽度、子宫颈管和宫腔有无粘连，子宫内膜对卵巢激素的反应，还可确定子宫内膜结合的诊断。

（2）宫腔镜检查：直视下观察宫腔有无粘连、可疑结核病变，直接取材做病理学检查。

（3）子宫输卵管碘油造影：诊断生殖系统发育不良、畸形、结核等病变。

（4）药物撤退试验

1）孕激素试验：口服甲羟孕酮，每日 10mg，连续 5 天；或肌内注射黄体酮注射液 20mg，每日 1 次，连续 5 天。停药后 3～7 天出现撤退性出血（阳性反应），提示子宫内膜已受一定水平雌激素影响。无撤退性出血（阴性反应），应进一步行雌孕激素序贯试验。

2）雌孕激素序贯试验：服用足够量的雌激素，如妊马雌酮，连服 20 天，最后 10 天加用孕激素，停药后 3～7 天发生撤退性出血为阳性，提示子宫内膜功能正常，可排除子宫性闭经；无撤退性出血为阴性，重复试验后，若仍无出血，提示子宫内膜有缺陷或被破坏，可诊断为子宫性闭经。

2. 垂体功能检查　又称 GnRH 刺激试验，了解垂体对 GnRH 的反应性。注射黄体生成素释放激素后 LH 值升高，说明垂体功能正常，病变在下丘脑。经多次重复试验，LH 值无升高或升高不显著，说明垂体功能减退，如希恩综合征。

3. 其他　疑有垂体肿瘤时应做蝶鞍摄片、CT 或 MRI 检查，疑有多囊卵巢综合征、肾上腺皮质肿瘤等应行 B 型超声检查。

（四）治疗要点

查找原因，对因治疗。

1. 性激素补充治疗 可以维持女性心血管系统、骨骼及骨代谢、神经系统等的健康，也可以促进和维持第二性征和月经。主要治疗方法：①雌激素补充治疗：适用于无子宫者。②雌、孕激素人工周期疗法：适用于有子宫者。③孕激素疗法：适用于体内有一定内源性雌激素水平者。

2. 促排卵 适用于有生育要求的患者。治疗方法包括：①对于 FSH 和 PRL 正常的闭经者，体内有一定内源性雌激素，可首选氯米芬作为促排卵药物。②对于低促性腺激素性闭经者及氯米芬促排卵失败者，在雌激素治疗促进生殖器发育，子宫内膜已获得对雌孕激素的反应后，可采用 HMG-hCG 疗法促进卵泡发育及诱发排卵。对于 FSH 升高的患者，由于其卵巢功能衰竭，不建议采用促排卵治疗。

三、护 理 问 题

1. 长期低自尊 与长期闭经，治疗效果不明显，月经不能正常来潮而出现自我否定等有关。

2. 功能障碍性悲哀 与担心丧失女性形象有关。

四、护 理 措 施

1. 一般护理 鼓励患者加强营养，尤其是营养不良者引起的闭经，更应供给足够的营养。保证睡眠，尤其是工作紧张引起闭经者，鼓励患者加强锻炼，增强体质，注意劳逸结合。如为肥胖闭经，指导患者低热量饮食，但需富含维生素和矿物质。

2. 病情观察 观察患者情绪变化，有无引起闭经的精神因素，如工作、家庭、生活等情况；注意患者体重增加或减少的数据和时间与闭经前后的关系。

3. 配合治疗护理 说明性激素的作用、不良反应、剂量，具体用药方法、用药时间等。嘱患者严格遵医嘱用药，不得擅自停服、漏服，不随意更改药量，并监测用药效果。

4. 心理护理 建立良好的护患关系，鼓励患者表达自己的感受，对治疗和预后等提出问题。

（考点：闭经患者的正确护理措施）

五、健 康 教 育

加强月经生理知识宣教，告知患者应激、精神紧张、体重下降等可使内分泌调节功能紊乱而发生闭经。鼓励患者保持心情舒畅，加强锻炼，供给足够营养，保持标准体重。

第 3 节 痛 经

案例 16-3 患者，女性，23 岁，未婚。主诉月经期腹痛剧烈，需服镇痛药并卧床休息，平时月经周期规律，基础体温呈双相。肛查：子宫前倾前屈位，大小、硬度正常，无压痛，两侧附件（－），分泌物白色。

问题：1. 本病例最可能的诊断是什么？

2. 应如何护理该患者？

痛经是妇科最常见的症状之一，是指行经前后及月经期出现的子宫痉挛性疼痛，可伴下腹坠痛、坠胀、腰酸或合并头痛、乏力、头晕、恶心等其他不适，严重者可影响生活和工作质量。痛经分为原发性和继发性两类，前者指生殖器官无器质性病变的痛经，后者指由盆腔器质性疾病如子宫内膜异位症、盆腔炎等引起的痛经。本节主要讲述原发性痛经。

（考点：痛经的定义）

一、概　　述

原发性痛经的发生主要与月经时子宫内膜前列腺素（PG）含量增高有关，尤其 $PGF_{2\alpha}$ 含量升高是造成痛经的主要原因。此外，白三烯、血管加压素等可引起子宫平滑肌过强收缩，血管挛缩，造成子宫缺血、乏氧状态而出现痛经。情绪、遗传因素也可导致痛经的发生。

二、护 理 评 估

（一）健康史

了解患者的年龄、月经史与婚育史，询问诱发痛经的相关因素，疼痛与月经的关系。

（二）身心状况

1. 躯体表现

（1）下腹部疼痛是主要症状。疼痛多自月经来潮后开始，最早出现在经前12小时，以行经第1天疼痛最剧烈。疼痛常呈痉挛性，通常位于下腹部耻骨上，可放射至腰骶部和大腿内侧，持续2~3天后缓解。可伴有恶心、呕吐、腹泻、头晕、乏力等症状，严重时面色发白、出冷汗。原发性痛经在青春期多见，常在初潮后1~2年内发病。

（2）妇科检查：无阳性体征。

2. 心理-社会状况　痛经患者常常认为来月经是"痛苦""倒霉"的事，有意无意抱怨自己是女性，严重的患者因害怕来月经，在月经前期即开始担心，影响生活质量，患者常常会感到焦虑。

（三）辅助检查

根据情况选择盆腔超声检查、腹腔镜、宫腔镜等检查，以排除器质性病变。

（四）治疗要点

以解痉、镇痛等对症治疗为主，重视精神心理治疗。常用的药物包括：

1. 口服避孕药　有避孕要求的痛经妇女可使用口服避孕药，作用机制为通过抑制排卵，抑制子宫内膜生长，降低前列腺素和加压素水平，缓解疼痛。

2. 前列腺素合成酶抑制剂　该类药物通过抑制前列腺素合成酶的活性，减少前列腺素产生，防止过强子宫收缩和痉挛，从而减轻或消除痛经。适用于不要求避孕或口服避孕药效果不佳的原发性痛经患者。常用药物有布洛芬、酮洛芬、甲氯芬那酸、双氯芬酸、甲芬那酸、萘普生等。

三、护 理 问 题

1. 急性疼痛　与月经期子宫收缩，子宫缺血缺氧有关。

2. 焦虑　与反复疼痛经造成的精神紧张有关。

3. 睡眠型态紊乱　与疼痛有关。

四、护理措施

1. 一般护理　提倡均衡饮食，有水肿者限制盐分、糖分、咖啡因、乙醇，多摄取富含维生素 B_6 的食物，如猪肉、牛奶、蛋黄、豆类食物。加强锻炼和运动，如舞蹈、慢跑、游泳等对肌肉张力具有镇定的作用。注意经期清洁卫生，经期禁止性生活。

2. 缓解症状　注意保暖，腹部局部热敷和进食热的饮料如热汤或热茶，可缓解疼痛。增加患者的自我控制感，使身体放松，以解除痛经。疼痛不能忍受时可遵医嘱服药。

3. 配合治疗护理　遵医嘱给予药物对症止痛治疗。

4. 心理护理　讲解有关痛经的生理知识，阐明痛经是月经期常见的生理表现，关心并理解患者的不适和焦虑心理，在月经来潮前消除紧张情绪，减少心理负担。

五、健康教育

进行月经期保健的宣教。注意经期卫生，经期要防寒保暖，少吃生冷及辛辣等刺激性强的食物。注意休息，避免剧烈运动和过度劳累。

第 4 节　围绝经期综合征

案例 16-4　　患者，女性，50 岁。月经紊乱 1 年，月经周期长短不一，量时多时少，经期 9～10 天，常感觉颈部、颜面部阵发性潮热、出汗，脾气暴躁，并出现失眠多梦、皮肤刺痒等症状。就诊时，患者诉说身体有诸多不适，妇科检查及体格检查未发现器质性病变，心电图、B 型超声均无异常。

问题：1. 该患者可能的诊断是什么？
　　　2. 请提出护理诊断及护理措施。

围绝经期综合征（MPS）指妇女绝经前后出现性激素波动或减少所致的一系列躯体及精神心理症状，多发生于 45～55 岁。分为自然绝经和人工绝经。绝经年龄与遗传、营养、地区、环境、吸烟等因素有关。

一、概　　述

卵巢功能衰退是引起围绝经期综合征的主要原因。由于雌、孕激素水平降低，下丘脑—垂体—卵巢轴之间的平衡失调，影响了自主神经中枢及其支配下的各脏器功能，而出现的一系列自主神经功能失调的症状。

此外，还与体内神经递质含量异常、个体神经类型、健康状态、社会环境及职业、文化水平等有关，神经类型不稳定、精神压抑或受过较强烈精神刺激的女性易发生围绝经期综合征，而体力劳动者较少发生。

二、护理评估

（一）健康史

了解年龄、职业、文化水平及性格特征，询问月经史、生育史，有无卵巢切除或盆腔肿瘤放疗史，有无高血压及其内分泌疾病史等。

（二）身心状况

1. 躯体表现

（1）月经紊乱：最早出现的症状，月经稀发，经量减少，直至绝经。月经周期不规则、经期延长，经量增多或减少。

（2）血管舒缩症状：主要表现为潮热、出汗，为血管舒缩功能不稳定所致，是雌激素低落的特征性症状，其特点是反复出现短暂的面部、颈部及胸部皮肤阵阵发红，伴有轰热，继之出汗，一般持续1~3分钟。症状轻者每日发作数次，严重者十余次或更多，夜间或应激状态易促发。该症状可持续1~2年，有时长达5年或更长。

（3）自主神经失调症状：常出现心悸、眩晕、头痛、失眠、耳鸣等症状。

（4）精神神经症状：常表现为注意力不易集中，并且情绪波动大，如激动易怒、焦虑不安或情绪低落、抑郁、不能自我控制等，记忆力减退也较常见。

（5）泌尿生殖道症状：主要表现为泌尿生殖道萎缩症状，如阴道干燥、性交困难及反复阴道感染，子宫脱垂、膀胱或直肠膨出、压力性尿失禁，尿频、尿急、反复发生的尿路感染。

（6）骨质疏松：绝经后妇女缺乏雌激素使骨质吸收增加，导致骨量快速丢失而出现骨质疏松。50岁以上妇女半数以上会发生绝经后骨质疏松，一般发生在绝经后5~10年内，最常发生在椎体。

（7）阿尔茨海默病：绝经后期女性比老年男性患病风险高，可能与绝经后内源性雌激素水平降低有关。

（8）心血管疾病：绝经后女性糖、脂代谢异常增加，动脉硬化、冠心病的发病风险较绝经前明显增加，这可能与雌激素水平低落有关。

2. 心理-社会状况　工作、家庭、社会环境变化可以加重身体和心理负担，可能诱发和加重绝经综合征的症状。要注意评估近期出现的引起患者不愉快、忧虑、多疑、孤独的生活事件。需注意除外相关症状的器质性病变及精神疾病。

（考点：围绝经期综合证的症状）

（三）辅助检查

1. 血清激素测定　检查血清 FSH 及 E_2 值了解卵巢功能。绝经过渡期血清 FSH>10U/L，提示卵巢储备功能下降。

2. 其他　宫颈刮片细胞学检查、分段诊断性刮宫、B 型超声等，排除生殖系统、心血管系统、泌尿系统等器质性病变。

（四）治疗要点

1. 一般治疗　加强心理治疗及体育锻炼，补充钙剂，增加日晒时间，必要时选用适量的镇静剂、谷维素。

2. 激素替代治疗　补充雌激素是关键，可控制和预防绝经过渡期各种症状及相关疾病。

（1）适应证：主要用于治疗雌激素缺乏所致的潮热多汗、精神症状、老年性阴道炎、尿路感染，预防存在高危因素的心血管疾病、骨质疏松等。

（2）禁忌证：原因不明的子宫出血、肝胆疾病、血栓性静脉炎及乳腺癌等。

（3）药物选择及用法：应用最多的雌激素制剂是尼尔雌醇，孕激素制剂最常用的是甲羟孕酮。

（4）注意事项：①雌激素剂量过大可引起乳房胀痛、白带多、头痛、水肿、色素沉着、体重增加等。②用药期间可能发生不规则子宫出血，应做妇科检查并进行诊断性刮宫，以排除子宫内膜癌。③较长时间的口服用药可能影响肝功能，应定期复查肝功能。④单一雌激素长期应用，可使子宫内膜癌危险性增加，雌孕激素联合用药能够降低风险。

（考点：围绝经期综合征激素替代疗法）

三、护 理 问 题

1. 焦虑　与绝经过渡期内分泌改变，或个性特点、精神因素等有关。
2. 知识缺乏：缺乏绝经期生理心理变化知识及应对技巧。

四、护 理 措 施

1. 一般护理　合理饮食，进食高蛋白、高维生素、高钙、高铁、低盐、低脂饮食，饮食多样化，多吃新鲜绿色蔬菜和水果，忌用刺激性强的食物，如酒、浓茶、咖啡等。
2. 调整生活状态　帮助患者建立适应绝经过渡期生理、心理变化的新生活形态，使其安全度过该阶段。鼓励患者加强体育锻炼，保持一定运动量，如散步、打太极拳、骑自行车等，以增强体质。鼓励患者增加社交和脑力活动，以促进积极心态。
3. 配合治疗护理　指导患者正确进行激素替代治疗，嘱患者严格按医嘱用药，不可自行停药和随意更改用药。用药期间如出现子宫不规则出血应及时就诊，长期用药者应定期随访，一般每年至少检查一次，重点检查乳腺和子宫。
4. 心理护理　护理人员通过语言、表情、态度、行为等去影响患者的认知、情绪和行为，减轻症状。

五、健 康 教 育

指导患者坚持体育锻炼，多参加社会活动；定期健康体检，积极防治围绝经期妇女常见病、多发病；宣传激素替代治疗的有关知识。

自 测 题

A₁/A₂ 型题

1. 青春期与绝经过渡期功血患者的治疗原则，不同点是（　　）
    A. 止血　　　　　B. 调整周期
    C. 改善全身情况　D. 恢复卵巢功能
    E. 防止子宫内膜癌变
2. 以下关于功血的护理要点中错误的是（　　）
    A. 应用雌激素药物可使子宫内膜增生止血
    B. 性激素类药物应用前必须定出计划
    C. 在应用性激素类药物中应测基础体温
    D. 在应用之前应测定肝功能
    E. 雄激素用量不能过大

3. 以下有关原发性痛经的陈述，不正确的是（　　）
    A. 又称功能性痛经
    B. 好发于青春期
    C. 与月经期子宫内膜释放前列腺素增多有关
    D. 原发性痛经不影响生育
    E. 月经量异常
4. 某妇女流产后出现月经不调，表现为月经周期正常、经期延长，疑为子宫内膜不规则脱落，理想取内膜活检的时间是（　　）
    A. 月经第 1 天　　B. 月经周期第 5～6 天
    C. 月经干净后 3 天　D. 月经来潮前 12 小时

E. 月经周期中期

5. 某女士, 29 岁。半年前行人工流产后一直未来月经。既往月经规律。追问病史, 人工流产后曾出现腹痛、发热、阴道分泌物呈脓性, 经抗感染治疗半个月后好转。用雌孕激素序贯试验无撤退性出血, 最可能为 (　　)
   A. 卵巢性闭经　　　B. 垂体性闭经
   C. 子宫性闭经　　　D. 下丘脑性闭经
   E. 妊娠

6. 20 岁未婚少女, 15 岁初潮, 月经周期不规则, 2~3 个月来潮一次, 每次经期达 10 余天, 量多, 无痛经。本例恰当诊断应是 (　　)
   A. 月经过多
   B. 黄体功能不足
   C. 子宫内膜不规则脱落
   D. 无排卵性功血
   E. 闭经

7. 原发性闭经是指 (　　)
   A. 年龄已满 14 周岁, 而月经尚未来潮
   B. 年龄已满 15 周岁, 而月经尚未来潮
   C. 年龄已满 16 周岁, 第二性征已发育, 而月经尚未来潮者
   D. 年龄已满 17 周岁, 而月经尚未来潮
   E. 年龄已满 18 周岁, 而月经尚未来潮

8. 下列不属于闭经分类范畴的是 (　　)
   A. 卵巢性闭经　　　B. 子宫性闭经
   C. 垂体性闭经　　　D. 下丘脑性闭经
   E. 输卵管性闭经

9. 多次刮宫术后发生闭经时, 首先考虑是 (　　)
   A. 子宫性闭经　　　B. 垂体性闭经
   C. 卵巢性闭经　　　D. 原发性闭经
   E. 下丘脑性闭经

10. 下列对闭经患者的护理措施中, 不恰当的是 (　　)
    A. 指导合理用药
    B. 注意卧床休息, 尽量避免到公共场所
    C. 向患者解释有关检查的意义, 取得合作
    D. 向患者讲述闭经的原因, 澄清错误观念
    E. 建立良好的护患关系, 鼓励患者表达自己的情绪

11. 生育年龄已婚妇女闭经时应排除 (　　)
    A. 妊娠　　　　　　B. 精神刺激
    C. 生殖器结核　　　D. 生殖器肿瘤

E. 卵巢功能失调

12. 以下关于痛经的陈述不正确的是 (　　)
    A. 行经前后或月经期出现下腹痛或其他不适, 以致影响生活和工作质量称痛经
    B. 痛经分为原发性痛经和继发性痛经
    C. 原发性痛经指生殖器官无器质性病变者
    D. 继发性痛经指生殖器官有器质性病变者
    E. 原发性痛经者应接受前列腺素治疗

13. 以下关于原发性痛经的说法错误的是 (　　)
    A. 伴面色苍白、出冷汗
    B. 多见于未婚或未孕女性
    C. 月经来潮前数小时即出现
    D. 生殖器官多有器质性病变
    E. 常发生在月经初潮后 6~12 个月

14. 以下关于痛经的叙述, 错误的是 (　　)
    A. 原发性痛经在青少年常见
    B. 疼痛在行经第一天最剧烈
    C. 妇科检查一般无异常
    D. 有时伴有恶心、呕吐
    E. 前列腺素降低

15. 原发性痛经与继发性痛经的区别是 (　　)
    A. 痛经史的长短　　B. 是否影响生育
    C. 下腹疼痛的性质　D. 痛经的严重程度
    E. 生殖器官有无器质性病变

16. 原发性痛经的主要原因是 (　　)
    A. 应激　　　　　　B. 精神紧张
    C. 不良刺激　　　　D. 体质虚弱
    E. 释放过多的前列腺

17. 患者, 女性, 16 岁。自 13 岁月经初潮以来一直表现为月经开始前 1 天腹痛, 常伴有面色苍白、大汗、呕吐。肛查示子宫、附件正常。该患者可能的诊断是 (　　)
    A. 子宫内膜异位症　B. 原发性痛经
    C. 盆腔结核　　　　D. 盆腔炎
    E. 宫颈炎

18. 下列不属于围绝经期综合征的是 (　　)
    A. 生殖器官逐渐萎缩
    B. 阴道分泌物增多
    C. 尿频、尿失禁
    D. 潮红、潮热、出汗
    E. 阵发性心动过速

19. 绝经后期的表现应除外 (　　)
    A. 阴道黏膜变薄　　B. 易导致膀胱炎

C. 性功能减退

D. 阴道分泌物增多

E. 生殖器官萎缩

20. 围绝经期综合征患者需行雌激素治疗，下列不妥的是（　　）

A. 严格药物剂量、用法

B. 向患者介绍用药的目的

C. 每 2～3 年体检 1 次

D. 介绍雌激素可能出现的不良反应

E. 需长期服用，不能私自停药和减量

21. 围绝经期综合征的原因主要是（　　）

A. 环境改变　　　　B. 卵巢肿瘤

C. 精神紧张　　　　D. 性激素分泌减少

E. 性激素分泌增多

22. 围绝经期综合征患者最常见的症状是（　　）

A. 盆底松弛　　　　B. 骨质疏松

C. 尿频、尿急　　　D. 情绪不稳定

E. 潮热、出汗

23. 患者，女性，48 岁。自诉今年月经周期不定，行经 2～3 天干净，量极少，自感阵发性潮热、心悸、出汗，时有眩晕。妇科检查：子宫稍小，余无特殊。护士应向其宣教哪项疾病的知识（　　）

A. 神经衰弱　　　　B. 无排卵性功血

C. 黄体发育不全　　D. 黄体萎缩延迟

E. 围绝经期综合征

A₃/A₄ 型题

（24～28 题共用题干）

患者，女性，52 岁。近几年来月经周期不规律。曾有过 3 个月的停经史，然后阴道出血，量较多，持续 3 周左右。偶有心悸、眩晕，无腹痛。妇科检查未发现器质性病变。

24. 患者最有可能的诊断是（　　）

A. 黄体功能不足　　B. 无排卵性功血

C. 妊娠　　　　　　D. 神经衰弱

E. 子宫内膜不规则脱落

25. 为了尽快止血和明确诊断，首选（　　）

A. 诊断性刮宫　　　B. 止血药

C. 子宫全切除　　　D. 使用大剂量雌激素

E. 宫腔镜检查

26. 确诊为无排卵性功血，诊断性刮宫的结果应该是（　　）

A. 子宫内膜呈增生期和分泌期改变

B. 子宫内膜分泌期改变

C. 子宫内膜分泌反应不良

D. 炎性子宫内膜

E. 子宫内膜呈增生性改变

27. 近日患者自感阵发性潮热潮红、出汗，失眠，脾气暴躁，护士应向其提供以下哪种疾病的相关知识（　　）

A. 黄体功能不足　B. 妊娠

C. 绝经综合征　　D. 神经衰弱

E. 子宫内膜不规则脱落

28. 针对该患者的情况，护理措施不正确的是（　　）

A. 加强营养，保持良好心态

B. 使用促进卵巢排卵药

C. 严格遵医嘱正确用药

D. 保持会阴清洁

E. 提供有关疾病和治疗的信息

（29、30 题共用题干）

患者，女性，36 岁，G₃P₂。既往月经规律，闭经 4 年。

29. 若要确定闭经原因，首要的检查是（　　）

A. 刮宫　　　　　B. B 型超声检查

C. 宫腔镜检查　　D. 尿妊娠试验

E. 雌激素试验

30. 因 4 年前足月分娩时发生产后出血、休克，经抢救成功，则患者闭经最可能的原因是（　　）

A. 卵巢性闭经　　B. 子宫性闭经

C. 垂体性闭经　　D. 原发性闭经

E. 下丘脑性闭经

（朱　英）

妇科其他疾病患者的护理

第 17 章

第1节 不 孕 症

案例 17-1　　患者，女性，29 岁。婚后 3 年从未受孕，到多家医院检查均为输卵管阻塞。详细询问病史，4 年前曾有发热、盗汗、咳嗽、胸痛等病史。结合病史，本次医生为患者检查发现胸片有钙化点。

问题：1. 该患者不孕症的主要原因是什么？

2. 该患者主要的护理问题有哪些？

3. 如何为该患者提供护理措施？

凡婚后有正常性生活、未避孕、同居 1 年未曾妊娠者，称为不孕症。其中从未受孕者称为原发性不孕症；有过妊娠而后不受孕者为继发性不孕症。夫妇一方因某种因素阻碍受孕，导致暂时不孕，一旦纠正后仍能妊娠者称为相对不孕；而夫妇双方有先天或后天解剖生理方面缺陷，无法纠正而不能受孕者称绝对不孕。不孕症在我国发病率为 7%～10%。

一、病　　因

导致不孕的原因中，女方因素占 40%～55%、男方因素占 25%～40%，属男女双方共同因素的占 20%～30%，不明原因的约占 10%。

1. 女性不孕因素

（1）输卵管因素：是导致不孕最常见的原因，如慢性输卵管炎、输卵管结核等导致的输卵管粘连堵塞、子宫内膜异位症、先天性发育不良、纤毛运动及蠕动功能丧失等。

（2）卵巢因素：①卵巢病变，如先天性卵巢发育不全、多囊卵巢综合征、卵巢功能早衰、卵巢肿瘤、卵巢子宫内膜异位症等。②下丘脑—垂体—卵巢轴功能紊乱，包括下丘脑性无排卵、垂体功能障碍、希恩综合征引起的无排卵。③全身性因素，如营养不良、压力、肥胖、甲状腺功能亢进、肾上腺功能异常等因素导致的不排卵。

（3）子宫因素：如子宫发育不良、畸形、子宫黏膜下肌瘤、子宫内膜炎、子宫内膜结核、子宫内膜多发性息肉、宫腔粘连、子宫内膜分泌不良（多由黄体功能不足引起）等可导致不孕，使孕卵不能着床或着床后早期流产。

（4）子宫颈因素：如子宫颈黏液的性质和量发生改变会影响精子的活力和进入子宫颈的数量；宫颈息肉、宫颈肌瘤、宫颈口狭窄等均可致精子穿过障碍而引起不孕。

（5）外阴和阴道因素：如先天性无阴道，阴道横隔，处女膜闭锁，各种原因引起的阴道损伤后粘连、瘢痕性狭窄均可影响性生活并阻碍精子进入阴道；严重阴道炎可降低精子活力而影响受孕。

（考点：导致女方不孕的最常见因素）

2．男方不孕因素

（1）精子生成障碍：精索静脉曲张、睾丸炎症、生殖道感染破坏生精过程；隐睾、睾丸发育不良、甲状腺疾病、糖尿病等影响精子发育过程；理化因素如放化疗、慢性酒精中毒造成精子减少或无精子。

（2）精子运送障碍：双侧输精管缺如、精囊缺如、功能性病变如勃起功能障碍或早泄等，使精子的运送过程受阻。

（3）精子异常：精子本身不具备受精能力，如精子顶体蛋白酶缺乏等不能穿破卵子放射冠和透明带，不能引起卵子受精。

3．男女双方因素

（1）缺乏性生活的基本知识，男女双方盼子心切造成精神高度紧张。

（2）免疫因素，如精子的同种免疫或自身免疫异常、女性体液免疫异常、子宫内膜局部细胞免疫异常等，均可能导致不孕。

（3）其他：如年龄过大、营养不良、过胖过瘦、精神紧张、过度吸烟、酗酒和吸毒者可伤及卵子或精子而导致不孕。

4．不明原因不孕　经过不孕症的详细检查，尚未发现明确病因的不孕症，占不孕人群的10%。

二、护 理 评 估

（一）健康史

询问健康史应从家庭、社会、性生殖等方面全面评估既往史和现病史。男女双方健康史都应该进行询问。

（二）身心状况

1．躯体表现　夫妇双方应进行全身检查以排除全身性疾病。男方检查应重点检查外生殖器，注意发育情况、是否存在炎症、有无畸形或瘢痕等。女方检查应注意检查生殖器和第二性征发育，身高、体重、生长发育情况，有无多毛、溢乳等；必要时行胸片检查排除结核、MRI检查排除垂体病变等。妇科检查包括处女膜的检查，有无处女膜过厚或坚韧，有无阴道痉挛或横隔、纵隔、瘢痕或狭窄，子宫颈或子宫有无异常，子宫附件有无压痛、增厚或肿块。

2．心理－社会状况　受儒家思想的影响，在我国不孕影响家庭和社会的稳定。由于知识缺乏，家庭、社会往往把不孕的责任更多地归咎于女性，使之易出现沮丧、易怒、多疑、孤独无助、负罪及失落感，丧失自尊及希望。不孕的诊治也会给夫妇双方带来生理、心理及经济方面的困扰，同时可因疗效不佳而感到焦虑不安。

（三）辅助检查

1．男方检查　常规精液检查，正常精液量2～6ml，pH为7.0～7.8，室温下放置5～30分钟内完全液化；精子密度为（20～200）×10^9/L；精子存活率＞50%；正常形态精子占66%～88%。

2．女方检查

（1）卵巢功能检查：包括基础体温测定、子宫颈黏液检查、血清内分泌激素检测、B型超声动态监测卵泡的发育及排卵、阴道脱落细胞涂片检查、月经来潮前子宫内膜活组织检查等，了解有无排卵及黄体功能状态。

（2）输卵管功能检查：包括输卵管通液术、子宫输卵管碘油造影术、腹腔镜直视下输卵管通液等。

（3）宫腔镜检查：可较清楚地了解子宫腔内情况，如宫腔粘连、黏膜下肌瘤、子宫内膜息肉、子宫畸形等。

（4）腹腔镜检查：经上述检查未发现异常而未受孕者，可进行腹腔镜检查。借助腹腔镜可直接观察子宫、输卵管、卵巢有无病变或粘连。

（5）性交后精子穿透力试验：选择在预测的排卵期进行，在试验前3天禁止性交，避免阴道用药或冲洗。受试者在性交后2～8小时内接受检查。

（6）免疫学检查：包括精子抗原、抗精子抗体、抗子宫内膜抗体检查及体液免疫学检查。

（四）治疗要点

1. 一般治疗　首先要加强体育锻炼、增强体质、增进健康、保持良好乐观的生活态度，戒烟戒酒，养成良好的生活习惯。适当增加性知识，了解自己的排卵规律，以增加受孕机会。

2. 病因治疗　女性不孕症的治疗技术主要包括重建输卵管正常解剖关系，促使卵细胞发育成熟，治疗排卵障碍等。

3. 辅助生育技术　根据具体情况可选用人工授精、体外受精-胚胎移植、配子移植技术等。

三、护 理 问 题

1. 知识缺乏：缺乏生育与不孕的相关知识。
2. 自尊紊乱　与不孕及诊治过程中复杂的检查及治疗有关。

四、护 理 措 施

1. 提供信息，配合医生治疗　向患者解释诊断性检查可能引起的不适，积极配合医生找出不孕的病因，根据不同的病因实施不同的治疗方案，提供支持和帮助。遵医嘱选用药物，指导用药方法及注意事项。

2. 心理护理　不孕症对于不孕夫妇来说是一个生活危机，将经历一系列的心理反应，护士应对夫妇双方提供护理，可以单独进行以保护隐私，也可以夫妇双方同时进行。不孕的压力可以引起一些不良的心理反应（如焦虑和抑郁），又将进一步影响成功妊娠的概率。因此，护士必须教会妇女进行放松，如练习瑜伽、调整认知、改进表达情绪的方式方法等。当多种治疗措施的效果不佳时，护士需帮助不孕夫妇正面面对治疗结果，帮助他们选择停止治疗或选择继续治疗。

五、健 康 教 育

指导不孕夫妇注意生活习惯，戒烟酒，避免精神过度紧张和劳累，保持心情愉快。教会他们通过基础体温测定预测排卵时间，告知在排卵前2～3天或排卵后24小时内进行性交可增加受孕机会，避免性交过频或过稀，次数以每周2～3次为宜。

第2节 子宫内膜异位症

 17-2 患者，女性，35岁。婚后5年，一直避孕。近3年来自觉月经期下腹部疼痛，以月经期第1～2天最明显，月经结束后逐渐消失，且逐年加重。妇科检查：子宫略增大，阴道穹后部有一结节，2cm×1.5cm，触之疼痛。临床诊断：子宫内膜异位症。

问题： 1. 患者还需做哪些检查？
2. 该患者主要的护理问题有哪些？
3. 应如何护理？

当具有生长功能的子宫内膜组织出现在子宫腔被覆黏膜以外的身体其他部位时称为子宫内膜异位症，简称内异症。多发生于25～45岁妇女，发病率10%～15%。

一、概　　述

（一）病因

目前发病原因尚未完全明了，有下面几种学说：即种植学说、体腔上皮化生学说、诱导学说、淋巴及静脉播散学说，但这几种学说并不能解释所有问题。此外，目前认为子宫内膜异位症的发生还可能与遗传、免疫、炎症等因素有关。

（二）病理

子宫内膜异位症的基本病理变化为异位种植的子宫内膜在卵巢激素作用下发生周期性出血，病灶局部反复出血和缓慢吸收导致周围组织增生、粘连，在病变部位形成紫褐色斑点、小疱、巧克力样囊肿以及大小不等的、有触痛的实质性结节。病变特点可因部位、程度不同而有所差异。

卵巢最易被异位内膜侵犯，约80%病变累及一侧卵巢，50%双侧卵巢均受累。病变可以是位于卵巢表面的紫褐色斑点或小囊，也可形成单个或多个大小不一的囊肿型的典型病变，称为卵巢子宫内膜异位囊肿。囊肿的直径一般为5～6cm，大者直径可达25cm左右。囊肿内含暗褐色黏稠的陈旧血性液体，似巧克力样糊状，故又称卵巢巧克力囊肿。囊肿破裂后内容物刺激局部腹膜发生局部炎症反应和组织纤维化，导致卵巢与周围组织紧密粘连，使卵巢固定在盆腔，活动受限。

异位的子宫内膜除卵巢最多见外，其次可在子宫骶韧带、直肠子宫陷凹及盆腔腹膜发病，也可累及子宫颈、阴道、外阴，个别可在脐、膀胱、输尿管、肺、乳房及四肢等处发病。

二、护理评估

（一）健康史

详细询问患者的月经史、是否生育以及是否有继发性痛经等。

（二）身心状况

1. 躯体表现

（1）痛经：继发性、进行性加重痛经是子宫内膜异位症的典型症状。疼痛常于月经前1～2天开始，表现为下腹部和腰骶部坠痛，常可放射至会阴、肛门或大腿部，经期第1天最重，以后逐渐减轻，至月经干净时消失。疼痛的程度与病变部位有关，一般在直肠子宫陷凹处的病灶引起的疼痛最严重。病变严重者，由于盆腔广泛粘连，疼痛可持续存在。

（2）月经异常：15%～30%患者可有月经过多、经期延长或月经前点滴出血。

（3）不孕：子宫内膜异位症患者不孕率高达40%。

（4）其他：盆腔外任何部分有异位内膜种植生长时，均可在局部出现周期性疼痛、出血和肿块，并出现相应的症状。肠道内异症可出现腹痛、腹泻、便秘或周期性少量便血等。脐部、腹壁切口瘢痕等处的内异症，可在月经期明显增大，并有周期性局部疼痛。肺部、膀胱等处内异症，可发生周期性咯血、血尿等。

（5）妇科检查：子宫多为后倾固定，子宫后壁、直肠子宫陷凹、子宫骶骨韧带处可触及大小形态不规则的质硬结节，触痛明显。子宫一侧或双侧附件处扪及与子宫相连的不活动囊性包块，有压痛。

2. 心理－社会状况　患者因痛经影响日常生活、工作，药物治疗疗程长、费用高及副作用均造成困扰，心理负担较重。尤其对于尚未生育的患者精神压力更大，担心手术影响生理功能、疾病导致不孕使患者焦虑、情绪低落。

（三）辅助检查

1. 腹腔镜检查　是目前诊断子宫内膜异位症的最佳方法。在腹腔镜下对病变组织活检即可达到确诊的目的。

2. B型超声检查　可确定卵巢子宫内膜异位囊肿的位置、大小和形状，显示囊肿壁较厚，粗糙不平，与周围脏器粘连较紧。

3. CA125值测定　中、重度内异症患者血清CA125值可升高，常用于监测疗效和复发情况。

（四）治疗要点

治疗子宫内膜异位性疾病的根本目的在于减灭病灶、缓解症状、改善生育功能、减少和避免复发，因此治疗以手术为主，药物为重要的辅助治疗手段。

1. 定期随访　适用于盆腔病变不严重、无明显症状者。一般可每3～6个月随访并做盆腔检查一次。

2. 药物治疗　采用非甾体抗炎药缓解痛经及慢性盆腔痛，性激素治疗抑制雌激素合成，使异位种植的子宫内膜萎缩或阻断下丘脑—垂体—卵巢轴的刺激和出血周期。常用的药物有口服避孕药（又称假孕疗法）、孕激素类药物、米非司酮、达那唑（又称假绝经疗法）、促性腺激素释放激素激动剂（GnRH-a，又称药物性卵巢切除）。

3. 手术治疗　腹腔镜手术是子宫内膜异位性疾病的首选治疗方法，包括保留生育功能手术、保留卵巢功能的手术和根治性手术三种。

三、护 理 问 题

1. 疼痛　与异位的内膜周期性出血及炎症反应刺激有关。

2. 焦虑　与疼痛、不孕、用药时间长、疗效不肯定有关。

四、护 理 措 施

1. 一般护理　向患者解释痛经的原因，指导患者在月经期注意休息、保暖、保持心情愉快。

2. 配合治疗护理 有手术指征的患者，遵医嘱做好术前、术后护理，发现有巧克力囊肿扭转或破裂的征象，立即做好急诊手术的准备。指导患者正确使用性激素治疗，交代服药方法，告知服用激素的注意事项。

（1）丹那唑：具有轻度雄激素和类孕激素作用。常用量为每日 400～800mg，分为 2～4 次口服，从月经第 1 天开始服药，连续治疗 6 个月，在停药后 30～45 天即能恢复排卵，并可提高受孕率。用药期间应注意肝肾功能。

（2）促性腺激素释放激素激动剂：通过抑制垂体促性腺激素释放，可暂时性绝经，造成"药物性卵巢切除"或称"药物性垂体切除"。如戈舍瑞林（诺雷德），月经第 1 天皮下注射 3.6mg，每隔 28 天注射一次，共 3～6 次。

（3）孕三烯酮：是一种合成的类固醇激素，具有较强的雄激素、抗雌激素、孕激素作用。从月经周期第 1 天开始服 2.5mg，每周 2 次，连服 6 个月。

（4）米非司酮：是孕激素受体调节剂，具有抗孕激素和抗糖皮质激素作用，能抑制排卵，干扰子宫内膜的完整性。每日口服 25～100mg，连用 3～6 个月。

3. 心理护理 告知患者子宫内膜异位症是良性疾病，但治疗方案比较复杂，每个患者都有不同的处理方法。因此，护士要鼓励患者充分了解自己的疾病，配合医生治疗。

五、健 康 教 育

1. 指导患者加强营养，注意劳逸结合，保持心情舒畅。

2. 做好宣教工作，让患者了解相关的疾病及手术的相关知识，对用药患者告知假绝经疗效原理，出现闭经是正常现象，不能因此停药，否则可能出现子宫出血，会造成月经紊乱，并影响效果；对实施保留生育功能手术的患者，应指导其术后尽早受孕。

知识链接

子宫腺肌病

当子宫内膜腺体及间质侵入子宫肌层时称为子宫腺肌病。子宫腺肌病的异位内膜在肌层多呈弥漫性生长，故子宫均匀性增大，一般不超过 12 周妊娠子宫大小。少数病灶在肌层呈局限性生长形成结节或团块，似肌壁间肌瘤，称为子宫腺肌瘤。子宫腺肌病主要症状是经量过多、经期延长和逐渐加重的进行性痛经。药物和手术为主要的治疗方法。

第 3 节 子 宫 脱 垂

案例 17-3 患者，女性，66 岁，G_4P_4。患有慢性支气管炎。近 6 年来感觉下身有块状物脱出，开始时卧床休息后块状物可消失，近 3 年来块状物逐渐增大，平卧后也不消失，并伴尿频、尿失禁。妇科检查：阴道前后壁重度膨出，子宫颈及全部宫体脱出在阴道口外。

问题：1. 该病发生的主要原因是什么？

2. 该患者的术后护理主要有哪些？

子宫从正常位置沿阴道下降，子宫颈外口达坐骨棘水平以下，甚至子宫全部脱出于阴道口以外，称为子宫脱垂。子宫脱垂常合并阴道前壁和后壁膨出。随着产科质量的提高及对妇女保健工作的重视，其发病率已有显著下降。

一、概　　述

（一）病因

1. 分娩损伤　是子宫脱垂最主要的原因。分娩中的阴道助产、第二产程延长可造成盆底肌肉损伤，产褥期过早体力劳动影响盆底组织修复，这些是造成盆底支撑力量受损的主要原因。此外，多次分娩也增加盆底肌肉受损机会。

2. 长期腹压增加　如慢性咳嗽、便秘、经常举重物、盆腹腔的巨大肿瘤等。

3. 盆底组织发育不良或退行性变松弛　见于先天性盆底组织发育不良或营养不良的患者，老年患者盆底组织萎缩退化也是导致子宫脱垂的原因之一。

（考点：子宫脱垂的原因）

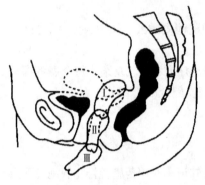

图 17-1　子宫脱垂的分度

（二）子宫脱垂的临床分度

以患者平卧用力向下屏气时子宫下降程度，将子宫脱垂分为 3 度（图 17-1）。

Ⅰ度：轻型为子宫颈外口距离处女膜缘小于 4cm，但未达处女膜缘；重型为子宫颈已达处女膜缘，但未超出该缘，检查时在阴道口见到子宫颈。

Ⅱ度：轻型为子宫颈已脱出阴道口，但子宫体仍在阴道内；重型为子宫颈或部分子宫体已脱出阴道口。

Ⅲ度：子宫颈和子宫体全部脱出至阴道口。

（考点：子宫脱垂的分度）

二、护 理 评 估

（一）健康史

了解患者有无产程过长、阴道助产及盆底组织撕伤等病史。同时评估患者有无长期腹压增高情况，如慢性咳嗽、盆腹腔肿瘤、便秘等。

（二）身心状况

1. 躯体表现

（1）肿物自阴道脱出：Ⅱ度以上子宫脱垂的患者常在走路、蹲便等用力时，阴道口有一肿物脱出，由于脱出物组织长期暴露摩擦，有少量出血及脓性分泌物。

（2）下腹坠胀及腰骶酸痛：由于下垂子宫对韧带的牵拉，盆腔充血所致。常在久站、走路、蹲位、重体力劳动以后加重，卧床休息以后症状减轻。

（3）排尿排便异常：由于膀胱、尿道的膨出，常出现排尿困难、尿潴留或尿失禁，咳嗽时溢尿。如合并直肠膨出的患者可有便秘、排便困难。

（4）妇科检查：患者平卧用力屏气可见阴道外口脱出的子宫及脱出程度。

2. 心理 - 社会状况　由于长期的子宫脱出使患者行动不便，不能从事体力劳动，大小便异常、性生活受到影响，患者常出现焦虑，情绪低落，不愿与他人交往。

（三）辅助检查

1. 子宫颈细胞学检查　用于排除 CIN 及早期子宫颈癌。

2. 膀胱功能检查　包括泌尿系统感染相关的检测如尿常规、尿培养、残余尿测定、泌尿系统彩超力学测定等。

（四）治疗要点

1. 支持疗法 加强营养，增强体质，注意适当休息，保持大便通畅，避免增加腹压和重体力劳动，治疗慢性咳嗽等。

2. 非手术治疗 采用子宫托。适用于Ⅰ度、Ⅱ度子宫脱垂及阴道前后壁膨出者。重度子宫脱垂伴盆底肌肉明显萎缩以及子宫颈、阴道壁有炎症、溃疡者不宜使用。

3. 手术治疗 用于非手术治疗无效及Ⅱ度、Ⅲ度子宫脱垂。有阴道前后壁修补术、阴道前后壁修补术加主韧带缩短及子宫颈部分切除术、经阴道子宫全切术及阴道前后壁修补术等。

三、护 理 问 题

1. 慢性疼痛 与子宫脱垂牵拉韧带、子宫颈及阴道壁溃疡有关。
2. 压力性尿失禁 与膀胱膨出、尿道膨出有关。
3. 焦虑 与长期的子宫脱垂影响生活、工作有关。

四、护 理 措 施

1. 一般护理 加强营养，卧床休息。积极治疗原发疾病，教会患者盆底肌肉锻炼方法。

2. 配合治疗护理

（1）教会患者使用子宫托的方法：以喇叭形子宫托为例（图 17-2）：①放托前先将手洗净，取半卧位或蹲位，两腿分开，手持托柄，托面向上，将托盘后缘沿阴道后壁推入，直至托盘达子宫颈为止。若阴道松弛，可用丁字带支持固定。②将托取下时姿势和放置时相同，以手指捏住托柄轻轻摇晃，待托盘松动后取下。③注意事项：选择大小适宜的子宫托，以放置后既不脱出又无不适感为度；教会患者放托，并叮嘱患者每晚取出洗净，次日晨放入，以免放置过久，托盘摩擦或压迫组织，发生缺血坏死造成尿瘘或粪瘘，每日坐浴；月经期和妊娠期停止使用；放托后 1、3、6 个月各复查一次。

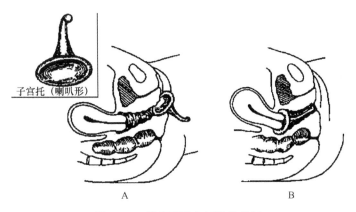

图 17-2 喇叭形子宫托及其放置

（2）做好手术前准备：Ⅰ度子宫脱垂患者应每日坐浴 2 次，一般采取 1：5000 高锰酸钾或 0.02% 聚维酮碘。对Ⅱ度、Ⅲ度子宫脱垂的患者，特别是有溃疡者，应阴道灌洗，在灌洗以后局部涂 40% 紫草油或含抗生素软膏，注意冲洗液的温度，一般以 41～43℃为宜，然后戴上无菌手套将脱垂的子宫还纳于阴道内，让患者平卧于床上半小时。

（3）手术后护理：应卧床休息7～10天；留置尿管10～14天；避免增加腹压的动作，用缓泻剂预防便秘。同时，每天行外阴冲洗，观察阴道分泌物的特点。遵医嘱按时、按量应用抗生素。

3. 心理护理　子宫脱垂一般病程较长，患者往往有烦躁情绪，护士应亲切地对待患者，理解患者。解释子宫脱垂的疾病知识和预后。同时，做好家属的工作，让家属也理解患者，协助患者渡过难关，早日康复。

（考点：子宫脱垂术后的护理）

五、健 康 教 育

教会轻症患者做盆底肌功能锻炼，会使用子宫托。术后一般休息3个月，禁止盆浴及性生活，半年内避免重体力劳动。术后2个月复查伤口愈合情况；3个月后再到门诊复查。

自 测 题

A₁/A₂ 型题

1. 关于女性不孕的最常见原因，以下正确的是（　　）
   A. 子宫因素　　　B. 输卵管因素
   C. 子宫颈因素　　D. 卵巢因素
   E. 下丘脑因素

2. 子宫脱垂Ⅲ度是指（　　）
   A. 子宫颈外口距离处女膜缘小于4cm，但未达处女膜缘
   B. 子宫颈已达处女膜缘，但未超出该缘，检查时在阴道口见到子宫颈
   C. 轻型为子宫颈已脱出阴道口，但子宫体仍在阴道内
   D. 子宫颈或部分子宫体已脱出阴道口
   E. 子宫颈和子宫体全部脱出至阴道口

3. 患者，女性，35岁。因子宫内膜异位症住院手术。该病最典型的症状是（　　）
   A. 继发性痛经　　B. 月经改变
   C. 盆腔包块　　　D. 不孕
   E. 闭经

A₃ 型题

（4、5题共用题干）

患者，女性，35岁。已婚未育，近年来出现痛经，以月经第1天明显，后逐渐缓解，能忍受。妇科检查：右侧卵巢发现一3cm×4cm的囊性包块，阴道穹后部触痛明显。初步诊断"子宫内膜异位症"。

4. 为进一步确诊，以下哪项检查是最佳的（　　）
   A. B型超声　　　B. 腹腔镜
   C. CA125　　　　D. 基础体温
   E. 黄体酮试验

5. 以下关于该病的叙述，错误的是（　　）
   A. 基本病理变化为异位种植的子宫内膜在卵巢激素作用下发生周期性出血
   B. 卵巢最多见
   C. 继发性痛经是最主要的症状
   D. 可导致不孕
   E. 只能手术治疗

（6、7题共用题干）

患者，女性，59岁。因下腹部坠胀不适就诊。妇科检查：宫颈口位于处女膜边缘，尚未脱出，诊断为子宫脱垂。

6. 该患者属于子宫脱垂的（　　）
   A. Ⅰ度轻　　　　B. Ⅰ度重
   C. Ⅱ度轻　　　　D. Ⅱ度重
   E. Ⅲ度

7. 关于该患者的护理错误的是（　　）
   A. 加强营养
   B. 缩肛练习
   C. 可使用子宫托，持续携带以减轻症状
   D. 子宫托的大小要合适
   E. 预防感染

（李民华）

第18章

计划生育妇女的护理

案例 18-1　　初孕妇，26岁，妊娠39周。因胎膜早破行剖宫产术，产后第5个月恢复月经，一直应用避孕套避孕。现在是产后10个月，于1周前给孩子断奶。今来院咨询是放置宫内节育器避孕还是应用避孕药避孕。

　　问题： 1. 放置宫内节育器和口服避孕药有没有不良反应？

　　　　　　2. 患者在选择宫内节育器和口服避孕药后通常会出现哪些心理状况？

　　　　　　3. 若该患者选择放置宫内节育器，应告知什么时间来做节育器放置术？术后如何做健康教育？

　　　　　　4. 若该患者选择口服避孕药，护士应指导其如何服用？

　　计划生育是通过采用科学的方法实施生育调节，控制人口数量，提高人口素质，使人口增长与经济、资源和社会发展相适应。目前，我国在继续实施计划生育政策的基础上，为调整人口结构，进一步促进人口均衡发展，完善人口发展战略，由原来提倡一对夫妇只生育一个孩子，到全面实施一对夫妇生育两个孩子的政策，以应对人口老龄化给社会发展带来的不利影响。计划生育措施主要包括避孕、绝育及避孕失败补救措施。

第1节 避 孕

　　避孕指通过采用药物、器具以及利用妇女的生殖生理自然规律，使妇女暂时不受孕。理想的避孕方法应符合安全、有效、简便、实用、经济的原则，对性生活及性生理无不良影响，男女双方均能接受且乐意持久使用。常用的避孕方法有工具避孕、药物避孕及其他避孕方法等。

一、工 具 避 孕

　　利用器具阻止精子和卵子结合或干扰孕卵着床达到避孕目的。

（一）避孕套

　　避孕套（阴茎套）为男用避孕工具（图18-1），为筒状优质薄乳胶制品，顶端呈小囊状，为储精囊，排精时精液潴留于小囊内，不能进入宫腔，而达到避孕目的。每次性交时应更换新的避孕套。正确使用避孕有效率可达93%～95%。避孕套还具有防止性传播疾病的作用。

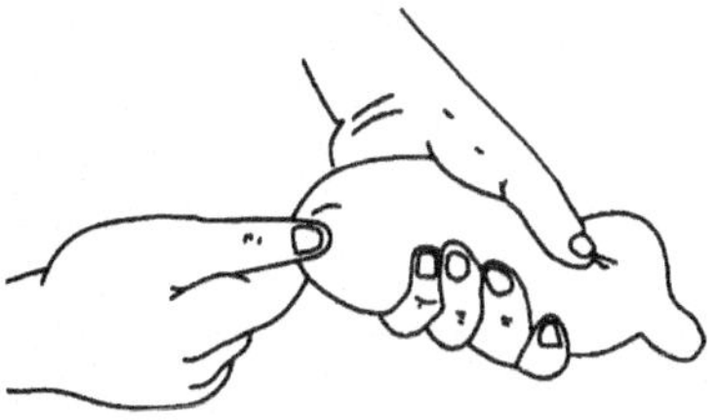

（二）宫内节育器

　　宫内节育器（IUD）是一种相对安全、有效、简便、经济、可逆、广大妇女易于接受的节育器具。

　　1. 种类　大致分为两大类（图18-2）。

　　（1）惰性IUD（第一代IUD）：由惰性材料如金属、硅胶、

图18-1　避孕套检查方法

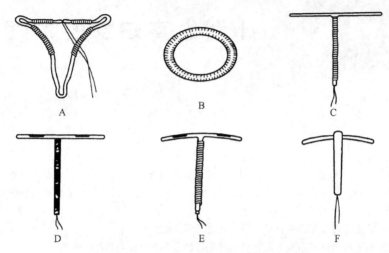

图 18-2　国内常用宫内节育器
A. V 形节育器；B. 金属圈环节育器；C. TCu-200；D. TCu-220；E. TCu-380；
F. 药物缓释宫内节育器

尼龙等制成，我国主要为不锈钢圆环及宫形环等，因带器妊娠和脱落率高，目前已淘汰。

（2）活性 IUD（第二代 IUD）：其内含有活性物质如金属铜、激素、药物及磁性物质等，可提高避孕效果，减少不良反应。我国主要有以下两种。①带铜宫内节育器：有 T 形、V 形、伞形（母体乐）等。②药物缓释宫内节育器：如含孕激素 T 形节育器（曼月乐），含锌、前列腺素合成酶抑制剂及抗纤溶药物等的节育器。

2. 避孕原理　干扰孕卵着床，毒害精子和胚胎，改变宫腔环境等。

3. 宫内节育器放置术（图 18-3）

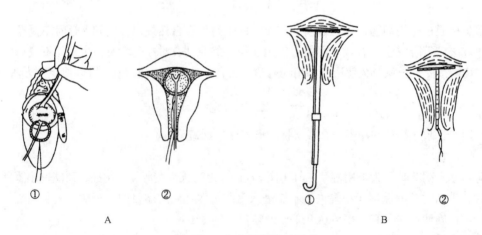

图 18-3　宫内节育器放置术
A. 环形节育器放置术：①用放环叉放入节育环，②将节育环放到宫底；
B. T 形节育器放置术：①用放置器将节育器放入宫腔，固定中轴后退出套管，②T 形节育器放入宫腔内

（1）适应证：凡育龄妇女要求放置宫内节育器而无禁忌证者均可放置。

（2）禁忌证：①月经过多过频或不规则阴道流血。②生殖道急、慢性炎症。③生殖器官肿瘤。④子宫颈内口松弛，重度子宫颈裂伤，子宫脱垂或畸形。⑤严重全身性疾病。

（3）操作步骤：手术者排尿后取膀胱截石位，检查子宫位置、大小及附件情况。消毒外阴，铺无菌洞巾，阴道窥器暴露子宫颈，再次消毒，用宫颈钳钳夹子宫颈前唇，用宫腔探针探测宫腔深度。用宫颈扩张器依次扩至 6 号。用放环器将节育器放置宫腔底部，若宫内节育器有尾丝，应在距子宫颈外口 2cm 处将尾丝剪断。观察无出血后，取出宫颈钳和阴道窥器。

（4）护理措施

1）放置时间：一般选择月经干净后 3～7 天；人工流产术后宫腔深度＜10cm；产后 42 天子宫复旧正常、恶露已净；剖宫产术后半年放置；哺乳期排除早孕者。

（考点：宫内节育器放置术的时间）

2）术前准备：①向手术者介绍 IUD 的避孕原理、放置的目的和过程，使其理解并配合。②协助医生选择合适的 IUD，T 形 IUD 分为 26、28、30 号 3 种，通常宫腔深度小于 7cm 者用 26 号，大于 7cm 者用 28 号。③观测患者生命体征，手术区域皮肤准备，嘱患者排空膀胱。

3）术后护理：①观察患者生命体征，重点监测体温变化。②观察腹痛及阴道流血情况，发现异常及时处理。③预防感染，保持会阴清洁。

（5）副作用及护理

1）出血：表现为经量增多或不规则阴道流血，多发生于放置术后半年内。一般不需要处理，3～6 个月后逐渐恢复。重者考虑取出 IUD 或改用其他避孕方法。

2）腰腹坠胀感：轻者不需要处理，一般在数月后好转，重者考虑更换合适的宫内节育器。

（6）并发症：术中及术后可能出现感染、子宫穿孔、节育器脱落、带器妊娠或节育器异位、嵌顿、断裂等并发症。为减少并发症的发生应定期随访，一旦发生并发症，应告知正确的处理方法并取得配合。

4．宫内节育器取出术

（1）适应证：因副作用治疗无效或出现并发症、改用其他避孕措施或绝育、计划再生育、放置期限已满需更换、围绝经期停经半年后或月经紊乱者、带器妊娠者。

（2）禁忌证：患生殖器急、慢性炎症或严重全身性疾病，待病情好转后再取出。

（3）物品准备：基本同 IUD 放置术，将放环器改为取环钩，另加血管钳 1 把。

（4）操作步骤：常规外阴、阴道、子宫颈消毒，有尾丝者，用血管钳夹住后轻轻取出；无尾丝者，先用子宫探针探查 IUD 位置，再用取环钩或长钳牵引取出。若遇取器困难，可在 B 型超声或 X 线下取出。

（5）护理措施

1）取出时间：以月经干净后 3～7 天为宜，出血多者随时可取。带器早期宫内妊娠于人工流产同时取出。带器异位妊娠者于术前诊断性刮宫或术中、术后取出。

2）术前准备：向受术者介绍目的过程，取得其配合；准备好手术所需物品。观测患者生命体征，手术区域皮肤准备，嘱患者排空膀胱。

3）术后护理：①观察患者生命体征，重点监测体温变化。②保持会阴清洁，预防感染。

5．健康教育

（1）宫内节育器放置术后可能有少量阴道出血及腹部轻微不适，常发生在术后最初 3 个月内，轻者无须处理，症状严重者应及时就诊。

（2）放置术后休息 3 天，取出术后休息 1 天。术后禁止性生活和盆浴 2 周，保持外阴清洁。

放置术后 3 个月内每次行经或排便时注意有无节育器脱落。

（3）节育器放置术后 3、6、12 个月各复查 1 次，以后每年 1 次，直至取出。复查于月经干净后进行。

（4）惰性节育器一般放置期限为 15～20 年，活性节育器一般放置期限为 5～8 年，到期者应及时更换，以免影响避孕效果。

（考点：宫内节育器取出术的时间及健康教育）

二、激 素 避 孕

激素避孕是指应用甾体激素达到避孕效果。目前国内主要为人工合成的甾体激素避孕药，由雌、孕激素配伍组成。

（一）甾体激素避孕原理

1. 抑制排卵 抑制下丘脑释放 GnRH，从而抑制垂体分泌 FSH 和 LH，并直接影响垂体对 GnRH 的反应，不出现排卵前 LH 高峰，不发生排卵。

2. 阻碍受精 孕激素使子宫颈分泌物黏稠，不利于精子穿透。

3. 阻碍着床 改变子宫内膜形态与功能，使子宫内膜分泌不良，不适合孕卵着床。

（二）适应证与禁忌证

1. 适应证 要求避孕的健康育龄妇女，无激素避孕药禁忌证者。

2. 禁忌证 ①有严重全身性疾病：如心血管疾病、肝炎、肾炎、血液病或血栓性疾病、内分泌疾病。②恶性肿瘤、癌前病变、子宫或乳房肿块。③严重精神病，生活不能自理者。④月经稀少或年龄大于 45 岁者和 35 岁以上的吸烟妇女。⑤哺乳期妇女。⑥有严重偏头痛，反复发作者。

（三）甾体激素避孕的种类及用法

甾体激素避孕药包括口服避孕药、长效避孕针、缓释系统避孕药和避孕贴剂。

1. 常用甾体激素避孕药的种类及用法见表 18-1。

表 18-1 常用甾体激素避孕药的种类及用法

类别	名称	成分		用法
		雌激素含量（mg）	孕激素含量（mg）	
短效片	复方炔诺酮片（避孕片1号）	炔雌醇 0.035	炔诺酮 0.6	自月经第 5 天起，每晚 1 片口服，连服 22 天，若漏服应在 12 小时内补服 1 片
	复方甲地孕酮片（避孕片2号）	炔雌醇 0.035	甲地孕酮 1.0	
	妈富隆单相片	炔雌醇 0.03	去氧孕烯 0.15	
	敏定偶	炔雌醇 0.03	孕二烯酮 0.075	
	美欣乐	炔雌醇 0.02	去氧孕烯 0.15	
	优思明	炔雌醇 0.03	屈螺酮 3.0	
长效片	三合一炔雌醚片	炔雌醚 2.0	氯地孕酮 6.0 炔诺孕酮 6.0	于月经来潮第 5 天开始服第 1 片，第 10 天服第 2 片，以后按第 1 次服用日期每月服 1 片。停用时，应在月经周期第 5 天开始口服短效避孕药 3 个月，作为过渡期

续表

类别	名称	成分		用法
		雌激素含量（mg）	孕激素含量（mg）	
探亲避孕药片	炔诺酮探亲避孕片		炔诺酮 5.0	适用于探亲时间在 14 天内，于性生活当晚及以后每晚口服 1 片
	甲地孕酮探亲避孕片（探亲避孕片 1 号）		甲地孕酮 2.0	适用于探亲时间在 14 天以上，性生活前 8 小时服 1 片，当晚再服 1 片，以后每晚 1 片，直到探亲结束次晨加服 1 片
	双炔失碳酯（C53 号避孕药）		双炔失碳酯 7.5	性生活后立即服 1 片，次晨加服 1 片，不需连续用药，以后每次性生活后即服 1 片
长效避孕针	复方 复方己酸孕酮	戊酸雌二醇 2.0	己酸羟孕酮 250.0	首次于月经周期第 5 天和第 12 天各肌内注射 1 支，以后于每次月经周期第 10～12 天肌内注射 1 支
	复方甲地孕酮避孕针	雌二醇 5.0	甲地孕酮 25.0	
	单方 庚炔诺酮注射液		庚炔诺酮 200.0	每隔 2 个月肌内注射 1 次

（考点：指导患者正确服药）

2. 缓释系统避孕药 将避孕药（主要是孕激素）与具备缓释性能的高分子化合物制成各种剂型，在体内持续恒定进行微量释放，起长效避孕作用。常用类型有皮下埋置剂、微球和微囊避孕针、缓释阴道避孕环。

3. 避孕贴剂 避孕药放在特殊贴片内，粘贴在皮肤上，每日释放一定剂量避孕药，通过皮肤吸收达到避孕目的。

（四）药物的不良反应及护理

1. 类早孕反应 服药后多有恶心、食欲缺乏、困倦、头晕等，坚持服药数天后常自行减轻或消失；症状严重者遵医嘱口服维生素 B_6、甲氧氯普胺等。

2. 阴道流血 漏服、迟服引起服药期间出血（突破性出血），遵医嘱补服雌激素或孕激素。如出血量多，按月经来潮处理。

3. 月经过少或停经 服药后因体内雌激素减少，子宫内膜变薄引起月经量减少或停经。连续用药两个周期无月经来潮，应考虑更换避孕药种类。更换药物后仍无月经来潮者，遵医嘱停止服用避孕药。

4. 体重增加 部分妇女长时间服用避孕药，出现体重增加，但不致引起肥胖，也不影响健康。

5. 色素沉着 少数妇女服药后颜面部皮肤出现蝶形淡褐色色素沉着，停药后可自行消退或减轻。

6. 其他 偶可出现头痛、乳房胀痛、皮疹、皮肤瘙痒，可对症处理，严重者需停药。

（考点：药物避孕的不良反应）

（五）护理措施

1. 一般护理 指导服药者少食多餐，多进食营养丰富、易消化食物，禁食过甜、味道过浓食品。

2. 用药护理　指导正确选择避孕药并告知服药者正确使用方法，强调按时服药的重要性，避免漏服，以防避孕失败或发生突破性出血。长效避孕针剂使用时，一定要将药液吸尽，以免影响避孕效果。对有禁忌证的患者应耐心帮其选择合适的避孕方法。

3. 心理护理　提供心理支持，热情接待愿意使用避孕药物的育龄妇女，耐心做好解释工作，消除其思想顾虑，使其乐于接受和配合用药。

（六）健康教育

1. 妥善保管药物，防止儿童误服；存放于阴凉干燥处，药物受潮后可能影响避孕效果，不宜再使用。

2. 要求生育者在停用避孕药 6 个月后再考虑妊娠；哺乳期妇女不宜服用。

三、其他避孕方法

（一）紧急避孕

紧急避孕是指在无防护措施性生活后或避孕失败后一定时间内（几小时或几天内）采取的防止妊娠的补救避孕法。不作为常规避孕方法。紧急避孕是通过阻止或延迟排卵、干扰受精或阻碍着床来完成的。

1. 宫内节育器　带铜宫内节育器可用于紧急避孕。适合于希望长期避孕且符合放置节育器者。放置时间为无防护措施性生活后 120 小时内，有效率达 95% 以上。

2. 紧急避孕药

（1）激素类：①单孕激素制剂：左炔诺孕酮片，在无防护措施性生活 72 小时内服 1 片，12 小时再服 1 片。②雌、孕激素复方制剂：复方左炔诺孕酮片，在无防护措施性生活 72 小时内服 4 片，12 小时再服 4 片。

（2）非激素类：米非司酮，抗孕激素制剂，在无防护措施性生活 120 小时内服用 25mg 即可。

（二）安全期避孕法

多数育龄妇女具有正常月经周期，排卵多在下次月经前 14 天，排卵前后 4～5 天内为易受孕期，其余时间不易受孕为安全期。采用安全期进行性交而达到避孕目的，称安全期避孕法或自然避孕法。因排卵受情绪、健康状况、外界环境等多种因素的影响，此法并不十分可靠，失败率高达 20%。

（三）外用避孕药

通过阴道给药杀精或改变精子的功能，达到避孕效果。目前广泛使用是以壬苯醇醚为主药制成避孕药膜，将药膜揉成团状，于性交前 5 分钟放入阴道深处，待其溶解后即可性交。正确使用，避孕率达 95% 以上。

（四）免疫避孕法

免疫避孕法的导向药物避孕和抗生育疫苗，是近年来有开发前景的避孕药物，均在研究中。

第 2 节　输卵管节育术

绝育是指通过手术或药物，使女性达到永久性不生育。女性绝育的主要方法为输卵管绝育术。有经腹输卵管结扎术或经腹腔镜输卵管绝育术。本节主要介绍经腹输卵管结扎术。

（考点：女性绝育方法）

（一）适应证

自愿接受绝育手术且无禁忌证者；患有严重的全身性或遗传性疾病不宜生育者。

（二）禁忌证

各种疾病的急性期；全身健康状况不佳，如心力衰竭、产后出血等不能胜任手术；腹部皮肤感染或内外生殖器炎症；患严重的神经症；24 小时内 2 次体温达 37.5℃或以上。

（三）手术时间选择

非孕妇女应选择在月经干净后 3～7 天；人工流产或正常分娩后 48 小时内，剖宫产、剖宫取胎手术同时；哺乳期或闭经妇女排除早孕后。

（四）麻醉方式

采用局部浸润麻醉或硬膜外麻醉。

（五）手术步骤

麻醉→切口→提取并确认输卵管→结扎输卵管→关腹（图 18-4）。

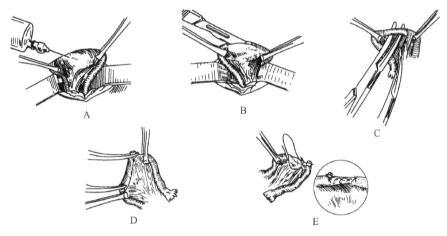

图 18-4　经腹输卵管结扎术手术步骤

A. 输卵管浆膜下注射生理盐水或普鲁卡因；B. 切开浆膜层；C. 剥出输卵管；
D. 剪除约 2.5cm 输卵管；E. 包埋输卵管近端，缝合浆膜层，输卵管远端暴露在系膜外

（六）手术并发症

1. 出血或血肿　多因过度牵拉，钳夹损伤输卵管或其系膜所致。

2. 感染　分内源性和外源性，应严格掌握手术指征，执行无菌操作规程，治疗体内原有的感染灶，防止发生感染。

3. 脏器损伤　多因操作不熟练，术前未排空膀胱，解剖关系辨认不清而导致膀胱及肠管损伤。

4. 绝育失败　由绝育措施本身的缺陷或技术误差所致。绝育失败后再孕的情况偶有发生，除宫内妊娠外，还应警惕异位妊娠情况。

（七）护理措施

1. 术前准备

（1）术前详细询问病史，通过全身体格检查、妇科检查、白带常规、血常规、尿常规、出凝血时间、肝肾功能等检查，全面评估受术者。

（2）腹部手术区域皮肤准备，进行普鲁卡因皮试。

（3）排空膀胱。

2. 术后护理

（1）体位及活动：术后除硬膜外麻醉者外，其他静卧数小时后即可下床活动，鼓励患者及早排尿。

（2）病情观察：术后密切观察患者体温、脉搏，有无腹痛、内出血或脏器损伤征象等。

（3）预防感染：保持腹部切口敷料干燥、清洁，防止感染。

3. 心理护理　与受术者交谈了解其焦虑程度，耐心解答受术者及家属的问题，利用科普资料讲解输卵管结扎术的原理和手术过程，消除其顾虑，使受术者轻松愉快地配合手术。

（八）健康指导

嘱受术者出院后加强营养，鼓励及早下床活动，防止肠粘连。术后休息 3～4 周，禁止性生活 1 个月。术后 1 个月、3 个月各随访一次，了解月经情况；检查腹部伤口及盆腔情况。

第 3 节　终 止 妊 娠

药物治疗采用药物避孕、工具避孕和绝育术，均有一定的避孕失败率。避孕失败的补救措施是人工终止妊娠，包括人工流产术和引产术，根据妊娠时间可选择不同的终止妊娠的方法。

一、药 物 流 产

药物流产是指应用药物终止早期妊娠的方法，目前临床应用的药物为米非司酮配伍米索前列醇，终止早孕完全流产率达 90% 以上。

（一）适应证

年龄 40 岁以下、妊娠 7 周内，自愿要求药物流产；B 型超声确诊宫内妊娠；手术流产高危对象或对手术流产有恐惧和顾虑心理。

（考点：药物流产的时间）

（二）禁忌证

心、肝、肾疾病；与甾体激素有关的肿瘤；肾上腺疾病、糖尿病、青光眼、过敏体质、带器妊娠等。

（三）服药方法

1. 顿服法　用药第 1 天顿服米非司酮 200mg，第 3 天早上口服米索前列醇 0.6mg。

2. 分服法　150mg 米非司酮分次口服，服药第 1 天晨服 50mg，8～12 小时再服 25mg；第 2 天早晚各服 25mg；第 3 天 7 时再服 25mg。每次服药前后至少空腹 1 小时。于第 3 天服用米非司酮 1 小时后口服米索前列醇 0.6mg。

（四）护理措施

1. 向患者说明服药后排出胎囊的可能时间，大多数患者在服药 6 小时内出现阴道流血，胎囊随之排出。告知患者可能会出现阴道流血、小腹下坠感、腹痛等症状。

2. 协助患者如厕，指导患者使用专用便器收集妊娠排出物。

3. 密切观察阴道流血、腹痛等情况，如若流产不全或流产失败协助医生做好清宫准备。

4. 不良反应及注意事项

（1）服药后出现轻度恶心、呕吐、下腹痛和乏力等，可对症处理。

（2）流产后阴道出血一般持续在 10～14 天，若出血时间较长（21 天以上）或突然阴道大量出血，需急诊刮宫。

5. 心理护理　关注患者心理变化，介绍药物流产相关知识，陪伴患者，减轻思想顾虑。

（五）健康指导

1. 保持外阴清洁，1 个月内禁止盆浴和性生活。

2. 指导避孕措施，5 周后随访，了解月经情况。

二、手术流产

手术流产是采用手术方法终止妊娠，包括负压吸引术和钳刮术。

（一）适应证

1. 负压吸引术　适用于妊娠 10 周内经 B 型超声证实为宫内妊娠，无手术禁忌证者。

2. 钳刮术　适用于妊娠 11～14 周无手术禁忌证者。

（考点：人工流产术的时间）

（二）禁忌证

1. 生殖器官急性炎症，如急性盆腔炎、宫颈炎、阴道炎等。

2. 各种急性传染病、慢性传染病急性发作期、严重的全身性疾病。

3. 妊娠剧吐酸中毒尚未纠正者。

4. 手术当日两次体温均在 37.5℃以上者。

（三）人工流产术镇痛与麻醉

人工流产术操作时间很短，仅数分钟，一般不需要麻醉，但为了减轻受术者疼痛，可在麻醉下行人工流产术。

知识链接

临床新应用——无痛人工流产术

为减轻受术者痛苦，近年临床上开展了无痛人工流产术，即在麻醉下行人工流产。目前最常用的麻醉方法是依托咪酯静脉注射法，术前禁食，将含 20mg 依托咪酯溶液 10ml 于 15～60 秒内静脉注射完毕，药物显效后立即手术，需由麻醉师负责麻醉监护。

（四）手术操作

1. 负压吸引术　①窥开阴道，暴露及消毒子宫颈后，用宫颈钳钳夹子宫颈前唇（图 18-5A）。②探针探测子宫颈深度，顺号扩张子宫颈至比选用的吸管大 1/2～1 号（图 18-5B）。③将按孕周选择好的吸管连接吸引器并进行负压实验（图 18-5C）。④吸管头伸入宫底后对准胎囊附着部位，负压吸引宫内妊娠物（图 18-5D）。⑤退出吸管后刮匙搔刮宫腔 1 周（图 18-5E）。

2. 钳刮术（图 18-6）　①用机械或药物方法使子宫颈松软。②用卵圆钳夹破胎膜，使羊水流尽。③钳夹胎儿与胎盘组织。④用刮匙轻刮宫腔 1 周。⑤出血多时加用缩宫素。

（五）护理措施

1. 术前护理　介绍手术终止妊娠的方法、过程、适应证、禁忌证及注意事项，使受术者了解相关知识，积极配合手术。指导受术者术前 3 天禁止性生活。做好物品准备。

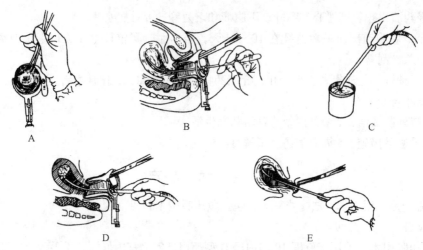

图 18-5　人工流产负压吸引术及手术步骤

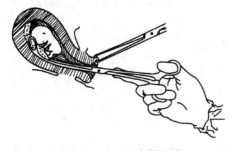

图 18-6　人工流产钳刮术

2. 术中护理　术中操作细致，严格无菌操作观念，术中陪伴受术者身边，指导其使用深呼吸减轻不适，并仔细观察受术者的反应。

3. 术后护理　术后送受术者到观察室观察 1~2 小时，钳刮术宜住院进行。注意阴道流血及腹痛情况。术后如有发热、腹痛、阴道流血量多或持续流血超过 10 天以上时，应及时到医院就诊。

4. 并发症及其护理　术中或术后可能出现人工流产综合征、子宫穿孔、漏吸、感染等并发症。应做好术前准备，术中严格无菌操作并观察受术者的反应，术后监测体温变化，了解腹痛及阴道流血的情况，发现异常及时报告医生并协助处理。

5. 心理护理　术前要积极与受术者沟通，了解其恐惧、焦虑的原因及程度，向受术者及家属讲解手术的性质、手术方式及可能出现的并发症，消除受精紧张、恐惧的心理并主动配合手术。

（六）健康教育

1. 注意休息，加强营养。

2. 嘱受术者术后保持外阴清洁，1 个月内禁止性生活及盆浴，避免感染。负压吸引术后休息 2 周，钳刮术后休息 4 周。

3. 告知受术者人工流产术不宜经常实施，指导夫妇双方采用安全可靠的避孕措施。

（考点：人工流产手术的术后护理及健康教育）

知识链接

人工流产综合征

人工流产是计划生育失败后的补救措施，常规是在无镇痛措施下进行的。有少数妇女在施行负压吸引或钳刮人工流产过程中，或手术刚开始时出现心跳减慢、血压下降、面色苍白、出冷汗、头晕、恶心、呕吐及胸闷等症状，这种情况称为"人工流产综合征"。发生这种情况后应立即停止手术，一般休息片刻后即可恢复正常，严重者可静脉注射阿托品，待情况好转后可以继续进行手术。

三、中期妊娠引产术

（一）适应证

妊娠13~28周无禁忌证，要求终止妊娠者；因患各种疾病不宜继续妊娠或检查发现胎儿畸形者。

（二）禁忌证

严重全身性疾病不能实施手术者；各种急性感染性疾病、慢性疾病急性发作期及生殖器官急性炎症；剖宫产术或肌瘤挖除术2年内；已有感染症状者或反复阴道流血者；术前24小时体温两次超过37.5℃者。

（三）手术方法的选择及过程

根据个体健康状况选择不同的引产方法，常用引产方法有依沙吖啶引产、水囊引产、前列腺素引产等。

1. 依沙吖啶引产（羊膜腔内注入法）（图18-7） ①排空膀胱后取平卧位，常规消毒、铺巾。②用穿刺针从B型超声选定的穿刺点或宫底下2~3横指、中线旁空虚部位垂直进针，经过2次落空感后即进入宫腔，拔出针芯，见羊水溢出，用注射器抽出羊水后，将50~100mg依沙吖啶药液（不超过100mg）注入羊膜腔内。③拔出穿刺针，局部用消毒纱布2~3块压迫数分钟后胶布固定。

2. 水囊引产（图18-8） ①暴露及扩张子宫颈后用敷料镊将水囊送入子宫腔，直到整个水囊全部放入子宫颈内口。②缓慢注入300~500ml生理盐水。

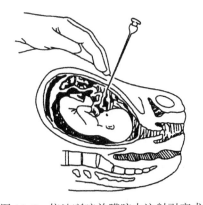

图18-7 依沙吖啶羊膜腔内注射引产术

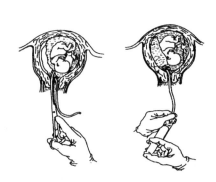

图18-8 水囊引产术

（四）护理措施

1. 术前护理

（1）告知受术者手术过程及可能出现的情况，取得其配合，签署知情同意书。

（2）指导受术者前3天禁止性生活。

（3）术前每日冲洗阴道1次。

2. 术中护理

（1）严格执行无菌操作规程。

（2）注意观察受术者有无呼吸困难、发绀等异常情况，警惕羊水栓塞的发生。

（3）放置水囊后定时测体温，特别注意观察有无寒战、发热等征象。

（4）嘱受术者尽量卧床休息6～24小时，适时下地活动，慢慢增加活动量。

3. 术后护理

（1）提供安静舒适的休养环境，教会受术者缓解疼痛的方法。

（2）观察阴道流血或流液情况。如有异常，立即通知医生并协助处理。

（3）胎儿娩出后，遵医嘱使用缩宫素、抗生素等药物，减少阴道出血，预防感染，指导产妇及时采取退奶措施。

4. 心理护理　为受术者提供宣泄情感的机会，鼓励其说出内心的顾虑、恐惧等，并给予同情、鼓励和帮助，以减轻其紧张心理，有助于受术者积极配合手术操作。

（五）健康教育

1. 出院后注意休息，加强营养。

2. 保持外阴清洁，术后6周内禁止性生活和盆浴。

3. 为产妇提供避孕指导。

4. 术后1个月随访，如出现阴道出血多、发热、腹痛等症状及时就诊。

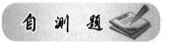

A_1/A_2 型题

1. 对于放置宫内节育器术中及术后的处理应除外（　　）

   A. 术中随时观察受术者的情况

   B. 嘱受术者如有出血多、腹痛、发热等情况随时就诊

   C. 1周内禁止性生活

   D. 术后1周内避免重体力劳动

   E. 术后2周内禁止盆浴及性生活

2. 下列避孕方法中，属于抑制排卵的方法是（　　）

   A. 药物避孕　　　B. 安全期避孕

   C. 避孕套避孕　　D. 免疫避孕法

   E. 使用阴道隔膜

3. 某育龄期妇女要求口服避孕药避孕，在向护士询问有关使用避孕药的注意事项时，护士解释后，确认该妇女理解错误的是（　　）

   A. 乳房有肿块者忌服

   B. 针剂应深部肌内注射

   C. 肾炎患者忌服

   D. 放置避孕药片潮湿，影响效果

   E. 哺乳期妇女适宜口服避孕药

4. 某育龄期妇女要求放置节育环避孕，护士强调禁忌证时，不包括（　　）

   A. 轻度贫血　　　B. 急性盆腔炎

   C. 月经过频　　　D. 生殖道肿瘤

   E. 宫颈口过松

5. 以下有关人工流产的护理措施，错误的是（　　）

   A. 药物流产适用于停经7周以内者

   B. 负压吸引术适用于妊娠10周以内者

   C. 钳刮术适用于妊娠11～14周以内者

   D. 术前两次体温≥37.5℃不应手术

   E. 手术过程中一旦出现心率减慢，应立即剖腹探查

6. 有关多种避孕方法的作用机制，不妥当的是（　　）

   A. 抑制排卵

   B. 阻塞输卵管

   C. 阻止精子与卵子结合

   D. 改变宫腔内环境

   E. 阻止受精卵植入

7. 下述哪项不是宫内节育器的并发症（　　）

   A. 感染　　　　　B. 节育器异位

   C. 脱环　　　　　D. 带环妊娠

   E. 血肿

8. 某育龄期妇女，妊娠50天行负压吸宫术，护士强调术后注意事项，不正确的是（　　）

   A. 术毕，应休息1～2小时

   B. 术后1个月禁止盆浴

   C. 半个月内禁止性生活

   D. 保持外阴清洁

E. 持续阴道流血 10 天以上，须及时复诊

9. 人工流产吸宫术适用于妊娠（　　）
    A. 6 周内
    B. 8 周内
    C. 10 周内
    D. 12 周内
    E. 14 周内

10. 某育龄期妇女服用短效避孕药避孕，当天晚上忘记服药，第二天晨起向社区打电话咨询，护士告知，漏服后需补服的时间应在（　　）
    A. 4 小时内
    B. 6 小时内
    C. 8 小时内
    D. 12 小时内
    E. 24 小时内

11. 护士在向患者解释放置宫内节育器后，不应该出现下列哪项问题（　　）
    A. 经量增多
    B. 色素沉着
    C. 腰酸腹坠
    D. 子宫穿孔
    E. 感染

12. 关于宫内节育器放置的时间，以下说法不妥的是（　　）
    A. 哺乳期结束时
    B. 人工流产术后即放置
    C. 月经干净后 1 周内
    D. 剖宫产 6 个月后
    E. 自然分娩满 3 个月

13. 某育龄期妇女放置宫内节育器，术后向护士咨询其副作用，正确的是（　　）
    A. 子宫穿孔
    B. 节育器嵌顿
    C. 出血
    D. 节育器断裂
    E. 节育器脱落

14. 护士在向患者解释宫内节育器放置时间时，正确的是（　　）
    A. 正常分娩后 2 个月
    B. 哺乳期随时放置
    C. 人工流产宫腔深度大于 10cm
    D. 月经干净后 3～7 天
    E. 剖宫产后 2 个月

15. 宫内节育器取出术适应证不包括（　　）
    A. 因副作用治疗无效的
    B. 改用其他避孕方法的
    C. 近绝经期
    D. 计划再生育的
    E. 出现并发症的

16. 患者，女性，35 岁，已婚，体胖。平素月经不规律，已有近 5 个月未来月经，到医院就诊，

经检查医生告知已妊娠 12 周左右，患者要求终止妊娠，医生计划收入院行钳刮术，该患者询问适合做钳刮术的时间是（　　）
    A. 10～12 周
    B. 11～14 周
    C. 5～7 周
    D. 15～17 周
    E. 6～8 周

17. 人工终止妊娠引产术适用于妊娠（　　）
    A. 16～28 周
    B. 13～28 周
    C. 13～18 周
    D. 10～20 周
    E. 12～28 周

18. 某妇女到医院妇科门诊咨询药物避孕方法，向护士咨询得知目前应用最广的避孕药是（　　）
    A. 速效避孕药
    B. 紧急避孕药
    C. 长效口服避孕药
    D. 外用避孕药
    E. 短效口服避孕药

19. 某女士有习惯性痛经史，护士建议她采用的最佳避孕方法是（　　）
    A. 安全期避孕法
    B. 输卵管结扎
    C. 口服避孕药
    D. 避孕套
    E. 阴道隔膜

20. 患者，女性，30 岁。妊娠 48 天行吸宫术，护士向该女士讲述术后注意事项中正确的是（　　）
    A. 有腹痛或出血多者，应随时就诊
    B. 1 周内禁止盆浴
    C. 2 周内禁止性生活
    D. 阴道流血期间每天坐浴
    E. 休息 1 个月

21. 某女士，27 岁。来医院放置宫内节育器，计划生育室护士向周女士介绍术后健康指导，不正确的是（　　）
    A. 术后休息 3 周
    B. 1 个月内禁止重体力劳动
    C. 术后可有阴道出血
    D. 术后 1、3、6 个月复查
    E. 术后 2 周内禁性交、盆浴

22. 某产妇，产后 42 天，哺乳，来院咨询避孕方法，护士指导应首选（　　）
    A. 宫内节育器
    B. 口服避孕药
    C. 避孕套
    D. 安全期避孕
    E. 闭经可不避孕

23. 患者，女性，28 岁，已婚，未育。来院咨询常

用避孕方法，你认为最不恰当的是（　　）

A. 应用避孕套　　B. 应用阴道隔膜

C. 放置宫内节育器 D. 口服短效避孕药

E. 做绝育术

24. 患者，女性，29岁。产后3个月，哺乳，未转经，要求避孕。妇科检查：子宫颈光滑，子宫正常大小，无压痛，两侧附件阴性，不宜选用的方法是（　　）

A. 宫内节育器　　B. 口服避孕药

C. 避孕套　　　　D. 安全期避孕

E. 女用避孕套

25. 患者，女性，30岁。停经55天，因计划外妊娠拟行人工流产负压吸宫术终止妊娠，术前护理措施中必需的是（　　）

A. 测量基础体温　B. 测量生命体征并记录

C. 交叉配血　　　D. B型超声检查

E. 建立静脉通路

26. 患者，女性，49岁。近来月经紊乱，经期延长至8~9天，咨询避孕措施，应指导其选用（　　）

A. 口服避孕药　　B. 注射避孕针

C. 安全期避孕　　D. 避孕套

E. 宫内节育器

A_3/A_4 型题

（27、28题共用题干）

患者，女性，22岁。因早孕要求终止妊娠，行人工流产过程中突然出现头晕、心动过缓、心律不齐、血压下降、面色苍白、出冷汗等征象。

27. 该患者可能发生了（　　）

A. 人工流产综合征 B. 心绞痛

C. 失血性休克　　D. 子宫穿孔

E. 神经症

28. 针对此种情况，最佳的处理措施是（　　）

A. 减慢手术过程

B. 让患者坐起休息

C. 肌内注射肾上腺素

D. 给予患者精神安慰

E. 给予阿托品静脉注射

（29、30题共用题干）

患者，女性，35岁。月经干净后5天，入院行经腹腔镜输卵管绝育术。

29. 术前护士发现以下哪种情况需及时告知医生考虑更改手术时间（　　）

A. 体温38.5℃　　B. 脉搏68次/分

C. 呼吸18次/分　D. 血压130/80mmHg

E. 血红蛋白120g/L

30. 护士为其预约再来进行手术的时间是（　　）

A. 下次月经干净后3~4天

B. 下次月经干净后2~3天

C. 下次月经干净后4~6天

D. 下次月经干净后5~7天

E. 进行降温治疗，然后随时可以进行手术

（31~33题共用题干）

患者，女性，已婚。已育有2个子女，平素月经规律，月经量较多，来院想口服短效避孕药进行避孕。

31. 护士告知该患者口服避孕药的时间是在（　　）

A. 月经第2天　　B. 月经第3天

C. 月经第5天　　D. 月经第7天

E. 月经干净后服用

32. 护士在告知该患者服药可能出现的问题，患者理解正确的是（　　）

A. 服药期间会发生类早孕反应，而且在服药期间会一直存在

B. 不会发生体重增加的现象

C. 可能会出现月经减少或者闭经现象

D. 如果出现漏服，需在24小时内补服药物

E. 服药避孕效果可以达到100%

33. 该患者咨询如果可能出现意外受孕，预采取紧急服用药物的时间是（　　）

A. 性生活后72小时内

B. 性生活后120小时内

C. 性生活后48小时内

D. 性生活后24小时内

E. 性生活后36小时内

（姜思艳）

第19章

妇 女 保 健

案例 19-1 患者，女性，46岁，农民。身体健康，遵守国家卫生和计划生育委员会相关法律法规，育有2个小孩，10年前已放置宫内节育器，月经规律正常，积极参加国家新农合等基本医疗保险。

问题：1. 作为护士，从妇女保健工作内容和要求出发，你应对该妇女进行哪些方面的保健指导？

2. 该妇女有无必要进行妇女疾病普查？若需普查，则普查的内容包括哪些？

第1节 概 述

一、妇女保健工作的意义

妇女保健工作是我国卫生保健事业的重要组成部分，是以维护和促进妇女健康为目的，面向群体、面向基层和预防为主，开展以保健为中心，以保障生殖健康为核心的妇女保健。做好妇女保健工作，促进妇女身心健康，直接关系到子代的健康，家庭的幸福和计划生育基本国策的贯彻落实。

二、妇女保健工作的目的

儿童优生、母亲安全是社会发展和文明的标志，妇女保健工作的目的在于通过积极的普查、预防保健及监护和治疗措施，为妇女提供连续的生理、心理服务与管理，做好妇女各期保健工作，以降低孕产妇及围生儿死亡率，减少患病率和伤残率，消灭和控制某些疾病发生及性传播疾病的传播，从而促进妇女身心健康。

三、妇女保健工作的方法

妇女保健的水平受到社会因素的影响，与科学文化水平、社会经济、政策法规等因素密切相关，在实际工作中应坚持以政府领导，充分发挥各级妇幼保健专业机构及基层三级妇幼保健网的作用。2015年国家卫生和计划生育委员会发布的《关于妇幼健康服务机构标准化建设与规范化管理指导意见》（以下简称《指导意见》）明确提出：妇女保健工作应根据服务人群来优化服务流程，整合服务内容，做到群体保健与临床保健相结合，防与治相结合。开展广泛宣传和健康教育，提高群众的自我保健和参与意识，同时有计划地组织培训和继续教育，不断提高专业队伍的业务技能水平，做好信息管理，重视资料的收集、整理、统计分析、提高妇女保健工作质量，同时健全有关法律法规，保障妇女的合法权利。

四、妇女保健工作的组织机构

（一）行政机构

1. 国家级 国家卫生与计划生育委员会内设妇幼健康服务司，领导全国妇幼保健工作。下设综合处、妇女卫生处、儿童卫生处、计划生育技术服务处、出生缺陷防治处。

2. 省级　省（直辖市、自治区）卫生与计划生育委员会内设妇幼健康服务处、计划生育基层指导处、计划生育家庭发展处。

3. 市（地）级　与省级关于妇幼保健行政机构的设置保持一致，也有设立妇幼卫生处。

4. 县（市）级　县（市）级卫生与计划生育委员会内设妇幼保健/妇幼卫生科。

（二）专业机构

《指导意见》中明确要加强妇幼健康服务机构建设，各级妇幼健康服务机构是具有公共卫生性质、不以营利为目的的公益性事业单位。

1. 省、市级妇幼健康服务机构　省级妇幼健康服务机构承担全省妇幼保健技术中心任务，地市级妇幼健康服务机构根据区域卫生规划承担妇幼保健技术分中心任务，并发挥着承上启下的作用。主要设有以下4个部门。

（1）孕产保健部：设有婚前保健科、孕前保健科、孕期保健科、孕产群体保健科、医学遗传与产前筛查科、产科、产后保健科。

（2）儿童保健部：设有儿科、新生儿科、新生儿疾病筛查科、儿童群体保健科等科室。

（3）妇女保健部：设有青春期保健科、更老年期保健科、乳腺保健科、妇科、中医妇科、妇女群体保健科。此外，根据功能定位、群众需求和机构业务发展需要可增设妇女心理卫生科、妇女营养科、不孕不育科等科室。

（4）计划生育技术服务部：设有计划生育服务指导科、计划生育咨询指导科、计划生育手术科、男性生殖健康科、避孕药具管理科。

2. 县区级妇幼健康服务机构　是三级妇幼健康服务机构的基础。侧重辖区管理、人群服务和基层指导。主要设置有：

（1）孕产保健部：设孕产保健科、产科。

（2）儿童保健部：设儿童保健科、儿科。

（3）妇女保健部：设妇女保健科、妇科。

（4）计划生育技术服务部：设计划生育技术服务科、计划生育指导科、避孕药具管理科。

《各级妇幼健康服务机构业务部门设置指南》还明确提出省级妇幼健康服务机构应设妇幼保健科学研究中心、妇幼卫生计划生育适宜技术培训推广中心，承担科学研究和适宜技术培训推广等工作。

第2节　妇女保健的工作任务

妇女保健工作的内容包括：妇女各期保健；计划生育指导；常见妇女病及恶性肿瘤的普查普治；妇女劳动保护。

一、妇女各期保健

（一）青春期保健

女性开始进入青春期是以月经初潮为标志，根据青春期女性特有的生理、心理和社会行为特点，青春期保健应重视女性健康与行为，开展三级预防：①一级预防：培养良好的个人生活习惯和行为方式，包括合理营养、适当的体育运动和体力劳动、注意经期卫生，开展心理卫生和性知识方面的健康教育。②二级预防：早期发现疾病和行为偏差问题，减少危险因素。③三级预防：及时开展疾病的治疗和康复。青春期保健以一级预防为重点。

（考点：女性进入青春期的标志）

（二）婚前保健

　　婚前保健是对男女双方在结婚登记前进行的婚前医学检查、婚前卫生指导和咨询的保健服务，目的在于及时发现影响结婚和生育的疾病，针对发现的疾病或异常情况以及男女双方提出的具体问题进行解答、提供相关信息，利于优生优育、提高出生人口素质的医学治疗或建议；同时提供性保健、生育保健和避孕知识，利于个人和家庭的美满幸福。婚前保健可避免近亲及遗传性疾病患者间不适宜的婚配或生育，减少遗传性疾病儿出生。

（三）围生期保健

　　围生期保健包括孕前期、孕期、分娩期、产褥期、哺乳期保健。

　　1. 孕前期保健　是指为准备妊娠的夫妇提供以健康教育与咨询、孕前医学检查、健康评估和健康指导为主要内容的保健服务。选择最佳的受孕时机，年龄过小（<18岁）或过大（>35岁）的女性易发生难产、产科并发症及胎儿染色体病，是高危妊娠的危险因素；孕前期女性的心理和社会环境因素十分重要，生活中的不良事件与妊娠期高血压疾病及产后抑郁症有关；药物避孕者应停药改为工具避孕，半年后再妊娠；夫妇应戒烟酒，避免接触有毒有害物质和放射线；积极治疗对妊娠有影响的疾病，如病毒性肝炎、糖尿病、心脏病及甲亢等；若曾有不良孕产史、家族遗传病史、传染病史者，应接受产前咨询。

　　2. 孕期保健　是指从确定妊娠之日起至临产前，为孕妇及胎儿提供的系列保健服务。目的是保护孕妇和胎儿在妊娠期间的安全、健康，开展出生缺陷产前筛查和产前诊断，及早干预，确保母儿安全。产前检查从确诊早孕开始，首次产前检查时间在6~8周为宜。妊娠6~13^{+6}周、妊娠14~19^{+6}周、妊娠20~23^{+6}周、妊娠24~27^{+6}周、妊娠28~31^{+6}周、妊娠32~36^{+6}周各1次，妊娠37~41周则每周检查1次。凡属高危妊娠者，应酌情增加产前检查次数。

　　（1）孕早期保健：孕早期是胚胎与胎儿发育的重要阶段，容易受有害因素影响，应尽早确诊并登记建立保健卡，预防致畸，加强孕妇孕期卫生、性生活、旅行、工作、饮食营养、休息与活动、心理适应等方面的健康教育，测定基础体重和血压，识别和预防流产的发生。指导孕妇避免接触有毒、有害物质和宠物，慎用药物，戒烟、酒，禁吸毒；避免精神刺激，改变不良生活习惯及生活方式，保持心理健康，补充叶酸（0.4~0.8mg/d）或服用含叶酸的复合维生素。

　　（2）孕中期保健：孕中期是胎儿生长发育较快的时期，应定期监护胎儿宫内生长发育，注重孕期营养，预防贫血，开始补充钙剂；开展胎儿开放性神经管畸形和唐氏综合征的遗传筛查、妊娠期糖尿病筛查和胎儿畸形排查。仔细检查孕早期各种影响因素对胎儿是否有损伤，必要时进一步做产前诊断。

　　（3）孕晚期保健：孕晚期胎儿发育最快的时期，应定期进行产前检查，及时发现异常胎位并矫正胎位，及早发现并纠正胎儿宫内缺氧；防治早产及妊娠并发症。检测胎儿生长发育的各项指标；做好分娩前身体、心理和物质方面的准备，了解分娩先兆、临产症状、分娩方式及分娩镇痛方法；做好乳房准备，纠正乳头内陷，以利于产后哺乳。有高危因素的孕妇应提前住院待产。

　　3. 分娩期保健　这段时间虽短但很重要且复杂，提倡住院分娩。分娩期保健应做到"五防""一加强"，"五防"即防滞产（注意胎儿大小、产道情况、产妇精神、宫缩强弱、子宫颈扩张和胎先露部下降情况）、防感染（严格无菌操作，推广破伤风类毒素注射）、防产伤（减少不必要干预或不适当操作，提高接生质量）、防出血（及时纠正宫缩乏力，及时娩出胎盘，密切监护产后 24 小时内出血量）、防新生儿窒息（及时纠正胎儿窘迫，做好新生儿抢救准备），"一加强"是加强对高危妊娠的产时监护和产程处理，保证母儿平安。

（考点：分娩期保健的"五防""一加强"内容）

4. 产褥期保健　产褥期是产妇全身器官恢复正常的时期，其保健均在初级保健单位进行，内容包括：开展产妇营养、卫生、活动与休息、母乳喂养等健康教育，重视产后访视和计划生育指导；指导产妇尽快适应新角色并建立亲子关系，鼓励家庭成员积极与产妇交流，促进家庭和谐发展。产后访视共 3 次，分别于产妇出院后 3 天内、产后 14 天和 28 天进行，若有必要，可酌情增加访视次数；产后 42 天应到医院进行产后健康检查。

5. 哺乳期保健　哺乳期是指母乳喂养婴儿的时期，一般为 10～12 个月。哺乳期保健的主要内容包括提倡并开展母乳喂养、促进母亲身心健康、计划生育及新生儿护理等方面的指导。提倡并开展母乳喂养是哺乳期保健的中心任务，母乳喂养的优点：①营养丰富，适合婴儿消化吸收，是婴儿最理想的营养食品。②含丰富抗体和其他免疫活性物质，能增强婴儿抵抗力。③省时、省力、经济又方便。④增强母子感情。⑤可促进子宫收缩，防止产后出血。

（考点：母乳喂养的优点）

定期访视，重点了解哺乳的次数、是否按需哺乳、观察哺乳的姿势并给予正确指导；评估婴儿睡眠、体重增长、大小便次数及性状、母子情感交流等。指导母亲饮食、休息、清洁卫生、产后运动及合理用药；哺乳期宜采取工具避孕或产后 3～6 个月放置宫内节育器的方法。

（四）绝经过渡期保健

绝经过渡期是指从卵巢功能衰退到最后一次月经的时期，可从 40 岁开始，历时时间因人而异，短则 1～2 年，长则 10 余年。中国妇女平均绝经年龄在 50 岁左右。由于卵巢功能衰退，出现体内内分泌系统和自主神经系统功能紊乱，出现一系列的生理和病理变化。以前曾采用"更年期""围绝经期"形容妇女这一特殊时期。此期保健的主要内容包括：加强食品营养，重视蛋白质、维生素、微量元素及钙剂的补充，锻炼与休息、卫生及心理方面的指导，防治围绝经期综合征、骨质疏松、心血管疾病、生殖道脱垂及压力性尿失禁等疾病。每 1～2 年进行 1 次妇科常见疾病及肿瘤的筛查，停经超过半年以上，可适时取出宫内节育器。必要时遵医嘱进行性激素补充治疗，以利身心健康，提高生命质量。

（五）老年期保健

妇女 60 岁及以上为老年期，卵巢功能完全衰竭，体内性激素水平很低，极易患各种身心疾病，此期保健内容包括：指导老年人定期体检，适度参加社会活动和从事力所能及的工作，保持生活规律和合理膳食，注意劳逸结合，及时防治老年期常见病和多发病。

二、做好计划生育技术指导

积极开展计划生育技术咨询，以育龄妇女为中心，普及节育知识，大力推广以避孕为主的综合节育措施。指导育龄妇女选择安全有效的节育方法，屏障式避孕措施能预防性传播疾病。严格掌握节育手术的适应证和禁忌证，减少和防止手术并发症的发生，提高节育手术质量，确保受术者的安全与健康。

三、定期进行妇女病及恶性肿瘤的普查普治

国家卫生和计划生育委员会关于《贯彻 2011-2020 年中国妇女儿童发展纲要实施方案》中

提出：对妇女开展疾病防治行动，建立健全各级妇女保健网络，定期开展妇女常见疾病及恶性肿瘤的普查普治工作，逐步扩大农村妇女乳腺癌、子宫颈癌检查及预防艾滋病、梅毒和乙肝母婴传播等重大公共卫生服务项目。35 岁以上妇女，应每 1~2 年普查 1 次，普查内容包括妇科检查、阴道分泌物检查、子宫颈细胞学检查、超声检查。若发现异常，应进行阴道镜检查、子宫颈活体组织检查、分段诊刮术、CT、MRI 等特殊检查，及早发现妇科肿瘤的癌前病变，做到早期发现、早期诊断及早期治疗，提高生存率及生存质量。

（考点：中老年妇女疾病及恶性肿瘤普查普治的时间要求）

四、妇女劳动保护

我国已经建立了较为完善的妇女劳动保护和保健的相关法律，2005 年修订的《中华人民共和国妇女权益保障法》规定妇女在经期、妊娠期、产期、哺乳期享受特殊保护，国家推行生育保险制度，用人单位不得在女职工妊娠期、分娩期、哺乳期降低其工资、予以辞退、解除其劳动或聘用合同。具体规定如下：

1. 月经期　遵循调干不调湿（不下水田等）、调轻不调重（不从事重体力劳动）的原则。

2. 妊娠期　对于不能适应原劳动岗位的妊娠期女职工，用人单位应根据医疗机构证明，予以减轻劳动量或者安排其他能够适应的劳动；孕妇在劳动时间内产前检查，所需时间计入劳动工时，妊娠 7 个月以上，用人单位不得安排夜班或者延长其劳动时间。

3. 围生期　女职工生育享受 98 天产假，其中产前可以休假 15 天；难产增加产假 15 天；若生育多胞胎，每多生育 1 个婴儿，增加产假 15 天。若妊娠未满 4 个月流产者，享受 15 天产假；妊娠满 4 个月流产者，享受 42 天产假。

4. 哺乳期　哺乳时间为 1 年，期间用人单位不得延长其劳动时间或安排夜班；每天的劳动时间内为哺乳期女职工安排 2 次哺乳时间（每次 30 分钟）；若生育多胞胎，则每增加 1 个婴儿，每天增加 1 小时哺乳时间。

自测题

A₁/A₂ 型题

1. "妇女各期保健" 对象中，不包括（　　）
   A. 儿童期幼女　　B. 青春期少女
   C. 老年期妇女　　D. 围生期妇女
   E. 围婚期妇女

2. 卵巢功能成熟，生育能力最旺盛的时期是（　　）
   A. 老年期　　　　B. 更年期
   C. 性成熟期　　　D. 青春期
   E. 幼年期

3. 以下关于保护哺乳期妇女休假的陈述，不妥的是（　　）
   A. 安排乳母享受 1 年哺乳假
   B. 每天两次享受带薪哺乳

C. 需要时可加夜班
D. 未满周岁婴儿的母亲不加班
E. 单胎乳母的哺乳 30 分钟 / 次

4. 我国女职工正常产假为（　　）
   A. 30 天　　　　B. 42 天
   C. 60 天　　　　D. 98 天
   E. 120 天

5. 我国政府规定：安排孕妇夜班劳动的时间不得超过妊娠满（　　）
   A. 3 个月　　　　B. 4 个月
   C. 5 个月　　　　D. 6 个月
   E. 7 个月

6. 关于围生期保健以下正确的是（　　）
   A. 围生期保健是围生期保健开始的保健

B. 围生期保健工作是从妊娠 20 周开始

C. 围生期保健是从妊娠 28 周开始

D. 围生期保健的时间范围是从孕满 28 周到产后 7 天

E. 围生期保健至少应包括孕前、孕期、产时和产褥等各期的保健

7. 下列哪项不是婚前卫生指导内容（　　）

   A. 婚后如何计划受孕

   B. 受孕生理及受孕的必备条件

   C. 性保健指导

   D. 新婚避孕方法选择

   E. 孕期监护及保健

8. 口服避孕药的女性，应在停药多长时间后受孕比较安全（　　）

   A. 1 个月　　　　　　B. 3 个月

C. 6 个月　　　　　　D. 12 个月

E. 18 个月

9. 下列哪项不是妇女劳动保护对策（　　）

   A. 同工同酬

   B. 改进工艺技术，加强卫生技术措施

   C. 合理安排妇女劳动

   D. 免费入院体检

   E. 改善劳动条件

10. 以下有关妇女保健工作方法特点，错误的是（　　）

   A. 广泛开展社会宣传，普及卫生宣教

   B. 相关部门定期进行流行病学调查研究

   C. 以治疗为中心开展群体性服务

   D. 加强三级妇幼保健网的建设

   E. 强调全社会参与

（潘孟贤）

第20章

妇产科常用的护理技术

案例 20-1　某产妇,26岁。第1胎,会阴侧切术后第2天,恶露色红,无臭味,量中等,腹软,子宫底于脐下一横指,无压痛,诉会阴伤口疼痛,无红肿。产妇和家属非常紧张。

问题:　1. 目前该产妇身体状况有无异常?
　　　　2. 需要进行哪项妇产科常用护理技术? 护士应如何进行护理配合?

第1节　会阴擦洗

一、目　的

　　会阴擦洗/冲洗是用消毒液对会阴进行擦洗/冲洗的技术,是妇产科临床工作中最常用的护理技术,目的是清除会阴部分泌物,保持患者会阴部及肛门部清洁,促进患者舒适及利于会阴伤口的愈合,预防生殖系统及泌尿系统的逆行感染。适用于长期卧床生活不能自理的患者、妇产科手术后留置导尿管者、会阴及阴道手术患者、产后1周内的产妇、急性外阴炎患者。

二、物　品　准　备

　　消毒液500ml(如0.02%～0.05%聚维酮碘或0.1%苯扎溴铵或1:5000高锰酸钾溶液);一次性会阴垫或橡皮布1块,冲洗壶1个,便盆1只,无菌手套1副;消毒后的会阴擦洗包1个(内有治疗巾1块、弯盘2只、长镊子2把、棉球若干、干纱布2块)。

三、操　作　步　骤

　　1. 告知患者操作的目的、方法,以取得配合,屏风遮挡。

　　2. 嘱患者事先排空膀胱,脱下一条裤腿,注意保暖,取膀胱截石位暴露外阴。

　　3. 将会阴擦洗包移置床边并打开,一只弯盘内放若干棉球并浸入消毒液,给患者臀下垫橡皮布及会阴垫。

　　4. 左手持镊子夹取干净的药液棉球,右手持另一镊子接过棉球进行擦洗。一般擦洗三遍,第1遍顺序为自上而下、由外向内(阴阜、大腿内侧上1/3、大阴唇、小阴唇、会阴、肛周),首先擦去外阴的血迹、分泌物或其他污垢;第2、3遍擦洗则改顺序为自上而下、由内向外,或以伤口、阴道为中心,逐渐向外,以防伤口、阴道口、尿道被污染,每擦洗一个部位更换一个棉球,最后擦洗肛门。必要时可多擦几遍直至干净,最后用干纱布擦干。如需会阴冲洗,将橡皮布及便盆置于患者臀下,无菌纱布堵住阴道口以防污水进入阴道发生感染,顺序同第1遍擦洗。

(考点: 会阴擦洗的顺序)

四、护理要点

1. 操作中多关心患者，注意保暖，保护其隐私，动作轻稳，顺序正确。
2. 注意无菌操作，每次擦洗 / 冲洗前后护理人员均应清洗双手。
3. 擦洗 / 冲洗时注意观察会阴伤口有无红肿、分泌物的性状、伤口愈合情况，如发现异常应及时向医生汇报，并配合处理。
4. 对留置导尿管的患者，应注意导尿管是否通畅，避免脱落或扭曲。
5. 每日 2 次，大便后应及时擦洗。
6. 擦洗结束后，为患者换上干净卫生垫，穿好衣裤，整理好床铺。

第 2 节 阴 道 灌 洗

一、目 的

阴道灌洗可以清洁子宫颈和阴道，促进阴道和子宫颈血液循环，缓解局部充血红肿，常用于控制和治疗阴道炎症、宫颈炎以及子宫全切术或阴道手术前的常规阴道准备。

二、物 品 准 备

橡胶单、治疗巾、一次性会阴垫各 1 块，灌洗筒 1 个，带调节夹的橡皮管 1 根，灌洗头、输液架、弯盘、便盆各 1 个，干纱布若干块。常用的灌洗溶液有 1 : 5000 高锰酸钾溶液、2%～4% 碳酸氢钠溶液、1% 乳酸或 0.5% 乙酸等。

三、操 作 步 骤

1. 告知患者操作目的、方法，以取得配合。
2. 引导患者到冲洗室，遮挡患者，保护患者隐私。
3. 嘱患者排空膀胱，患者取膀胱截石位暴露外阴，臀下垫橡胶单、一次性会阴垫并置好便盆。
4. 根据患者病情配制适宜的灌洗液 500～1000ml，将灌洗筒挂于距床沿 60～70cm 高的输液架上，排去管内空气，试水温适当后备用。
5. 先冲洗外阴，然后分开小阴唇，将灌洗头沿阴道侧壁插入至阴道穹后部，边冲洗边在阴道内左右、上下移动，灌洗液剩下 100ml 时，拔出灌洗头，再冲洗一次外阴部。
6. 扶患者坐于便盆上，使阴道内存留的液体流出。
7. 用纱布擦干外阴，撤离便盆、垫单，协助患者整理衣裤，送回病房。

四、护 理 要 点

1. 灌洗动作要轻柔，灌洗头插入不宜过深，勿损伤阴道黏膜和子宫颈组织。
2. 灌洗筒与床沿的距离不超过 70cm，以免压力过大，使冲洗液或污物进入子宫腔。
3. 灌洗液以 41～43℃为宜，温度过低，患者不舒适；温度过高，则可能烫伤阴道黏膜。
4. 必要时可在妇科检查床上用窥阴器将阴道张开，直视下进行冲洗，能够达到更好的效果。
5. 子宫颈癌患者有活动性出血者、月经期、产后或人工流产术后宫口未闭、阴道出血者，不宜进行阴道冲洗，以防感染。

6．通常滴虫性阴道炎，用酸性溶液灌洗；外阴阴道假丝酵母菌病，用碱性溶液灌洗；老年性阴道炎、细菌性阴道炎可用酸性溶液灌洗。

（考点：阴道灌洗液的最适宜温度和灌洗筒的高度）

第 3 节　会阴湿热敷

一、目　的

会阴湿热敷是利用热敷溶液促进局部血液循环，提高局部抵抗力，促进组织再生和修复，以达到消炎、止痛、消肿、促进伤口愈合的目的。常用于会阴水肿、血肿、会阴硬结及早期感染者。

二、物 品 步 骤

橡胶单及治疗巾各 1 块，消毒弯盘 2 个，镊子 2 把，棉垫 1 个，消毒干纱布 2 块，棉签若干，无菌凡士林，热敷溶液（如沸水，煮沸的 50% 硫酸镁、95% 乙醇），热水袋或红外线灯。

三、操 作 步 骤

1．向患者告知操作目的及方法，以取得配合。

2．嘱患者排空膀胱，铺橡胶单及治疗巾，常规行外阴擦洗，清洁局部。

3．在热敷部位先涂一薄层凡士林，盖上无菌干纱布，轻轻敷上热敷溶液中的湿纱布，再盖上棉垫保温。

4．每 3～5 分钟更换热敷垫 1 次，亦可将热水袋放在棉垫外，延长更换敷料时间，每次热敷 15～30 分钟，每日 2～3 次。

5．热敷完毕，更换清洁会阴垫并整理床铺。

四、护 理 要 点

1．会阴湿热敷应在行会阴擦洗、外阴局部伤口的污垢清洁后进行。

2．热敷面积应是病损面积的 2 倍。

3．湿热敷的温度一般为 41～48℃，注意防止烫伤，对休克、虚脱、昏迷及术后感觉不灵敏的患者尤其要警惕。

（考点：会阴湿热敷的适应证和温度）

第 4 节　阴道或子宫颈用药

一、目　的

阴道或子宫颈用药是将治疗性药物涂抹到阴道壁或子宫颈黏膜上，达到局部治疗的一项操作，一般在门诊进行操作，或教会患者在家自己上药。常用于各种阴道炎、宫颈炎及术后阴道残端炎的治疗。

二、物 品 准 备

一次性手套 1 副、一次性塑料垫布 1 块、橡胶单 1 块、弯盘 1 只、便盆 1 个、阴道窥器 1

只、卵圆钳或长镊子1把、无菌干纱布若干、消毒长棉签、消毒干棉球、带尾线的大棉球。根据患者病情不同还需备有如下药物：①阴道穹后部塞药：常用的有甲硝唑、制霉菌素等药片、丸剂或栓剂。②局部腐蚀性药物上药：常用的有20%～50%硝酸银溶液。③子宫颈棉球上药：常用的有止血药、消炎止血粉和抗生素。④局部非腐蚀性药物上药：常用的有1%甲紫、大蒜液、新霉素等。⑤喷雾器上药：常用的有磺胺嘧啶、呋喃西林、己烯雌酚等。

三、操 作 步 骤

1. 向患者说明操作目的、方法及效果，以取得配合。

2. 嘱患者排空膀胱，脱下一只裤腿，取膀胱截石位暴露外阴，臀下垫橡胶单和一次性塑料垫布。

3. 常规阴道冲洗后，用窥阴器暴露阴道和子宫颈，用长镊子夹取消毒干棉球擦干子宫颈、阴道穹及阴道壁周围的黏液，根据病情及药物剂型采取不同的上药方法。

（1）纳入法：适用于栓剂、丸剂、片剂、胶囊等剂型药物，可直接将药物用长镊子放于阴道穹后部，用带线棉球堵住，线尾露于阴道口外，12小时后自行取出。也可指导患者自行放置，睡前洗手并戴无菌手套，以示指、中指夹持药物用示指将药物推入阴道后壁直至示指完全伸入为止。常用于阴道炎、宫颈炎的治疗。

（2）涂擦法：用长棉签蘸足药液或膏剂后均匀涂擦于阴道或子宫颈病变部位，常用于阴道炎、宫颈炎的治疗。

（3）喷洒法：粉剂药物可用喷雾器直接喷洒于阴道或子宫颈，常用于阴道炎的治疗。

（4）子宫颈棉球上药法：窥阴器暴露子宫颈，长镊子夹持蘸药的带线棉球压迫子宫颈表面，片刻后取出窥阴器和长镊子，将带线棉球留于阴道内，尾线露出于阴道口外，嘱患者12～24小时后自行取出。适用于子宫颈急性或亚急性炎症伴出血者。

（考点：阴道或子宫颈上药后带线棉球取出时间）

四、护 理 要 点

1. 栓剂、片剂、胶囊等最好在晚上临睡前上药，避免其脱出，以保证药物局部作用的时间，增强疗效。

2. 上药的棉签必须捻紧，涂药时向一个方向转动，避免棉花脱落入宫腔。

3. 未婚者不可使用窥阴器，可用长棉签轻轻涂擦。

4. 月经期或阴道流血时不宜上药，用药期间禁止性生活。

5. 用腐蚀性药物时，上药前用纱布或干棉球垫于阴道后壁及阴道穹后部，要注意保护周围正常的组织，以免药液灼伤阴道正常组织。药液涂擦完毕后用干棉球吸干，立即如数取出所垫的纱布及棉球。

6. 带线棉球需于12～24小时后取出。

第5节 坐　浴

一、目　的

坐浴是利用水温与药液的作用，清洁外阴，改善局部血液循环，减轻外阴局部的炎症及疼痛，促进组织的恢复。常用于外阴、阴道手术的术前准备、会阴伤口愈合不良以及外阴炎、阴道非特异性炎症或特异性炎症、子宫脱垂者。依据水温不同分为热浴、温浴、冷浴。常用水温为 39～41℃。

二、用 物 准 备

30cm 高的坐浴架 1 个、坐浴盆 1 个、无菌纱布若干、坐浴液足量（常用 0.5% 乙酸溶液、1% 乳酸溶液或 1∶5000 高锰酸钾溶液、2%～4% 碳酸氢钠溶液、1∶1000 苯扎溴铵溶液，中成药液如洁尔阴、肤阴洁等，根据病情选用）。

三、操 作 步 骤

1. 向患者说明坐浴的目的、方法、效果，以取得配合。
2. 根据病情选择并按比例配制好足够量的溶液于坐浴盆中，溶液需完全浸泡臀部及外阴部，然后将坐浴盆置于坐浴架上。
3. 嘱患者排空膀胱后将全臀和外阴部浸泡于溶液中，保持约 20 分钟。结束后用纱布蘸干外阴部，整理用物，消毒坐浴盆。①热浴：水温在 39～41℃，适用于渗出性病变及急性炎性浸润。②温浴：水温在 35～37℃，适用于慢性盆腔炎、手术前准备。③冷浴：水温在 14～15℃，适用于膀胱阴道松弛、性无能等，持续 2～5 分钟即可。

（考点：热浴的水温）

四、护 理 要 点

1. 坐浴前应先将外阴及肛门周围擦洗干净，坐浴时需将臀部及全部外阴浸入药液中。
2. 坐浴液应根据病情严格按比例配制，浓度不能过高或过低。
3. 热浴水温保持在 39～41℃。
4. 月经期、阴道流血、孕妇及产后恶露未干净的妇女禁止坐浴。

自 测 题

A₁/A₂ 型题

1. 关于会阴擦洗下列不适合的是（　　）
   A. 月经过多
   B. 长期卧床的患者
   C. 产后 1 周内的产妇
   D. 会阴、阴道手术后的患者
   E. 妇产科手术后留置导尿管的患者

2. 进行阴道灌洗时，灌洗筒距床面高度一般为（　　）
   A. 40cm　　　　　B. 50cm
   C. 60cm　　　　　D. 70cm
   E. 80cm

3. 有效治疗外阴阴道假丝酵母菌病的冲洗液是（　　）
   A. 1∶5000 高锰酸钾
   B. 温开水
   C. 1% 乳酸
   D. 2% 碳酸氢钠
   E. 0.5% 乙酸

4. 会阴局部进行湿热敷时，每次热敷的时间为（　　）
   A. 3～5 分钟　　　B. 6～10 分钟
   C. 20 分钟以内　　D. 20～30 分钟
   E. ＞30 分钟

5. 以下有关会阴湿热敷的描述，正确的是（　）
    A. 常用于会阴水肿、伤口硬结及早期感染的患者
    B. 热敷面积应为病损面积的 1 倍
    C. 湿热敷的温度一般为 39～41℃
    D. 会阴伤口红肿可用 70% 乙醇湿热敷
    E. 产后仍有恶露者禁忌使用

6. 某女士因外阴瘙痒伴较多量的稀薄泡沫状白带而就诊，经检查确认为滴虫性阴道炎，门诊护士拟为患者进行阴道冲洗，适宜的冲洗液是（　）
    A. 3% 乙酸
    B. 2%～4% 碳酸氢钠
    C. 1% 乳酸
    D. 1：2000 苯扎溴铵
    E. 5：1000 聚维酮碘

7. 初产妇，28 岁。行会阴侧切术娩出一 3kg 健康女婴，今为产后第 9 天，会阴伤口愈合不佳，有硬结，护士为患者进行坐浴指导，其护理内容不包括（　）
    A. 坐浴溶液应严格按照比例配制
    B. 患者排空膀胱后全臀及外阴浸泡于溶液中
    C. 坐浴时间每次持续约 20 分钟
    D. 经期、阴道流血、产后 7 天内禁止坐浴
    E. 患有外阴炎的孕妇可行坐浴治疗

A₃/A₄ 型题
（8～10题共用题干）

某女士，足月妊娠第一胎阴道自然分娩，产后第 1 天，会阴伤口水肿，护士拟为患者进行会阴湿热敷。

8. 最常选用的药液是（　）
    A. 50% 硫酸镁
    B. 4% 碳酸氢钠
    C. 1：5000 高锰酸钾
    D. 0.5% 乙酸
    E. 75% 乙醇

9. 会阴湿热敷溶液的温度及硫酸镁浓度，下列正确的是（　）
    A. 41～48℃、40% 硫酸镁
    B. 41～48℃、50% 硫酸镁
    C. 40～45℃、40% 硫酸镁
    D. 40～45℃、50% 硫酸镁
    E. 41～48℃、45% 硫酸镁

10. 以下关于会阴湿热敷目的的描述，错误的是（　）
    A. 促进局部血液循环，减轻局部肿胀
    B. 消炎
    C. 止痛
    D. 促进水肿吸收及外阴伤口的愈合
    E. 清洁局部

（潘孟贤）

实 训 指 导

实训 1　产 前 检 查

产前检查是妊娠期非常重要的一项检查，通过产前检查对孕妇孕期进行指导，判断胎儿发育情况及有无异常，如发现异常情况，便于及时处理。

[案例设计]　某孕妇，28 岁，已婚。平时月经周期规律，末次月经 2017 年 4 月 15 日，现在停经 20 周来产科进行产前检查。

讨论：

1. 该孕妇的预产期是什么时候？

2. 本次检查需要检查哪些内容？

3. 指导该孕妇再间隔多长时间来检查？

[实训目的]

1. 了解　产前检查的内容、目的，了解各项产前检查的正常值。

2. 熟悉　骨盆外测量、腹部四步触诊、胎心音听诊。

3. 掌握　产前检查的物品准备和护理配合。

[实训准备]

1. 用物准备　骨盆模型、孕妇模型、检查床、骨盆测量器、记录纸、笔、木质听筒、胎儿电子监护仪等。

2. 操作者准备　戴口罩、帽子，穿工作衣，戴无菌手套。

3. 患者（孕妇模型）准备　排空膀胱，仰卧于检查床上，露出腹部。

[操作流程及护理配合]

1. 教师示教

（1）骨盆外测量：选择一名志愿同学模拟示教骨盆测量。

1）指导辨认骨性标志：髂前上棘、髂嵴、耻骨联合、坐骨结节、耻骨弓等。

2）利用骨盆测量仪测量相关径线

A. 髂棘间径：取伸腿仰卧位，测量两侧髂前上棘外缘间的距离，正常值为 23～26cm。

B. 髂嵴间径：取伸腿仰卧位，测量两侧髂嵴外缘间最宽的距离，正常值为 25～28cm。

C. 骶耻外径：取左侧卧位，右腿伸直，左腿屈曲，测量耻骨联合上缘中点至第 5 腰椎棘突下（相当于腰骶部米氏菱形窝的上角或髂嵴最高点与脊柱交点下 1.5cm 处）的距离，正常值为 18～20cm。

D. 坐骨结节间径：又称出口横径。孕妇取仰卧位，两腿屈曲，双手抱膝。测量两侧坐骨结节内侧缘间的距离，正常值为 8.5～9.5cm，平均 9cm。

E. 耻骨弓角度：用两手拇指尖斜着对拢，放于耻骨联合下缘，左、右两手拇指平放在耻骨降支的上面,测量两拇指之间的角度即为耻骨弓角度。正常为 90°。

(2)腹部四步触诊:嘱孕妇排空膀胱,协助孕妇仰卧于检查床上,双腿屈曲分开,放松腹肌,充分暴露腹部。检查者站于孕妇右侧,面向孕妇。观察腹形,用软尺测量宫高和腹围,然后进行四步触诊。

第一步:检查者双手置于孕妇的子宫底部,了解子宫外形,手测宫底高度,估计宫底高度与孕周是否相符,再以双手指腹交替轻推,分辨宫底处的胎儿部分,圆而硬有浮球感的为胎头,宽而软且形状不规则为胎臀。判断宫底的高度及宫底部的胎儿部分。

第二步:检查者两手分别置于孕妇的腹部左右两侧,一手固定,另一手轻轻深按检查,两手交替进行触诊,若触及平坦饱满的部分为胎背,高低不平的部分为胎儿的肢体。分辨胎背及四肢的位置。

第三步:检查者右手拇指与其余四指分开,置于孕妇的耻骨联合上方握住胎先露部,进一步查清是胎头或胎臀,并左右推动确定胎先露是否衔接,若胎先露部仍可以左右移动,表示尚未衔接入盆;若已衔接,则胎先露部不能被推动。了解胎先露及先露是否衔接。

第四步:检查者面向孕妇的足端,两手分别置于胎先露部的两侧,向骨盆入口方向轻摇晃并向下深按,复核先露部的诊断是否正确,并确定先露部入盆的程度。核对先露部及其入盆程度。

(3)胎心音听诊:用孕妇模型、胎心听诊模型、木质听筒、超声多普勒胎心听诊仪听胎心,演示胎儿电子监护仪的使用方法。

2. 学生分组训练。

〔实训评价〕 实训结束时每个实训小组中抽出一名学生演示,由学生评价,教师对学生操作进行讲评,将结果作为小组实训成绩。

〔注意事项〕 进行骨盆外测量时注意各径线起止点的骨性标准是否准确;注意腹部四步触诊每一步的目的、手法;模拟操作时注意态度亲切和蔼,动作轻柔,注意保护孕妇隐私及保暖;实训结束后整理好所有物品。

〔实训作业〕 完成实训报告,总结学习体会。

实训 2　正常分娩妇女的护理

正常分娩妇女的护理训练是产科实训的一项重要内容,通过本节实训,培养学生关爱、体贴产妇,为产妇提供优质的护理服务;重点掌握正常分娩产妇外阴的冲洗和消毒,配合接生人员完成产时护理。

〔案例设计〕 某产妇,28 岁,G_1P_0。规律宫缩 1 小时。肛查宫口未开,子宫颈管消失,监测胎心 148 次 / 分,宫缩持续 40 秒,间隔 2~3 分钟。根据产妇检查目前情况,给予办理住院,并送入待产室待产。

讨论:

1. 该产妇是否已临产?诊断标准是什么?

2. 该产妇什么时候送往分娩室做接产准备?做好哪些用物准备?

3. 该产妇第一产程期间如何监测胎心音?如何观察宫缩?第二产程如何监测胎心音?如何正确指导产妇运用腹压?第三产程如何正确清理新生儿呼吸道?产后在产房内重点观察什么?

4. 结合本案例,什么时间把产妇送往产房分娩?如何观察产程进展?

［实训目的］

1. 了解　接产的步骤。

2. 熟悉　接产使用的敷料包、器械包和其他物品，做到正确配备。

3. 掌握　外阴冲洗、消毒、铺巾；正常分娩时的操作规程，能进行接生时的护理配合。

［实训准备］

1. 用物准备　产妇模型、新生儿模型、会阴冲洗盘 1 只、无菌冲洗罐 2 个（内装温开水，消毒液）、消毒因子、无菌持物桶 1 个（装卵圆钳 3 把）、无菌弯盘 1 只（内装无菌纱布或大棉球）、产包、带盖方形储盒 1 个（内装软皂液棉球若干）、便盆 1 个、消毒液（75% 乙醇、0.2% 呋喃西林或 0.05% 聚维酮碘溶液）、棉球若干、新生儿衣被、手腕带 2 条、吸痰管 1 副或洗耳球 1 个、出生记录单等。

2. 操作者准备　戴口罩、帽子，穿手术衣，戴无菌手套。

3. 产妇准备　产妇（模型）置于产床上，取膀胱截石位。

［操作流程及护理配合］

1. 观看多媒体教学资料。

2. 教师示教

（1）会阴冲洗消毒：产妇取膀胱截石位仰卧于产床上，臀下放置便盆。

第一遍：操作者手持一把卵圆钳，夹消毒纱布 1 块或大棉球 1 个蘸软皂液，擦洗外阴部，原则是由上而下，由内向外。顺序是小阴唇、大阴唇、阴阜、阴蒂、大腿内上 1/3、会阴、肛周及肛门。

第二遍：操作者右手持第二把无菌卵圆钳，夹消毒纱布 1 块或大棉球 1 个置阴道口，另一手持装有温开水的无菌冲洗罐冲洗外阴部的皂液，防止液体进入阴道。顺序是阴阜、阴蒂、大阴唇、小阴唇、大腿内上 1/3、会阴、肛周及肛门。

第三遍：操作者右手持第三把无菌卵圆钳，夹消毒纱布 1 块或大棉球 1 个遮挡阴道口，防止消毒液进入阴道。左手持装有消毒液的无菌冲洗罐冲洗消毒外阴部，顺序和方法同上，最后移去便盆。

铺无菌巾：接生者按无菌操作常规洗手、戴手套、穿手术衣后，打开产包，铺好消毒巾准备接生。先铺臀下，继之覆盖大腿（先近侧后远侧），最后盖下腹，露出外阴部。

（2）接生的护理配合（详见第 3 章第 4 节）

1）保护会阴，协助胎儿娩出。

2）清理新生儿呼吸道。

3）新生儿阿普加评分。

4）脐带处理。

5）协助胎盘胎膜娩出。

6）检查胎盘胎膜。

7）检查软产道。

8）产后 2 小时观察护理。

3. 学生分组训练　学生分组利用模型进行训练，要求边叙述边操作，并表现出对产妇的关心体贴。教师巡回指导，矫正反馈。

［实训评价］　实训结束时每个实训小组中抽出一名学生操作，由学生评价，教师对学生操

作进行讲评，将结果作为小组实训成绩。

［注意事项］

1. 态度认真，注意用关心体贴的语气指导产妇配合。

2. 操作规范，程序正确，注意无菌概念。

3. 实践结束后，重新打好产包，将所有物品归位，养成良好的工作习惯。

［实训作业］ 完成实训报告，总结学习体会。

实训 3 产科手术妇女的护理

产妇在分娩过程中可能会发生难产，为提高产科质量，适时采用产科手术，是解决难产问题的必要手段，对减少母儿并发症有重要意义。常用的产科手术有会阴切开术、胎头吸引术、产钳术和剖宫产手术。

［案例设计］ 初产妇，28 岁。因停经 39 周，阵发性腹痛 5 小时入院。检查：孕妇生命体征平稳，心、肺、肝、脾无异常，腹部膨胀，宫底剑突下 3 横指，宫缩 45 秒，间歇 2～3 分钟，胎心音 138 次 / 分，枕右后位。肛查：先露头，S＝0，宫口开大 4cm，骨盆正常，胎膜未破，估计胎儿 3200g。4 小时后，检查发现宫缩持续 25～30 秒，间歇 5～6 分钟，宫口开大仍为 4cm，S＝0，可触及前羊膜囊。

讨论：

1. 该产妇目前的产程进展是否正常？

2. 针对此种情况可能需要做哪些术前准备？

3. 如果产妇采取了胎头吸引术或产钳术或采取了剖宫产术，如何制订护理措施？

［实训目的］

1. 了解 会阴切开术、胎头吸引术、产钳术和剖宫产手术的过程。

2. 熟悉 会阴切开术、胎头吸引术、产钳术和剖宫产手术的物品准备及手术的注意事项。

3. 掌握 会阴切开术、胎头吸引术、产钳术和剖宫产手术的护理要点及注意事项，配合医生完成手术操作。

［实训准备］

1. 用物准备 详见第 11 章第 1 至 4 节的物品准备内容。

2. 操作者准备 戴口罩、帽子，穿手术衣，戴无菌手套。

3. 产妇准备 ①会阴切开术、胎头吸引术、产钳术：产妇（模型）置于产床上，取膀胱截石位。②剖宫产手术：产妇腹部准备同一般开腹手术，做药物过敏试验、交叉配血试验、备血等。

［操作流程及护理配合］

1. 观看多媒体资料（会阴切开术、胎头吸引术、产钳术和剖宫产手术）。

2. 教师示教

（1）会阴后 - 侧切开术：产妇排尿后取膀胱截石位，外阴部常规消毒铺巾。会阴行局部麻醉或阴部神经阻滞麻醉，剪开皮肤及黏膜，当胎儿胎盘娩出后按解剖层次缝合会阴。

（2）胎头吸引术：①放置胎头吸引器。②抽吸负压：术者将抬头吸引器顶住胎头，助手将注射器接上吸引器的橡皮管，分次缓慢抽出吸引器内空气 150～200ml，即负压相当于 200～300mmHg。③牵引吸引器：宫缩时让产妇向下屏气，按分娩机制进行牵引，宫缩间歇期暂停牵引，一般不超过 20 分钟，牵引时如滑脱 2 次者应改用产钳助产。④取出吸引器。

（3）低位产钳术（以枕前位为例）：常规行会阴后 - 侧切开术，按示教影片演示，①放置产钳。②合拢锁扣。③牵拉产钳。④取下产钳。

（4）剖宫产术：结合观看剖宫产手术的多媒体资料，分步示教，讲解术前、术中、术后的操作要点。

3. 学生分组训练　学生分组辨认手术器械，做好物品准备，练习操作过程及配合，要求边叙述边操作。教师巡回指导，矫正反馈。

［实训评价］　实训结束时每个实训小组中抽出一名学生操作，由学生评价，教师对学生操作进行讲评，将结果作为小组实训成绩。

［注意事项］

1. 严格无菌操作，防止产道感染。

2. 会阴切开术要把握切开时机；侧切剪刀要与皮肤垂直，待宫缩时一次性全层切开会阴全层；缝合时要对齐缝合，不留无效腔，肠线不能穿过直肠黏膜。

3. 胎头吸引时要正确放置胎头吸引器，使其边缘与胎头紧贴；要掌握适当的负压；牵引时间不超过 20 分钟；胎头娩出后应立即放松负压并取下吸引器。

4. 产钳牵引时要正确放置产钳，使胎头矢状缝位于两钳叶正中；正确扣合产钳，确认无软组织及脐带夹入；牵引应在宫缩时按照分娩机制进行；胎头额部娩出后，按照放置产钳的相反顺序取下产钳。

5. 实践结束，整理用物，养成良好的工作习惯。

［实训作业］　完成实训报告，总结学习体会。

实训 4　妇科病史采集与妇科检查

一、妇科病史采集

妇科病史采集是妇科护理评估的一项重要内容，通过观察、会谈、身体检查、心理测试等方法获得妇女生理、病理、心理及社会关系等资料。采集资料时态度和蔼、语言亲切，体贴尊重患者，耐心细致地询问并给予保护隐私的承诺。

［案例设计］　患者，女性，30 岁。婚后 5 年未孕，夫妇双方决定去医院就诊，丈夫经诊后相关的不育检查结果均正常。护士引导该妻子就诊不孕症专科。

讨论：

1. 用什么方法采集妇科病史？

2. 妇科病史采集的内容有哪些？

［实训目的］

1. 了解　妇科病史采集的目的和意义。

2. 熟悉　妇科病史采集的方法及对病史资料的整理、综合、判断。

3. 掌握　妇科病史采集的内容。

［实训准备］

1. 患者病史资料准备（教师提前收集好）。

2. 操作者准备　笔、纸。

[操作流程及护理配合]

1. 先给 3~4 名同学熟悉患者资料，进行患者角色扮演。

2. 全班分 3~4 组，进行患者病史的采集（分别从一般情况、主诉、现病史、月经史、婚育史、既往史、个人史、家族史进行询问）。

3. 每组进行病史资料整理、综合。

[实训评价] 每组随机抽一名学生代表进行患者病史的复述，之后教师总结点评。

[注意事项] 收集资料会使患者感到害羞和不愿说出实情，所以要注意语言亲切，态度和蔼，体贴尊重患者，并给予保护隐私的承诺。

[实训作业] 完成实训报告。

二、妇 科 检 查

妇科检查是诊断妇科疾病的重要依据，也是为护理对象提供及时、有效护理措施的重要依据。而妇科检查（盆腔检查）有它的特殊性，也是妇产科护理临床实践工作中的一项基本技能。

[案例设计] 患者，女性，39 岁，已婚。近日白带量多，伴外阴瘙痒，下腹部腹痛不适，拟对患者进行盆腔检查。

讨论：

1. 进行盆腔检查需要做哪些准备工作？

2. 作为护士，该如何配合医生做好妇科检查？

[实训目的]

1. 了解 妇科常用特殊检查方法及护理技术。

2. 熟悉 妇科检查的物品准备及护理配合。

3. 掌握 妇科检查的方法、操作步骤。

[实训准备]

1. 用物准备 妇科检查模型、阴道窥器、液状石蜡、无菌手套、消毒容器（分别盛放消毒干棉球、消毒纱布块等）、长镊子、长棉签、生理盐水、宫颈刮板、臀垫、器具浸泡桶（内盛消毒液）、污物桶、照明灯等。

2. 操作者准备 常规戴帽子、口罩，穿工作衣，洗手后戴无菌手套。

3. 患者准备（运用模型） 嘱患者先排尿，协助脱去一侧裤腿，铺臀垫，取膀胱截石位躺于检查台上，嘱两手平放于身旁，使腹肌放松。

[操作流程及护理配合]

1. 观看多媒体教学资料。

2. 教师示教 利用模型先示范教学，检查者站立于患者两腿之间，面向受检者。

（1）外阴检查：①观察外阴表面：外阴发育，阴毛分布，有无畸形、炎症、赘生物，皮肤黏膜色泽，前庭大腺是否肿大等。②分开小阴唇观察阴道前庭：尿道口有无红肿及分泌物，前庭大腺腺管开口处有无红肿，处女膜状态等。③让受检者向下用力屏气观察：有无阴道前后壁膨出、子宫脱垂或张力性尿失禁等。

（2）阴道窥器检查：将阴道窥器两叶合拢，涂以润滑剂。检查者一手分开小阴唇，一手持窥器斜行沿阴道后壁缓慢插入，边推入边旋转并逐渐张开两叶，充分暴露子宫颈、阴道壁及穹隆部。若行宫颈刮片及阴道分泌物检查，应于此时采集标本。检查完毕合拢窥器上下两叶后斜行取出。

检查目的：①观察阴道：黏膜颜色、皱襞，有无溃疡、囊肿等，注意阴道分泌物量、颜色、性状，有无臭味。②观察子宫颈：大小、色泽、形状，有无糜烂、裂伤、息肉、肿物和出血。

（3）双合诊：检查者戴无菌手套，一手示指、中指蘸润滑剂，沿阴道后壁轻轻插入阴道内，另一手放在腹部配合，检查阴道、子宫颈、宫体、输卵管、卵巢、宫旁结缔组织及骨盆腔内壁有无异常。注意子宫的位置、大小、形状、硬度、活动度及有无压痛；双侧附件有无包块及包块形状、大小、活动度，有无压痛等。

（4）三合诊：用于弥补双合诊的不足。常规戴无菌手套，将一手的示指放入阴道，中指插入直肠，另一手置于下腹部耻骨联合上方配合检查，主要了解后倾后屈子宫、阴道直肠隔、宫颈旁、宫骶韧带的病变，评估盆腔癌肿浸润盆壁的范围。

（5）直肠－腹部诊：将一手示指伸入直肠，另一手在腹部配合检查。与双合诊检查目的相同，主要用于无性生活史或阴道闭锁者。

（6）检查后记录：依次为外阴、阴道、子宫颈、子宫、附件（左右两侧情况分别记录）。

3. 学生分组训练　学生分组利用模型进行以下项目的训练，要求边叙述边操作，并体现出对受检者的关心体贴。教师巡回指导，矫正反馈。

（1）说出妇科检查的物品准备和受检者及检查者的准备。

（2）外阴检查。

（3）阴道窥器检查。

（4）双合诊。

（5）三合诊。

（6）直肠－腹部诊。

［实训评价］　随机抽一名学生演示操作，其他同学仔细观察，后由学生评价并指出存在的问题，最后再由教师总结点评。课后继续练习操作作业，抽签操作考试记录成绩。

［注意事项］

1. 检查时动作轻柔、规范，注意保暖，保护患者隐私。

2. 臀垫、无菌手套、检查器械应一人一更换，以防交叉感染。

3. 正常月经期应避免进行阴道检查。如因有异常阴道出血则必须检查者，应严密消毒外阴，戴消毒手套后检查。

4. 无性生活史患者应避免阴道内检查（如双合诊、三合诊和阴道窥器检查），如确有必要，则应先征得患者和家属同意。

5. 检查者如为男性医生，则应有女性医务人员在场。

6. 实践结束后，整理物品归位，养成良好的工作习惯。

［实训作业］

1. 完成实训报告，写出妇科检查流程及注意事项。

2. 利用业余时间练习操作，再抽签操作考试记录成绩。

实训 5 计划生育手术患者的护理

一、宫内节育器放置术和取出术的护理

宫内节育器放置术和取出术是计划生育的重要内容。通过本实训，培养学生关爱、体贴患者，为患者提供优质的护理服务；重点掌握宫内节育器放置术和取出术的术前准备及注意事项，配合医生完成手术护理。

[案例设计] 25 岁哺乳期妇女，剖宫产后 8 个月，月经未复潮。产后一直采用安全套避孕，丈夫觉得应用麻烦，夫妻俩来到社区计划生育门诊咨询其他避孕方法。

讨论：

1. 这位妇女是否可以应用药物避孕？最佳的避孕方法是什么？

2. 如医生建议放置宫内节育器避孕，护士如何做好术前物品准备？

3. 放置宫内节育器后可能会出现哪些副作用？如出现流血过多，是否需要取出？取出时护士如何做好术前物品准备？

[实训目的]

1. 了解 宫内节育器放置和取出的操作方法。

2. 熟悉 宫内节育器放置和取出术的术中配合。

3. 掌握 宫内节育器放置和取出术的术前准备及注意事项。

[实训准备]

1. 用物准备

（1）无菌器械包：阴道窥器（鸟嘴形）、宫颈钳、子宫探针、放置器、取出器各 1 个，宫颈扩张器 4～6 号各 1 个，长镊子 2 把，弯盘 2 个，布巾钳 2 把，孔巾 1 块，单层、双层包皮各 1 块。

（2）一次性手套 1 副，无菌手套 1 副，干棉球、纱布若干，酒精棉球，2.5% 碘酊棉球，0.1% 苯扎溴铵棉球。

（3）消毒包装的节育器或其他类型的消毒节育器。

2. 操作者准备 戴口罩、帽子，穿手术衣，戴无菌手套。

3. 患者准备 排空膀胱，脱裤取膀胱截石位，腹部放松，铺臀垫，外阴已冲洗。

[操作流程及护理配合]

1. 观看多媒体教学资料。

2. 教师示教

（1）宫内节育器放置术

1）心理护理：核对病史。向受术者简要介绍宫内节育器的避孕机制、手术过程及术中配合要求，解除其思想顾虑。

2）双合诊检查：查清子宫大小、位置及附件情况。

3）常规消毒外阴，铺孔巾并固定，按使用顺序整理器械。

4）窥器暴露子宫颈并固定，消毒阴道、子宫颈、阴道穹。以宫颈钳夹持子宫颈前唇，用子宫探针探测宫腔深度。子宫颈较紧者，以宫颈扩张器顺序扩张至 6 号。

5）用放置器将节育器推送入宫腔，其上缘须达宫底部。有尾丝者在距宫口 2cm 处剪断。再次消毒，观察无出血即可取出宫颈钳及阴道窥器。整理用物。

6）术后填写手术记录，受术者在观察室休息片刻即可离开。

（2）宫内节育器取出术

1）术前先通过 B 型超声、X 线等检查，确定节育器的类型及在宫腔的位置。

2）双合诊、消毒、暴露子宫颈等操作顺序同放置术。

3）有尾丝者，用血管钳夹住后轻轻牵引取出。无尾丝者，持探针探测宫腔深度及节育器位置，将取环器送到宫底钩住节育器下缘轻轻牵引取出。再次消毒，观察无出血即可取出宫颈钳及阴道窥器。整理用物。

4）术后填写手术记录，受术者在观察室休息片刻即可离开。

3. 学生分组练习　学生分组利用模型进行训练，要求边叙述边操作，并体会出对患者的关心体贴。教师巡回指导，矫正反馈。

［实训评价］　实训结束时每个实训小组中抽出一名学生操作，由学生评价，教师对学生操作进行讲评，将结果作为小组实训成绩。

［注意事项］

1. 严格遵守无菌操作规程，进入宫腔的器械和节育器不能触碰阴道壁。

2. 节育器应正确置于宫腔底部。

3. 操作过程应技术熟练，动作轻柔，忌粗暴用力。

4. 嘱患者术后休息 3 天，避免重体力劳动，术后 2 周内禁止盆浴和性生活。

5. 生育年龄妇女取器后应落实计划生育措施。

6. 放置宫内节育器后应定期随访。

［实训作业］　完成实训报告，总结学习体会。

二、人工流产手术患者的护理

人工流产手术通常作为广大妇女意外受孕后的补救措施。通过本实训，培养学生关爱、体贴患者，为患者提供优质的护理服务；重点掌握人工流产手术术前准备及注意事项，配合医生完成手术护理。

［案例设计］　30 岁已婚女性，G_1P_1，平素月经规律，平时用安全期方法避孕，现停经 6 周，近几日感觉恶心，未吐，来院检查。临床诊断宫内妊娠 6 周，患者要求终止妊娠。

讨论：

1. 该孕妇可以采取哪些方法终止妊娠？

2. 如孕妇要求做人工流产手术，护士应该做哪些术前准备？

［实训目的］

1. 了解　人工流产手术的操作步骤。

2. 熟悉　人工流产手术的术中配合。

3. 掌握　人工流产负压吸引术的术前准备及注意事项。

［实训准备］

1. 用物准备

（1）人工流产器械包：阴道窥器（鸟嘴形）、宫颈钳、子宫探针各 1 个，宫颈扩张器 4～10 号各 1 个，吸引管 5～8 号各 1 个，小刮匙 1 把，小头卵圆钳 1 把，长镊子 2 把，弯盘 2 只，布巾钳 2 把，孔巾 1 块，单层、双层包皮各 1 块。

（2）一次性手套1双，无菌手套1双，干棉球、纱布若干，连接用橡皮导管约60cm 1根，专用电动流产负压吸引机，酒精棉球，2.5%碘酊棉球，0.1%苯扎溴铵棉球。

（3）有关药品及注射器：缩宫素、麦角新碱、阿托品等。

2. 操作者准备　戴口罩、帽子，穿手术衣，戴无菌手套。

3. 患者准备　排空膀胱，脱裤取膀胱截石位，腹部放松，铺臀垫，外阴已冲洗。

［操作流程及护理配合］

1. 观看多媒体教学资料。

2. 教师示教

（1）人工流产负压吸引术

1）心理护理：核对病史。向受术者简要介绍手术过程及术中配合要求，解除其思想顾虑。

2）双合诊检查：查清子宫大小、位置及附件情况。

3）常规消毒外阴，铺孔巾并固定，按使用顺序整理器械，嘱助手将橡皮导管远端与负压装置连接，试负压后将导管固定备用。

4）窥器暴露子宫颈并固定，消毒阴道、子宫颈、阴道穹。以宫颈钳夹持子宫颈前唇，用子宫探针探测宫腔深度。

5）扩张宫颈口：以执笔式持宫颈扩张器逐号扩张宫颈口，至比吸管大1/2到1号。

6）吸引：选择合适大小的吸管并将吸管与橡皮管近端连接，将吸管送至子宫底部。启动负压，旋转吸管并同时上下移动，寻找胚胎着床部位。先吸净胚胎着床部位，再顺时针或逆时针吸引宫腔1周，最后吸子宫底和两侧角。当感宫腔缩小，宫壁紧裹吸管，宫腔四壁由光滑变粗糙时，表示已基本吸干净，解除负压，取出吸管。用小刮匙顺序刮宫腔1周，以免组织残留。

7）用探针再次探测宫腔深度，取下宫颈钳和窥器。

8）检查吸出物，并填写手术记录。

（2）人工流产钳刮术

1）术前24小时消毒外阴、阴道、子宫颈，做子宫颈放松准备。

2）子宫颈充分扩张后，先用有齿卵圆钳夹破胎膜，待羊水流尽后取出胎盘和胎儿组织。

3）行负压吸宫术或刮宫术刮净宫腔。余同人工流产负压吸宫术。

3. 学生分组训练　学生分组利用模型进行训练，要求边叙述边操作，并体会出对患者的关心体贴。教师巡回指导，矫正反馈。

［实训评价］　实训结束时每个实训小组中抽出一名学生操作，由学生评价，教师对学生操作进行讲评，将结果作为小组实训成绩。

［注意事项］

1. 严格遵守无菌操作规程，进入宫腔的器械不能触碰阴道壁，防止感染。

2. 手术操作要稳、准、轻、巧，避免暴力，以防子宫穿孔和子宫颈损伤。

3. 正确使用负压吸引管，不能带着负压进出宫腔。

4. 注意检查吸出物与术前诊断是否相符。

5. 术后留观察室观察2小时，注意腹痛及阴道流血情况。

6. 术后嘱患者休息2周，1个月内禁止性生活和盆浴。

［实训作业］　完成实训报告，总结学习体会。

实训 6　妇科常用护理技术

会阴擦洗/冲洗、会阴湿热敷、阴道灌洗/冲洗、阴道及子宫颈上药、坐浴等五项技术是妇产科护理工作中常用的技术，实际工作中护士应根据患者病情选择适宜的护理技术，以达到预防感染、控制炎症、促进伤口愈合的目的。

[案例设计]　初产妇，29岁。足月分娩，会阴侧切术后第3天，诉会阴伤口疼痛。检查：恶露暗红色，量中等，无臭味，会阴伤口周边红肿明显，无脓液。

讨论：

1. 针对该产妇应采取哪种局部护理技术？

2. 进行这项局部护理技术的目的是什么？

3. 如何进行该项护理技术操作？

[实训目的]

1. 了解　会阴擦洗/冲洗、会阴湿热敷、阴道灌洗/冲洗、阴道及子宫颈上药、坐浴等妇产科常用护理技术的目的。

2. 熟悉　会阴擦洗/冲洗、会阴湿热敷、阴道灌洗/冲洗、阴道及子宫颈上药、坐浴操作前的术前准备。

3. 掌握　会阴擦洗/冲洗、会阴湿热敷、阴道灌洗/冲洗、阴道及子宫颈上药、坐浴的操作方法。

[实训准备]

1. 用物准备

（1）妇科检查模型。

（2）会阴擦洗/冲洗物品准备：消毒液500ml（如0.02%～0.05%聚维酮碘或0.1%苯扎溴铵或1：5000高锰酸钾溶液）。一次性会阴垫或橡皮布1块，冲洗壶1个，便盆1个，无菌手套1副；消毒后的会阴擦洗包1个（内有治疗巾1块、弯盘2只、长镊子2把、棉球若干、干纱布2块）。

（3）会阴湿热敷物品准备：橡胶单及治疗巾各1块，消毒弯盘2只，镊子2把，棉垫1个，消毒干纱布2块，棉签若干，无菌凡士林，热敷溶液（如沸水，煮沸的50%硫酸镁、95%乙醇）。

（4）阴道灌洗/冲洗物品准备：灌洗溶液（常用的有1：5000高锰酸钾溶液、生理盐水、4%硼酸溶液、2%～4%碳酸氢钠溶液、1%乳酸或0.5%醋酸溶液等），橡胶单、一次性会阴垫各1块，灌洗筒1个，带调节夹的橡皮管1根，灌洗头1个，弯盘1只，便盆1个，干纱布2块。

（5）阴道及子宫颈上药物品准备：一次性手套1副，一次性塑料垫布1块，橡胶单1块，弯盘1只，便盆1个，窥阴器1只，卵圆钳或长镊子1把，无菌干纱布若干，消毒长棉签、消毒干棉球、带尾线的大棉球；根据患者病情不同还需备有如下药物：

1）阴道穹后部塞药：常用的有甲硝唑片、制霉菌素片等。

2）局部腐蚀性药物：常用的有20%～50%硝酸银溶液。

3）子宫颈棉球上药：常用的有止血药、消炎止血粉和抗生素。

4）局部非腐蚀性药物：常用的有1%甲紫、大蒜液、新霉素等。

5）喷雾器上药：常用的有磺胺嘧啶、呋喃西林、己烯雌酚等。

（6）坐浴物品准备：30cm 高的坐浴架 1 个，坐浴盆 1 个，无菌纱布若干块。常用坐浴液：1：5000 高锰酸钾溶液、1% 乳酸溶液、0.5% 醋酸溶液、2%～4% 碳酸氢钠溶液、0.05% 聚维酮碘溶液、0.1% 苯扎溴铵等，41～43℃的温开水 2000ml 左右。

2．操作者准备　常规戴帽子、口罩，穿工作衣，洗手并戴无菌手套。

3．患者准备　排空膀胱，脱去一条裤腿，取膀胱截石位暴露外阴，屏风遮挡。

［操作流程及护理配合］

1．观看多媒体教学资料。

2．教师示教

（1）会阴擦洗 / 冲洗

1）将会阴擦洗包移置床边并打开，一只弯盘内放若干棉球并浸入消毒液，给模型人臀下垫橡皮布及会阴垫。

2）左手持镊子夹取干净的药液棉球，右手持另一镊子接过棉球进行擦洗。一般擦洗 3 遍，第 1 遍顺序为自上而下、由外向内（阴阜、大腿内侧上 1/3、大阴唇、小阴唇、会阴、肛周），首先擦去外阴的血迹、分泌物或其他污垢；第 2、3 遍擦洗则改顺序为自上而下、由内向外，或以伤口、阴道为中心，逐渐向外，以防伤口、阴道口、尿道被污染，每擦洗一个部位更换一个棉球，最后擦洗肛门。必要时可多擦几遍直至干净，最后用干纱布擦干。

3）如需会阴冲洗，将橡皮布及便盆置于患者臀下，无菌纱布堵住阴道口以防污水进入阴道发生感染，顺序同第 1 遍擦洗。

（2）会阴湿热敷

1）先常规行外阴擦洗，清洁局部。

2）在热敷部位先涂一薄层凡士林，盖上无菌干纱布，轻轻敷上热敷溶液中的湿纱布，再盖上棉垫保温。

3）每 3～5 分钟更换热敷垫 1 次，亦可将热水袋放在棉垫外，延长更换敷料时间，每次热敷 15～30 分钟，每日 2～3 次。

4）热敷完毕，更换清洁会阴垫并整理床铺。

（3）阴道灌洗 / 冲洗

1）给模型人臀下垫橡胶单、一次性会阴垫并置好便盆。

2）根据患者病情配制适宜的灌洗液 500～1000ml，将灌洗筒挂于距床沿 60～70cm 高的输液架上，排去管内空气，试水温适当后备用。

3）先冲洗外阴，然后分开小阴唇，将灌洗头沿阴道侧壁插至阴道穹后部，边冲洗边在阴道内左右、上下移动，灌洗液剩下 100ml 时，拔出灌洗头，再冲洗一次外阴部。

4）扶模型人坐于便盆上，使阴道内存留的液体流出。

5）用纱布擦干外阴，撤离便盆、垫单，协助患者整理衣裤，整理用物。

（4）阴道及子宫颈上药

1）给模型人臀下垫橡胶单和一次性塑料垫布。

2）常规阴道灌洗后，用窥阴器暴露阴道和子宫颈，用长镊子夹取消毒干棉球擦干子宫颈、阴道穹及阴道壁周围的黏液，根据病情及药物剂型采取不同的上药方法。①纳入法：适用于栓剂、丸剂、片剂、胶囊等剂型药物，可直接将药物用长镊子放于阴道穹后部，用带线棉球堵住，线尾露于阴道口外，12 小时后自行取出。也可指导患者自行放置，睡前洗手并戴无菌手套，以示指、中指夹持药物用示指将药物推入阴道后壁直至示指完全伸入为止。②涂擦法：用长棉签蘸足药液或膏剂后均匀涂擦于阴道或子宫颈病变部位。③喷洒法：用喷雾器直接喷洒药物粉末在阴道或子宫颈的炎性组织表面。④子宫颈棉球上药法：窥阴器暴露子宫颈，长镊子夹持蘸药的带线棉球压迫子宫颈表面，片刻后取出窥阴器和长镊子，将带线棉球留在阴道内，尾线露出于阴道口外，嘱患者12～24小时后自行取出。

（5）坐浴

1）根据病情选择并按比例配制好足够量的溶液于坐浴盆中，溶液需完全浸泡臀部及外阴部，后将坐浴盆置于坐浴架上。

2）嘱患者排空膀胱后将全臀和外阴部浸泡于溶液中，保持约20分钟。结束后用纱布擦干外阴部，整理用物，消毒坐浴盆。

3. 学生分组训练　学生分组利用模型进行会阴擦洗/冲洗、会阴湿热敷、阴道灌洗/冲洗、阴道及子宫颈上药、坐浴等妇产科常用护理技术的训练，要求边叙述边操作，体现出对患者的关心、体贴。教师巡回指导，矫正反馈。

〔实训评价〕　每个小组抽一名学生演示操作五项护理技术中的一项，其他同学仔细观察，后由学生评价并指出存在问题，最后再由教师点评；后期操作考试记成绩。

〔注意事项〕　护理人员应关心体贴患者，动作轻柔，态度严肃认真；操作中爱护实验设备，程序正确，操作规范，温度适宜；操作结束后，应将所有物品归位，养成良好的工作习惯。

〔实训作业〕

1. 完成实践报告，写出各项妇产科常用护理技术的操作流程。

2. 课后练习操作（每人每项操作均熟练），再抽签操作考试记录成绩。

（韩桂芬　姜思艳　杨　洋　潘孟贤）

参 考 文 献

安力彬，陆虹，2017. 妇产科护理. 第 6 版. 北京：人民卫生出版社

何仲，吴丽萍，2014. 妇产科护理学. 北京：中国协和医科大学出版社

王春先，刘胜霞，2016. 妇产科护理. 北京：科学出版社

谢幸，苟文丽，2013. 妇产科学. 第 8 版. 北京：人民卫生出版社

教学基本要求

一、课程性质和课程任务

"妇产科护理"是研究女性非妊娠期、妊娠期、分娩期、产褥期的生理病理变化、计划生育及妇女保健，对孕产妇及妇产科患者进行护理评估、诊断、计划、实施、评价的一门专业必修课。它是护理专业的核心课程，也是护士执业资格考试的必考课程。它建立在基础医学、临床医学和人文社会科学基础上，同时与护理学基础、内科护理学及外科护理学等课程有密切的联系，是一门针对性和实用性很强的课程。随着人们对优生优育、生殖健康及医疗保健需求的增强，妇产科护理更加引起人们的广泛重视，因此妇产科护理学在护理专业课程体系中有越来越重要的地位。

通过"妇产科护理"课程的学习，学生能够掌握妇产科基本理论及基本技能，感受妇产科护理工作中所需的职业素养，能够为孕妇、产妇、妇科患者及新生儿进行优质护理，并为对个体、家庭、社区进行保健指导和健康教育奠定基础。

二、课程教学目标

（一）知识教学目标

1. 掌握女性生殖系统的解剖特点及生理特点。
2. 熟悉正常妊娠、正常分娩、产褥期妇女的身心状况及主要护理问题，掌握护理措施。
3. 掌握妇产科常见病、多发病的护理评估内容及护理。
4. 熟悉计划生育的概念，掌握避孕、节育的方法、原理及护理。
5. 熟悉妇女保健的主要内容。

（二）能力培养目标

1. 运用所学知识对早、中、晚期孕妇实行护理，并协助医生进行孕期检查及围生期健康指导。
2. 对分娩期、产褥期的孕产妇实行护理，并能协助医生完成接生。
3. 对伴有妊娠期和（或）分娩期常见并发症和（或）合并症的孕产妇实行护理，具备初步的健康教育的能力。
4. 制订新生儿护理计划，教会产妇护理新生儿的技巧、常识和方法。
5. 对妇科常见疾病患者提供护理，对妇科炎症、肿瘤、功能失调性子宫出血等常见病进行健康教育。
6. 对计划生育的妇女提供护理，提高婚育年龄女性的生活质量。

（三）职业素养目标

1.能够体察到孕妇、产妇、新生儿及妇产科患者的心理需求，做到关爱、尊重护理对象，保护隐私。

2.积极参与课堂教学和临床见习，培养严谨、求实的工作作风，在教学实践中以职业伦理道德作为指导行为的准则，认真完成个案护理计划。

三、教学内容和要求

教学内容	了解	理解	掌握	教学活动参考	教学内容	了解	理解	掌握	教学活动参考
绪论				讲授多媒体演示	二、妊娠期母体的心理变化	√			
一、妇产科护理的发展简史及发展趋势	√				第3节 妊娠诊断				
二、妇产科护理学发展的前沿动态	√				一、早期妊娠诊断			√	
三、妇产科护理学的内容、学习目的及方法		√			二、中、晚期妊娠诊断		√		
第1章 女性生殖系统解剖与生理				讲授多媒体演示模型示教	三、胎产式、胎先露、胎方位		√		
第1节 女性生殖系统解剖					第4节 产前检查及护理评估				
一、外生殖器	√				一、健康史		√		
二、内生殖器			√		二、身体评估			√	
三、血管、淋巴及神经	√				三、心理社会评估	√			
四、内生殖器的邻近器官	√				四、产前复诊评估		√		
五、骨盆			√		第5节 妊娠期健康指导				
第2节 女性生殖系统生理					一、妊娠早期健康指导		√		
一、妇女一生各阶段的生理特点		√			二、妊娠中晚期健康指导		√		
二、卵巢的周期性变化及其功能			√		第6节 分娩准备				
三、子宫内膜的周期性变化及月经			√		一、识别分娩先兆			√	
四、性周期的调节	√				二、分娩前的物品准备（链接分娩不适的应对技巧）	√			
第2章 正常妊娠期妇女的护理				理论讲授多媒体演示模型示教	实训1 产前检查				
第1节 妊娠生理					第3章 分娩期妇女的护理				理论讲授多媒体演示模型示教
一、胚胎的形成		√			第1节 决定分娩的因素				
二、胎儿附属物的形成及其功能			√		一、产力			√	
三、胎儿发育	√				二、产道			√	
第2节 妊娠期母体的变化					三、胎儿		√		
一、妊娠期母体的生理变化			√		四、产妇的精神心理因素		√		
					第2节 枕先露的分娩机制			√	

续表

教学内容	了解	理解	掌握	教学活动参考	教学内容	了解	理解	掌握	教学活动参考
第3节　临产的诊断及产程分期	√				（四）治疗要点		√		
第4节　分娩的临床经过及护理					三、护理问题	√			
一、第一产程的临床经过及护理			√		四、护理措施			√	
二、第二产程的临床经过及护理			√		五、健康教育		√		
三、第三产程的临床经过及护理			√		第3节　前置胎盘				
实训2　正常分娩妇女的护理					一、概述	√			
第4章　产褥期妇女的护理				理论讲授多媒体演示模型示教	二、护理评估				
第1节　产褥期妇女的生理与心理变化					（一）健康史		√		
一、产褥期妇女的生理变化		√			（二）身心状况			√	
二、产褥期妇女的心理变化	√				（三）辅助检查	√			
第2节　产褥期妇女的护理特点			√		（四）治疗要点		√		
第5章　妊娠期并发症妇女的护理				理论讲授多媒体演示模型示教病例讨论	三、护理问题		√		
第1节　流产					四、护理措施			√	
一、概述		√			五、健康教育		√		
二、护理评估					第4节　胎盘早剥				
（一）健康史	√				一、概述	√			
（二）身心状况			√		二、护理评估				
（三）辅助检查		√			（一）健康史		√		
（四）治疗要点		√			（二）身心状况			√	
三、护理问题	√				（三）辅助检查	√			
四、护理措施			√		（四）治疗要点		√		
五、健康教育		√			三、护理问题		√		
第2节　异位妊娠					四、护理措施			√	
一、概述	√				五、健康教育		√		
二、护理评估					第5节　妊娠期高血压疾病				
（一）健康史		√			一、概述	√			
（二）身心状况			√		二、护理评估				
（三）辅助检查	√				（一）健康史		√		
					（二）身心状况			√	
					（三）辅助检查	√			
					（四）治疗要点		√		
					三、护理问题		√		
					四、护理措施			√	

续表

教学内容	了解	理解	掌握	教学活动参考
五、健康教育		√		
第6节　早产				
一、病因	√			
二、护理评估				
（一）健康史		√		
（二）身心状况			√	
（三）辅助检查		√		
（四）治疗要点		√		
三、护理问题	√			
四、护理措施			√	
五、健康教育		√		
第7节　过期妊娠				
一、概述	√			
二、护理评估				
（一）身心状况			√	
（二）处理要点		√		
三、护理问题	√			
四、护理措施			√	
第8节　羊水过多				
一、概述	√			
二、护理评估				
（一）健康史		√		
（二）身心状况			√	
（三）辅助检查	√			
（四）治疗要点		√		
三、护理问题	√			
四、护理措施			√	
五、健康教育		√		
第9节　羊水过少				
一、概述	√			
二、护理评估				
（一）健康史		√		
（二）身心状况			√	
（三）辅助检查	√			
（四）治疗要点		√		
三、护理问题		√		
四、护理措施			√	
五、健康教育		√		
第10节　多胎妊娠				
一、概述	√			
二、护理评估				
（一）健康史	√			
（二）身心状况			√	
（三）辅助检查	√			

教学内容	了解	理解	掌握	教学活动参考
（四）治疗要点		√		
三、护理问题		√		
四、护理措施			√	
第11节　高危妊娠				
一、概述		√		
二、高危妊娠孕妇的监护		√		
三、高危妊娠胎儿的监护		√		
第6章　妊娠合并症妇女的护理				理论讲授多媒体演示病例讨论
第1节　妊娠合并心脏病				
一、概述		√		
二、护理评估				
（一）健康史	√			
（二）身心状况			√	
（三）辅助检查		√		
（四）治疗要点		√		
三、护理问题		√		
四、护理措施			√	
五、健康教育		√		
第2节　妊娠合并糖尿病				
一、概述		√		
二、护理评估				
（一）健康史	√			
（二）身心状况			√	
（三）辅助检查		√		
（四）治疗要点		√		
三、护理问题		√		
四、护理措施			√	
五、健康教育		√		
第3节　妊娠合并急性病毒性肝炎				
一、概述		√		
二、护理评估				
（一）健康史	√			
（二）身心状况			√	
（三）辅助检查		√		
（四）治疗要点		√		
三、护理问题	√			
四、护理措施			√	
五、健康教育		√		
第4节　妊娠合并贫血				
一、概述				
二、护理评估		√		
（一）健康史	√			

教学内容	教学要求			教学活动参考	教学内容	教学要求			教学活动参考
	了解	理解	掌握			了解	理解	掌握	
（二）身心状况			√		二、护理评估				
（三）辅助检查		√			（一）健康史	√			
（四）治疗要点		√			（二）身心状况			√	
三、护理问题	√				（三）辅助检查		√		
四、护理措施			√		（四）治疗要点		√		
五、健康教育		√			三、护理问题	√			
第7章 异常分娩妇女的护理				理论讲授多媒体演示模型示教	四、护理措施			√	
第1节 产力异常					五、健康教育		√		
一、子宫收缩乏力					第8章 分娩期并发症妇女的护理				理论讲授多媒体演示模型示教病例讨论
（一）概述		√			第1节 产后出血				
（二）护理评估					一、概述		√		
1. 健康史	√				二、护理评估				
2. 身心状况			√		（一）健康史	√			
3. 辅助检查		√			（二）身心状况			√	
4. 治疗要点		√			（三）辅助检查		√		
（三）护理问题	√				（四）治疗要点		√		
（四）护理措施			√		三、护理问题	√			
（五）健康教育		√			四、护理措施			√	
二、子宫收缩力过强					五、健康教育		√		
（一）概述		√			第2节 胎膜早破				
（二）护理评估					一、概述		√		
1. 健康史	√				二、护理评估				
2. 身心状况			√		（一）健康史	√			
3. 辅助检查	√				（二）身心状况			√	
4. 治疗要点		√			（三）辅助检查		√		
（三）护理问题	√				（四）治疗要点		√		
（四）护理措施			√		三、护理问题	√			
（五）健康教育		√			四、护理措施			√	
第2节 产道异常					五、健康教育		√		
一、骨产道异常					第3节 脐带脱垂与脐带先露				
（一）概述		√			一、概述		√		
（二）护理评估					二、护理评估				
1. 健康史	√				（一）健康史	√			
2. 身心状况			√		（二）身心状况			√	
3. 辅助检查		√			（三）辅助检查		√		
4. 治疗要点		√			（四）治疗要点		√		
（三）护理问题	√				三、护理问题		√		
（四）护理措施			√		四、护理措施			√	
（五）健康教育		√			五、健康教育		√		
二、软产道异常					第4节 羊水栓塞				
1. 外阴异常	√				一、概述		√		
2. 阴道异常	√				二、护理评估				
3. 子宫颈异常	√				（一）健康史	√			
4. 子宫异常	√				（二）身心状况			√	
第3节 胎儿异常					（三）辅助检查		√		
一、概述		√							

续表

教学内容	了解	理解	掌握	教学活动参考
（四）治疗要点		√		
三、护理问题	√	√		
四、护理措施				
五、健康教育		√		
第5节 子宫破裂				
一、概述		√		
二、护理评估				
（一）健康史	√		√	
（二）身心状况		√		
（三）辅助检查		√		
（四）治疗要点		√		
三、护理问题	√		√	
四、护理措施		√		
五、健康教育		√		
第9章 异常产褥期妇女的护理				理论讲授
第1节 产褥感染	√			多媒体演示
一、概述		√		病例
二、护理评估	√			讨论
（一）健康史			√	
（二）身心状况		√		
（三）辅助检查		√		
（四）治疗要点	√			
三、护理问题			√	
四、护理措施		√		
五、健康教育		√		
第2节 晚期产后出血				
一、概述		√		
二、护理评估				
（一）健康史	√			
（二）身心状况			√	
（三）辅助检查		√		
（四）治疗要点		√		
三、护理问题			√	
四、护理措施			√	
五、健康教育		√		
第10章 胎儿窘迫和新生儿窒息的护理				理论讲授 多媒体演示 模型示教
第1节 胎儿窘迫				
一、概述		√		
二、护理评估				
（一）健康史	√			
（二）身心状况			√	
（三）辅助检查		√		
（四）治疗要点		√		
三、护理问题	√			

教学内容	了解	理解	掌握	教学活动参考
四、护理措施			√	
五、健康教育		√		
第2节 新生儿窒息				
一、概述		√		
二、护理评估				
（一）健康史	√			
（二）身心状况			√	
（三）辅助检查		√		
（四）治疗要点		√		
三、护理问题	√			
四、护理措施			√	
五、健康教育		√		
第11章 产科手术妇女的护理				理论讲授
第1节 会阴切开与缝合术				多媒体演示 模型示教
一、适应证		√		
二、麻醉		√		
三、物品准备	√			
四、操作步骤	√			
五、护理要点			√	
第2节 胎头吸引术				
一、适应证、必备条件		√		
二、禁忌证		√		
三、麻醉	√			
四、物品准备	√			
五、操作步骤				
六、护理要点			√	
第3节 产钳术				
一、适应证、必备条件		√		
二、禁忌证		√		
三、物品准备	√			
四、操作步骤	√			
五、护理要点			√	
第4节 子宫下段剖宫产术			√	
一、适应证				
二、禁忌证		√		
三、麻醉		√		
四、物品准备	√			
五、操作步骤	√			
六、护理要点			√	
实训3 产科手术妇女的护理			√	
第12章 妇科病史与妇科检查				理论讲授
第1节 概述				
第2节 妇科常用特殊检查方法和护理	√	√		多媒体演示
实训4 妇科病史采集与妇科检查				病例讨论

续表

教学内容	了解	理解	掌握	教学活动参考
第13章 女性生殖系统炎症患者的护理				理论讲授 多媒体 演示 病例 讨论
第1节 概述				
第2节 阴道炎				
一、概述		√		
二、护理评估				
（一）健康史	√			
（二）身心状况			√	
（三）辅助检查		√		
（四）治疗要点		√		
三、护理问题	√			
四、护理措施			√	
五、健康教育		√		
第3节 宫颈炎				
一、概述		√		
二、护理评估				
（一）健康史	√			
（二）身心状况			√	
（三）辅助检查		√		
（四）治疗要点		√		
三、护理问题	√			
四、护理措施			√	
五、健康教育		√		
第4节 盆腔炎				
一、概述		√		
二、护理评估				
（一）健康史		√		
（二）身心状况			√	
（三）辅助检查	√			
（四）治疗要点		√		
三、护理问题	√			
四、护理措施			√	
五、健康教育		√		
第14章 女性生殖系统肿瘤患者的护理				理论讲授 多媒体 演示 模型 示教 病例 讨论
第1节 子宫肌瘤				
一、概述		√		
二、护理评估				
（一）健康史	√			
（二）身心状况			√	
（三）辅助检查		√		
（四）治疗要点		√		
三、护理问题	√			
四、护理措施			√	
五、健康教育		√		

教学内容	了解	理解	掌握	教学活动参考
第2节 子宫颈癌				
一、概述		√		
二、护理评估				
（一）健康史	√			
（二）身心状况			√	
（三）辅助检查		√		
（四）治疗要点		√		
三、护理问题	√			
四、护理措施			√	
五、健康教育		√		
第3节 卵巢肿瘤				
一、概述		√		
二、护理评估				
（一）健康史	√			
（二）身心状况			√	
（三）辅助检查		√		
（四）治疗要点		√		
三、护理问题	√			
四、护理措施			√	
五、健康教育		√		
第4节 子宫内膜癌				
一、概述		√		
二、护理评估				
（一）健康史	√			
（二）身心状况			√	
（三）辅助检查		√		
（四）治疗要点		√		
三、护理问题	√			
四、护理措施			√	
五、健康教育		√		
第5节 外阴鳞状细胞癌				
一、概述	√			
二、护理评估				
（一）健康史	√			
（二）身心状况			√	
（三）辅助检查	√			
（四）治疗要点		√		
三、护理问题		√		
四、护理措施			√	
五、健康教育		√		
第6节 妇科手术患者的护理				
一、妇科手术分类	√			
二、手术前准备		√		
三、手术后护理			√	

续表

教学内容	了解	理解	掌握	教学活动参考
第15章 妊娠滋养细胞疾病患者的护理				理论讲授 多媒体
第1节 葡萄胎				演示 模型
一、概述		√		示教
二、护理评估				病例
（一）健康史	√			讨论
（二）身心状况			√	
（三）辅助检查		√		
（四）治疗要点		√		
三、护理问题	√			
四、护理措施			√	
五、健康教育	√			
第2节 侵蚀性葡萄胎与绒毛膜癌				
一、概述		√		
二、护理评估				
（一）健康史	√			
（二）身心状况			√	
（三）辅助检查		√		
（四）治疗要点		√		
三、护理问题	√			
四、护理措施			√	
五、健康教育	√			
第16章 女性内分泌疾病患者的护理				理论讲授 多媒体
第1节 功能失调性子宫出血				演示 模型
一、概述		√		示教
二、护理评估				病例
（一）健康史	√			讨论
（二）身心状况			√	
（三）辅助检查		√		
（四）治疗要点		√		
三、护理问题	√			
四、护理措施			√	
五、健康教育	√			
第2节 闭经				
一、概述		√		
二、护理评估				
（一）健康史	√			
（二）身心状况			√	
（三）辅助检查		√		
（四）治疗要点		√		
三、护理问题	√			
四、护理措施			√	
五、健康教育	√			
第3节 痛经				
一、概述		√		
二、护理评估				
（一）健康史	√			
（二）身心状况			√	
（三）辅助检查		√		
（四）治疗要点		√		
三、护理问题	√			
四、护理措施			√	
五、健康教育		√		
第4节 围绝经期综合征				
一、概述		√		
二、护理评估				
（一）健康史	√			
（二）身心状况			√	
（三）辅助检查		√		
（四）治疗要点		√		
三、护理问题	√			
四、护理措施		√		
五、健康教育		√		
第17章 妇科其他疾病患者的护理				理论讲授 多媒体
第1节 不孕症				演示 病例
一、病因		√		讨论
二、护理评估				
（一）健康史	√			
（二）身心状况			√	
（三）辅助检查		√		
（四）治疗要点		√		
三、护理问题	√			
四、护理措施			√	
五、健康教育				
第2节 子宫内膜异位症				
一、概述		√		
二、护理评估				
（一）健康史		√		
（二）身心状况			√	
（三）辅助检查		√		
（四）治疗要点		√		
三、护理问题		√		
四、护理措施			√	
五、健康教育		√		
第3节 子宫脱垂				
一、概述		√		
二、护理评估				

续表

教学内容	教学要求			教学活动参考	教学内容	教学要求			教学活动参考
	了解	理解	掌握			了解	理解	掌握	
（一）健康史		√			二、手术流产			√	
（二）身心状况			√		三、中期妊娠引产术		√		
（三）辅助检查	√				实训5　计划生育手术患者的护理				
（四）治疗要点		√			第19章　妇女保健				理论
三、护理问题	√				第1节　概述		√		讲授
四、护理措施			√		第2节　妇女保健的工作任务		√		多媒体演示
五、健康教育		√							
第18章　计划生育妇女的护理				理论讲授	第20章　妇科常用的护理技术				理论讲授
第1节　避孕				多媒体	第1节　会阴擦洗		√		多媒体
一、工具避孕			√	演示	第2节　阴道灌洗			√	演示
二、激素避孕			√	模型	第3节　会阴湿热敷			√	模型
三、其他避孕方法	√			示教	第4节　阴道或子宫颈用药			√	示教
第2节　输卵管节育术		√		病例	第5节　坐浴			√	
第3节　终止妊娠				讨论	实训6　妇科常用护理技术			√	
一、药物流产		√							

四、学时分配建议（80 学时）

序号	教学内容	学时数			序号	教学内容	学时数		
		理论	实践	合计			理论	实践	合计
0	绪论	1		1	12	妇科病史与妇科检查	1	1	2
1	女性生殖系统解剖与生理	6		6	13	女性生殖系统炎症患者的护理	5		5
2	正常妊娠期妇女的护理	6	2	8	14	女性生殖系统肿瘤患者的护理	5		5
3	分娩期妇女的护理	4	2	6					
4	产褥期妇女的护理	3		3	15	妊娠滋养细胞疾病患者的护理	2		2
5	妊娠期并发症妇女的护理	8		8					
6	妊娠合并症妇女的护理	4		4	16	女性内分泌疾病患者的护理	4		4
7	异常分娩妇女的护理	5		5	17	妇科其他疾病患者的护理	2		2
8	分娩期并发症妇女的护理	6		6	18	计划生育妇女的护理	3	1	4
9	异常产褥期妇女的护理	2		2	19	妇女保健	1		1
10	胎儿窘迫和新生儿窒息的护理	2		2	20	妇产科常用的护理技术	1	1	2
11	产科手术妇女的护理	1	1	2		合计	72	8	80

五、教学大纲说明

（一）适用对象及参考学时

本教学大纲可供中等职业学校护理、助产、涉外护理等专业使用，总学时为 80 个，其中理论教学 72 学时，实践教学 8 学时。

（二）教学要求

1. 本课程对理论教学部分要求有掌握、理解、了解三个层次。掌握是指对妇产科护理学中所学的基本知识、基本理论具有深刻的认识，并能灵活地应用所学知识分析、解释临床问题。理解是指能够解释、领会概念的基本含义并会应用所学技能。了解是指能够简单理解、记忆、复述所学知识。

2. 本课程突出以培养能力为本位的教学理念，在实践技能方面分为熟练掌握和学会两个层次。熟练掌握是指能够独立、娴熟地进行正确的护理操作。学会是指能够在教师指导下进行实践技能操作。

（三）教学建议

1. 根据学生年龄特点和学习能力水平，选择与《妇产科护理》不同教学内容相适应的教学方法。多运用信息化手段开展直观教学帮助学生理解，选用启发式、参与式教学，促进学生思维发展和学习能力提高。注重理论联系实际，并组织学生开展必要的临床案例分析讨论，以培养学生分析问题和解决问题的能力，使学生加深对教学内容的理解和掌握。

2. 倡导自主学习、小组合作学习、基于互联网技术学习等多样化、个性化学习模式。适时开展病例讨论、案例分析等综合训练课程，促进理论知识间的迁移，使学生建立初步的护理临床思维。在实践技能的训练中，可采用角色扮演、情境教学、多媒体教学、技能表演等灵活多样的教学方法，使学生主动、自觉地反复练习护理操作技术，形成扎实、规范的专科护理操作技能。

3. 教学评价应通过课堂提问、布置作业、阶段性目标测试、案例分析讨论、期末考试等多种形式，对学生进行学习能力、实践能力和应用新知识能力的综合考核，以期达到教学目标提出的各项任务。

自测题参考答案

第 1 章

1. B   2. D   3. A   4. D   5. D
6. E   7. B   8. D   9. B   10. C
11. A   12. D   13. A   14. E   15. C
16. E   17. A   18. E

第 2 章

1. D   2. C   3. B   4. D   5. A
6. A   7. D   8. E   9. E   10. B
11. E   12. D   13. B   14. D   15. E
16. B   17. B   18. D   19. B   20. C
21. D   22. C   23. B   24. B   25. A
26. D   27. C   28. C   29. C   30. D
31. D   32. B   33. D

第 3 章

1. C   2. C   3. A   4. C   5. B
6. B   7. D   8. E   9. D   10. D
11. A   12. D   13. A   14. A   15. D
16. D   17. D   18. B   19. C   20. D
21. E   22. A

第 4 章

1. E   2. A   3. A   4. E   5. B
6. E   7. E   8. D   9. D   10. C

第 5 章

1. E   2. A   3. E   4. D   5. E
6. B   7. E   8. E   9. B   10. B
11. A   12. D   13. A   14. D   15. A
16. C   17. C   18. B   19. B   20. D
21. B   22. D   23. A   24. E   25. B
26. D   27. B   28. E   29. A   30. A
31. C   32. A   33. E   34. B   35. B
36. A   37. A   38. C   39. D   40. A
41. B   42. D   43. C   44. A   45. C
46. B   47. D   48. D   49. B   50. B

第 6 章

1. C   2. C   3. B   4. C   5. D
6. C   7. A   8. A   9. C   10. C
11. E   12. C   13. E   14. A   15. C
16. B   17. C   18. A   19. C   20. B
21. D   22. B   23. C   24. B   25. B
26. E   27. D   28. E   29. C

第 7 章

1. C   2. E   3. C   4. A   5. A
6. C   7. B   8. A   9. E   10. D
11. D   12. D   13. C   14. A   15. B
16. E   17. D   18. E   19. B   20. E
21. A   22. A   23. B   24. D

第 8 章

1. A   2. B   3. B   4. E   5. B
6. A   7. A   8. A   9. E   10. E
11. D   12. B   13. B   14. B   15. A
16. D   17. B   18. B   19. A   20. E
21. B   22. E   23. B

第 9 章

1. C   2. C   3. E   4. D   5. B
6. C   7. B   8. E   9. C   10. B

第 10 章

1. A   2. A   3. E   4. C   5. D
6. B   7. C   8. D   9. C   10. D
11. D   12. C   13. C   14. D   15. D
16. A

第 11 章

1. D   2. A   3. B   4. D   5. D

6. B

第12章

1. B　　2. E　　3. C　　4. C　　5. D

6. E　　7. B　　8. C　　9. A　　10. D

11. D　　12. E

第13章

1. D　　2. B　　3. C　　4. A　　5. B

6. B　　7. A　　8. E　　9. C　　10. A

11. D　　12. B　　13. A　　14. E　　15. B

16. B　　17. E　　18. A　　19. D　　20. C

21. D　　22. C　　23. E　　24. A　　25. C

26. C　　27. E　　28. E　　29. D

第14章

1. B　　2. A　　3. B　　4. C　　5. C

6. A　　7. D　　8. D　　9. E　　10. B

11. C　　12. E　　13. A　　14. D　　15. B

16. E　　17. A　　18. B　　19. C　　20. E

21. D　　22. C　　23. E　　24. B　　25. B

26. D　　27. D　　28. D　　29. D　　30. C

31. B　　32. C　　33. E　　34. C　　35. A

36. C　　37. D

第15章

1. C　　2. D　　3. E　　4. C　　5. A

6. E　　7. E　　8. A　　9. B　　10. D

11. A　　12. A　　13. B　　14. A　　15. A

16. E　　17. D　　18. E　　19. A　　20. C

21. D　　22. C　　23. C　　24. A　　25. D

26. B　　27. A　　28. B　　29. E

第16章

1. E　　2. C　　3. E　　4. B　　5. C

6. D　　7. C　　8. E　　9. A　　10. B

11. A　　12. E　　13. D　　14. E　　15. E

16. E　　17. B　　18. B　　19. D　　20. C

21. D　　22. E　　23. E　　24. B　　25. A

26. E　　27. C　　28. B　　29. E　　30. C

第17章

1. B　　2. E　　3. A　　4. B　　5. E

6. B　　7. C

第18章

1. C　　2. A　　3. E　　4. A　　5. E

6. B　　7. E　　8. C　　9. C　　10. D

11. B　　12. A　　13. C　　14. D　　15. C

16. B　　17. B　　18. E　　19. C　　20. A

21. A　　22. C　　23. E　　24. B　　25. B

26. D　　27. A　　28. E　　29. A　　30. A

31. C　　32. C　　33. A

第19章

1. A　　2. C　　3. C　　4. D　　5. E

6. E　　7. E　　8. C　　9. D　　10. C

第20章

1. D　　2. D　　3. D　　4. C　　5. A

6. C　　7. E　　8. A　　9. B　　10. E